PATER JOHANNES PAUSCH

MEINE KRÄUTER SCHÄTZE

INHALTSVERZEICHNIS

PATER JOHANNES PAUSCH

MEINE KRÄUTER SCHÄTZE

Meinem Mitbruder David Steindl-Rast OSB,
der mich immer wieder ermutigte, diese Geschichten
aufzuschreiben, zu seinem 90. Geburtstag
in Dankbarkeit und Freude gewidmet.

PATER JOHANNES PAUSCH
MEINE KRÄUTER SCHÄTZE

DIE **KRÄFTE** UNSERER **HEILPFLANZEN**
IN **ANWENDUNGEN** UND **GESCHICHTEN**

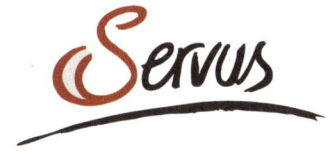

INHALTSVERZEICHNIS

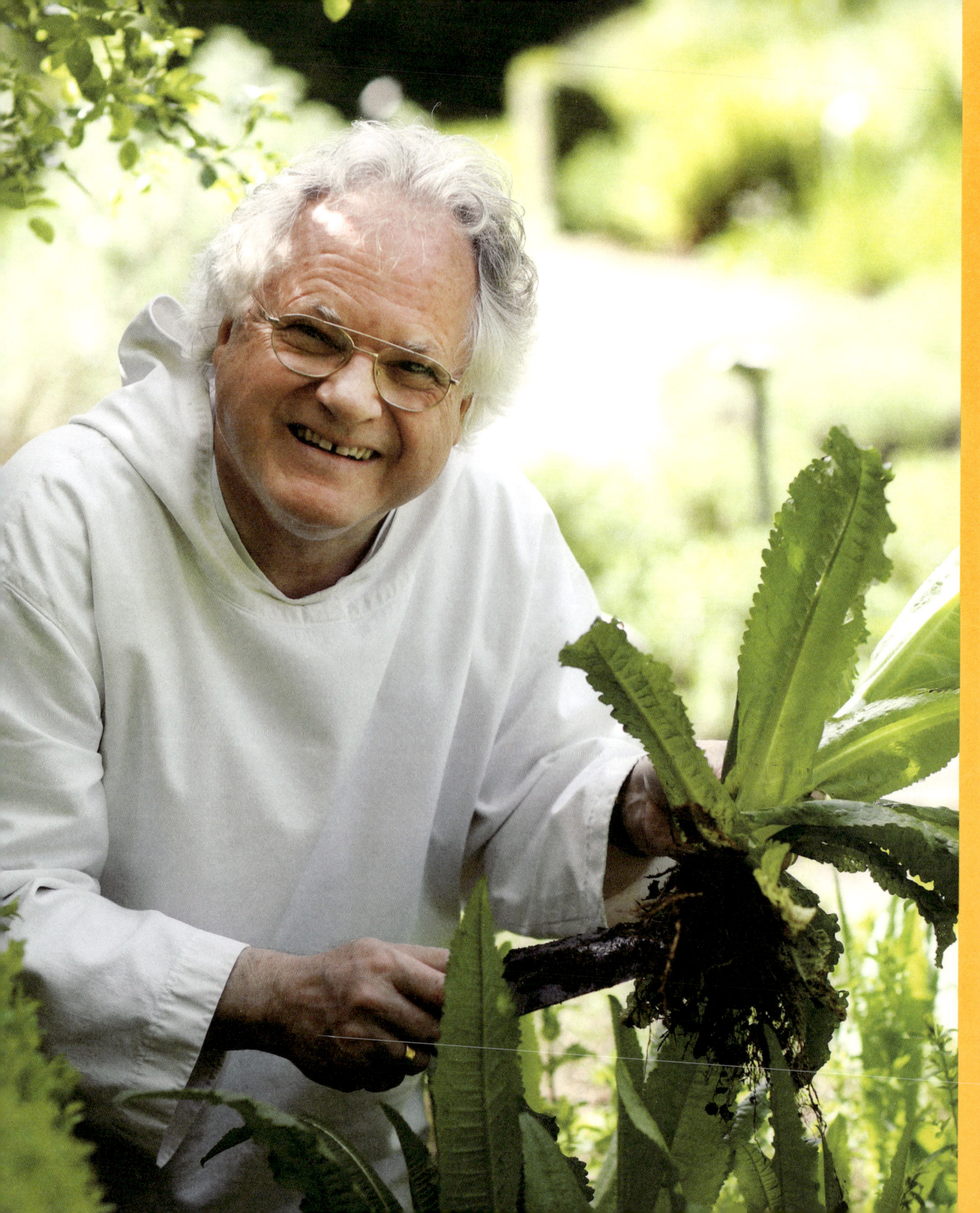

> Dieses Buch ist ein Geschichtenbuch über Pflanzen und Heilwirkungen.
> Aber ich bitte zu bedenken, dass ich weder Biologe noch Pharmazeut,
> noch Mediziner bin. Ich bin Mönch und mein ganzes Tun und Denken
> ist geprägt von der Spiritualität der Regel des heiligen Benedikt.

SPIRITUELLES BEWUSSTSEIN sieht alles in der Natur als beseelt und als Teil der großen Schöpfung Gottes. Mönche sind davon überzeugt, dass alles, was es gibt, Wort ist, Logos, Geist und Sinn. Das ist anders als eine mechanistische, naturwissenschaftliche Betrachtung. Pflanzen und Steine sind unsere Schwestern und Brüder. Wer die vielfältigen Wunder der Natur so sieht, wird natürlich manchmal belächelt. Das ist freilich immer noch besser als die Verfolgung von „Kräuterhexen" in früheren Zeiten. Aber als gefährlich betrachtet wurden immer jene, die eine Beziehung zwischen Körper, Seele und Geist gesehen und hergestellt haben.

Naturwissenschaften und Pharmakologie verleihen uns wirklich gute Einblicke in eine Pflanze. Sie analysieren Bestandteile und Wirkstoffe und verwenden beide zum Teil auch. Diese Arbeit und Erkenntnisse müssen wertgeschätzt werden. Sie geben uns Hilfen und wichtige Hinweise über die Wirkungs- und Anwendungsweisen der Pflanzen. Aber diese Sichtweise ist nicht die ganze Wirklichkeit.

Das, was heilt, ist aus ganzheitlicher Sicht der Klosterheilkunde nicht nur der Wirkstoff, sondern die ganze Pflanze, die ich als Archetyp sehe. Ich beziehe mich dabei auf die Grundlagen, die der Psychoanalytiker C. G. Jung erforscht hat. Ihm zufolge ist ein Archetypus ein sehr altes, im Unbewussten vorhandenes Bild, das sich vor allem in Mythen, Märchen, Sagen und auch in den Träumen ausdrückt. Demnach stellen Mythen und Märchen psychische Manifestationen in der Seele dar, die durch ihre Bewusstwerdung und das Wahrgenommensein verändert werden, und zwar im Sinne des jeweiligen individuellen Bewusstseins, in dem sie auftauchen.

Die Archetypen nach C. G. Jung stellen bildhafte Beschreibungen jener Qualitäten dar, die in uns angelegt sind. Die meisten Menschen leben einen oder zwei dieser Aspekte, andere sind ihnen fremd oder werden sogar abgelehnt. Für ein erfülltes Leben ist es aber wichtig, alle diese Qualitäten in unser Leben zu integrieren. Sie bilden den Rahmen, innerhalb dessen sich unsere gesunde Individualität entfalten kann.

IN DER JUNG'SCHEN beziehungsweise analytischen Theorie gilt der Traum als der wichtigste Wegweiser zum Unbewussten. Hier findet die Begegnung mit den Archetypen statt, die durch die Traumbilder zu uns sprechen. Einer der wichtigsten Aspekte jeder Therapie liegt für C. G. Jung daher in der Individuation, in der Selbstwerdung, in der Begegnung mit „dem Göttlichen in uns selbst". Jungs Reise ins Reich der Mythen und Symbole hat zu einer materialreichen Sammlung geführt. Nach seinem Verständnis wurzeln die aus allen Kulturen überlieferten Märchen in individuellen Träumen und Visionen, die zugleich stellvertretenden Charakter für viele Menschen haben.

In seiner Theorie gibt es zwei verschiedene komplexe Ebenen: Zum einen Komplexe, die der individuellen Lebensgeschichte entstammen, Komplexe, die für die Gruppe, Gesellschaft und Kultur, in der wir leben, charakteristisch sind und durch Sozialisationsprozesse vermittelt werden. Zum anderen Komplexe, die von Generation zu Generation weitergegeben werden und allen Menschen gemeinsam sind – diese nennt man auch Archetypen.

Sie zeigen sich in den bei allen Kulturen auftauchenden Vorstellungen von Geistern, Dämonen, Kobolden, Fabelwesen, Heinzelmännchen, Teufeln oder Engeln als Personifikationen unbewusster Komplexe. Diese Vorstellungen und Bilder, die allen Menschen auf der Erde gemeinsam sind, bezeichnet C. G. Jung als Archetypen. Sie existieren, weil sowohl physisch als auch psychisch feste Gesetze bestehen, die allen Menschen eigen sind. Es scheint nach Jung so zu sein, dass in der Auseinandersetzung mit den Archetypen das Verhältnis zu Naturmächten, der Umgang mit Trieben und anderen Grundbedürfnissen, das Problem von Gut und Böse, die Beziehung zwischen den Geschlechtern, die Probleme verschiedener Lebensalter, der Umgang mit Glück, Unglück und Tod, die Beziehung zu transpersonalen Vorstellungen sowie die Frage nach dem Sinn des Lebens thematisiert werden. Nach Jung wird jeder Mensch und jede Gesellschaft irgendwann einmal mit diesen archetypischen Bildern konfrontiert.

Wenn ich eine Pflanze brauche, dann kann ich sie gebrauchen, um einen oder mehrere Wirkstoffe der Pflanze für mich zu nutzen. Klosterheilkunde geht aber von anderen Wahrnehmungs- und Denkmodellen aus. Das Verhältnis zu einer Pflanze, die mir wichtig ist, wird zur Ressource für die Wiederherstellung der Balance an Leib und Seele. Es sind, wie gesagt, nicht nur einzelne Bestandteile und Wirkstoffe, die eine Pflanze wirken lassen, sondern die Pflanze wirkt als Ganzes.

Ich sehe in den Pflanzen bestimmte Archetypen, die den Menschen helfen, das eigene Leben bewusster anzunehmen, zu gestalten und gesund zu bleiben. Dieser Archetyp der Pflanze wird gesehen und erkannt durch die ganzheitliche Wahrnehmung, durch die Betrachtung der Pflanze. Durch das Betrach-

geschichte sowie jene Geschichten, die über sie erzählt werden.

Deshalb habe ich mich auch dazu entschlossen, Geschichten, Fabeln, Märchen und Legenden über die Pflanzen zu erfinden und zu erzählen. Dabei schöpfe ich aus Erfahrungen, Überlieferungen und Bildern nicht nur unserer Kultur und Tradition, sondern auch aus den Bildern und Erzählungen anderer Kulturen und Traditionen.

Märchen finden wir in allen Kulturkreisen mit deren fantastischen Elementen, mit

GANZ WESENTLICH ERSCHEINT MIR, DASS ICH EINE PFLANZE PRIMÄR NICHT „GEGEN", SONDERN „FÜR" ETWAS EINSETZEN SOLLTE.

ten, Hören und Schauen entsteht eine Beziehung. Beziehung schafft immer Vertrauen. Im Beziehungsgeschehen selbst liegt die Heilung. Ich habe erfahren, dass ein Wirkstoff oder eine Pflanze dann am besten hilft, wenn ich ihr Wesen als Ganzes begriffen habe. Zum Wesen der Pflanze gehören nicht nur Inhalts- und Wirkstoffe, sondern auch ihre Farbe, ihre Formen, ihr Geschmack, ihr Geruch, der Standort und vor allem auch ihre Wirkungs-

handelnden, sprechenden Tieren und Pflanzen, mit Hexen, Zauberern, Geistern sowie Fabeltieren, die als archetypische Wesen verstanden und interpretiert werden wollen.

Fabeln und Legenden beschreiben in literarischer Form Personen und deren Leben oder Handeln. Manchmal enthalten sie einen kleinen Kern historischer Wahrheit, indem sie in Bildern und Szenen den Schwerpunkt und Sinn eines Ereignisses oder eines Geschehens zu vermitteln versuchen. Zu den ältesten Legendensammlungen gehören die „Dialoge von Papst Gregor dem Großen" (540–604). In meiner Geschichte über die Melisse habe ich aus dieser Legendensammlung zitiert. Diese Legenden können nicht als historische Tatsachen gelesen werden, da sie danach streben, in einer Form „narrativer Theologie" spirituelle und geistige Inhalte zu vermitteln.

Sagen (der Begriff stammt wahrscheinlich von den Brüdern Grimm) sind den Märchen und Legenden ähnlich. Das Wort „Sage" – von *sagen, reden, weitererzählen* – weist darauf hin, dass es sich wohl zuerst um kurze, mündliche Überlieferungen handelte, die im Zusammenhang mit einem bemerkenswerten Ereignis formuliert worden sind. Im Laufe der Zeit und der fortdauernden Erzählung wurden sie ausgemalt, interpretiert und mit Sinninhalten angereichert. Die Geschehnisse werden nicht mehr als historische Tatsachen gesehen, sondern dienen der Erklärung und der Sinngebung. Sie enthalten meist einen objektiven oder historischen Kern, der aber durch fantastische Bilder oder Personen ausgeschmückt wurde. Obwohl der Eindruck eines Wahrheitsberichtes durch Personen oder Ortsangaben entsteht, wissen aber die Hörer und Leser, dass es sich nicht um einen Tatsachenbericht handelt. Subjektive Wahrnehmung und objektive Tatsachen greifen oft so eng ineinander, dass es schwer wird, diese zu trennen. Durch die Fülle der beeindruckenden Bilder (zum Beispiel Raub der Prinzessin durch einen Drachen oder ein Ungeheuer und ihre Befreiung aus der dunklen Höhle durch einen tapferen Ritter oder einen armen, aber schlauen jungen Mann) kommt es zu einer Resonanz mit den archetypischen Bildern in den Hörern oder Lesern, die befähigt werden sollen, selbst ihr Leben oder ihr Schicksal mutig in die Hand zu nehmen.

In all diesen Erzählungen gehören die Vermenschlichung von Pflanzen und Tieren, aber auch fantastische, übernatürliche Wesen wie Elfen, Zwerge und Riesen sowie die Benennung eines Helden zum allgemeingültigen Erzählgut. Wir kennen Göttersagen und Mythen über Sterne oder die Sonne, Heldensagen oder ganz einfache Volkssagen, die erklären, warum eine bestimmte Felsgruppe oder ein bestimmter Baum eine Bedeutung hat. Natursagen handeln meist von Naturgeistern und anderen dämonischen Wesen, welche die Wirkungsweise der Pflanzen erklären wollen.

Die Ausprägung der Märchen und Sagen als literarische Form ist nicht, wie die oben genannten Beispiele vermuten lassen, abgeschlossen. Vor allem in der Zeit der Romantik wurden sie weiterentwickelt. In der Gegenwart bilden sich moderne, urbane Sagen, die nicht nur weitererzählt, sondern auch verfilmt werden.

In dieses Buch habe ich auch eigene Erfahrungen mit Heilkräutern aufgenommen, die ich selbst erlebt habe. Es sind sehr persön-

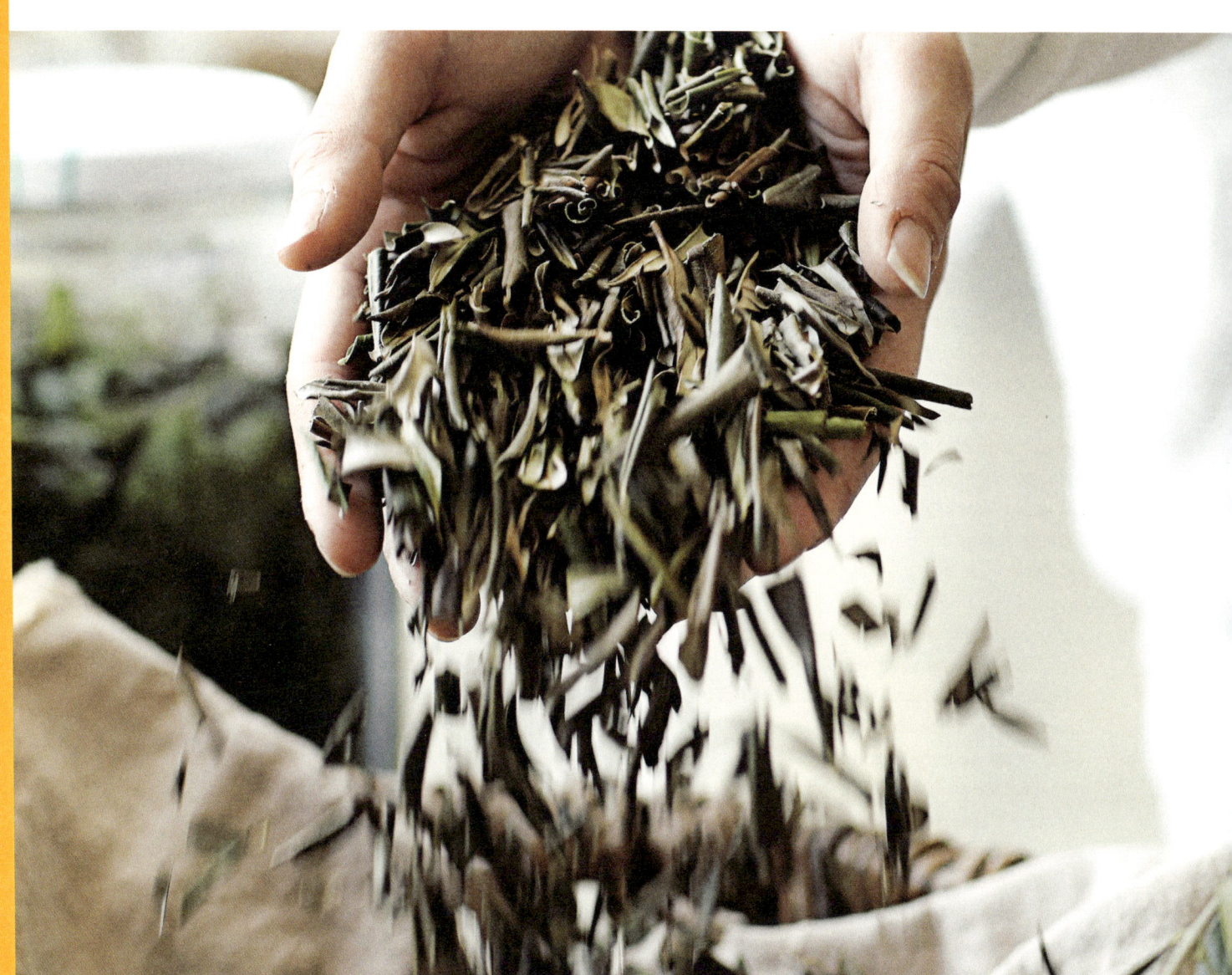

liche Heilungsgeschichten, die es wert sind, weitererzählt zu werden. Alle persönlichen Erfahrungen wollen und können aber keinen Anspruch auf Allgemeingültigkeit erheben. Es sind Einzelerfahrungen, die in jedem Fall der kritischen Überprüfung bedürfen.

Auch die alte Signaturenlehre gibt Hilfen, eine Pflanze in ihrem Wesen zu verstehen. Schon die alten Babylonier und Ägypter kannten die Lehre der Signaturen, um zu ermitteln, zu welchen Heilzwecken eine Pflanze dienen kann. Paracelsus (1493–1561) schrieb jenes Wissen sorgfältig auf und machte es einem breiten Publikum zugänglich.

Die Signaturenlehre besagt, dass Heilpflanzen Kennzeichen tragen, die verraten, welche Krankheiten sie heilen können. Wesentliche Grundlage dieser Signaturenlehre ist die Überzeugung, dass alles mit allem zusammenhängt, dass der Makrokosmos mit dem Mikrokosmos korrespondiert.

Den Pflanzen sind also Kennzeichen mitgegeben, die darauf hinweisen, wofür sie dem Menschen dienen oder ihn sogar heilen können. Der Mensch muss nur lernen, alle Kennzeichen zu lesen und zu interpretieren. Aus moderner naturwissenschaftlicher Sicht ist diese Lehre natürlich nicht begründbar und wurde deshalb häufig auch belächelt oder als Fantasterei abgetan. Es hat sich jedoch in einigen Fällen herausgestellt, dass viele Er-

kenntnisse der Signaturenlehre in der Praxis zutreffen und sehr wirkungsvoll sind.

Nicht nur in der traditionellen europäischen Pflanzenheilkunde, sondern auch bei den Indianern und in der überlieferten chinesischen Medizin wird mit Analogien ähnlich der Signaturenlehre gearbeitet. Paracelsus und die nachfolgenden Pflanzenheilkundigen brachten diese intuitiv angewandte Signaturenlehre in ein System und zeichneten es auf. Das machte diese Lehre einerseits bekannt, verstümmelte andererseits aber auch deren Lebendigkeit. Möglicherweise ist die Systematisierung der Signaturenlehre eine Ursache dafür, dass sie heute kaum noch praktiziert und von seriösen Wissenschaftlern nicht mehr ernst genommen wird.

Signaturenlehre ist die Lehre von den Zeichen der Natur, die als Merkmale auf Ähnlichkeiten, Verwandtschaften und innere Zusammenhänge hinweisen. Analogien bestehen demnach zwischen Form, Farbe, Charakter, Geruch, Geschmack, Standort, Entstehungszeit und anderen Zuordnungen. Sie bleibt eine der grundlegenden Theorien der modernen Homöopathie, die versucht, Ähnliches mit Ähnlichem zu heilen. Deren Gründer Samuel Hahnemann verwarf lediglich volkstümlich verkürzende Vorstellungen.

Ganz wesentlich erscheint mir, dass ich eine Pflanze primär nicht „gegen", sondern „für" etwas einsetzen sollte. Beim Gebrauch der Pflanzen geht es darum, dass wir innere Balance und das gute Leben finden. Der heilige Benedikt sagt am Anfang seiner Regel: „Willst du gutes Leben haben?" So lautet die Kernfrage. Es sind nicht nur die Wirkstoffe eines Heilkrauts, die dem Menschen Kraft zur Heilung geben. Um gesund zu werden und zu bleiben, ist neben einem ausgewogenen Lebensrhythmus die Beziehung zu sich selbst, zu anderen, zur Natur und zu Gott hilfreich. Lebendige und gute Beziehungen heilen immer.

Ich habe auch erfahren, dass Bilder heilen können, ebenso wie Musik, und ich habe auch erfahren, dass Geschichten heilsam sind. Besonders dann, wenn in den Geschichten Beziehungen zum Leben in seinen vielfältigen Formen hergestellt werden.

Mit meinen Geschichten, die manchmal Märchen, Legenden oder Sagen ähneln, will ich die Menschen ermutigen, zu ihrer eigenen Lebensgeschichte, zu ihren eigenen Lebenserfahrungen wieder eine Beziehung zu finden und die Hilfen anzunehmen, die Heilpflanzen uns geben können.

In diesem Zusammenhang scheint mir ein Aspekt wichtig zu sein, besonders im Hinblick auf die aktuelle Flüchtlingssituation in Europa: Viele Heilpflanzen sind gut integrierte Migranten.

Wenigen Menschen ist bewusst, dass etliche unserer „heimischen" Heilpflanzen im Grunde „Zuwanderer" sind, die ursprünglich in jenen Ländern und Regionen beheimatet waren, aus denen heute Flüchtlinge nach Europa strömen. Rosmarin stammt aus dem östlichen Mittelmeerraum und der Gegend rund um das Schwarze Meer. Er wurde vor allem durch Karl den Großen im 8. Jahrhundert inkulturiert, ebenso wie Thymian, dessen Heimat Afrika und der Nahe Osten sind. Melisse, Ringelblume und Lavendel kommen aus den Küstenregionen des Mittelmeers und dem Nahen Osten, Wermut aus Nordafrika und den gemäßigten Zonen Eurasiens, Lorbeer aus Vorderasien und dem Mittelmeerraum.

Nicht einmal der Apfel ist ein Einheimischer, sondern aus Asien und dem Kaukasusgebiet zu uns gelangt, ebenso wie der Walnussbaum, dessen Heimat in Armenien, Burma oder in China vermutet wird. Die Kapuzinerkresse hat ihren Ursprung in Mittel- und Südamerika, der Rote Sonnenhut (Echinacea) in Mittel- und Nordamerika. Sie alle sind Zuwanderer, die sich bei uns gut integriert haben und nunmehr aus unserem natürlichen Heilmittelschatz nicht mehr wegzudenken sind. Sie sind Beispiele und Lehrerinnen, wie Integration gelingen kann, und dafür, wie sinnvoll und heilsam für alle Beteiligten dies ist. ♣

MEINE **GESCHICHTE** MIT DEN **HEILKRÄUTERN**

„DER ORT IM KLOSTER, wo man Gott am nächsten ist, ist nicht die Kirche, sondern der Garten. Dort erfahren die Mönche ihr größtes Glück", schrieb der Mönchsvater Pachomios, der im Jahr 346 in der ägyptischen Wüste starb. Er hatte wohl einen ganz anderen Garten, als wir ihn im Kloster Gut Aich besitzen, aber ein Garten ist immer ein kleines Paradies. Der Garten als Ganzes stellt einen Ort der Glückseligkeit dar, einen Ort des aktiven und des kontemplativen Lebens. Actio und Contemplatio werden im Garten eins. In ihm begegnen uns Urtypen des Lebens und der Menschen. Sie zeigen uns einen Weg zum lebendigen Lernen und zur Auseinandersetzung mit uns selbst, mit anderen, mit der Natur und mit Gott.

Jeder Garten ist anders und jeder Garten hat seine Geschichte, genauso wie jedes Kraut seine Geschichte hat. So wie wir Menschen mit uns selbst und mit anderen umgehen, so gehen wir auch mit den Pflanzen und den Geschichten um sie um. Die materielle und geistige Schatzkammer, die uns die Natur bereitet, ist schier unerschöpflich. Wir müssen sorgfältig mit diesen Kostbarkeiten umgehen.

Als ich als kleiner Bub in einem Oberpfälzer Dorf durch einen wunderbaren, alten Pfarrer, einem Naturheilkundigen, Karl Scherm, das erste Mal von der Heilwirkung der Pflanzen erfuhr, war ich sehr glücklich und fing selbst an, Pflanzen zu sammeln und ein Herbarium anzulegen. Das ist über 50 Jahre her und doch habe ich dabei das Thema meines Lebens gefunden. Es ging mir immer um die ganzheitliche Betrachtung des Menschen und seiner Behandlung an Leib und Seele.

Die Kraft daraus schöpfen wir aus der Natur, nicht nur aus den Pflanzen, sondern aus den Urelementen Wasser, Feuer, Luft und Erde. Die Pflanzen und ihre Beziehung zu den Urelementen haben mir in vielen Lebenssituationen geholfen. Als Erstes halfen sie mir, in unserem Kloster Gut Aich eine Lebensgrundlage zu finden. Wir entwickelten Kräuterliköre und verfeinerten unser Wissen über die Wirkungsweise der Kräuter. Die Kräuterliköre sind nicht nur Genuss-, sondern auch Heilmittel.

Ich bin dankbar dafür, beim Anbau und der Verarbeitung von Kräutern und ihrer Beschreibung aus der Tradition unseres Ordens schöpfen zu können. Die Mönche haben darin große Fertigkeit entfaltet. Auch wenn wir bestimmte Rezepturen nicht mehr anwenden, weil sich die Zeiten und die Menschen verändert haben, können wir doch mit einiger Sensibilität für die Kräuter und Menschen die richtige Pflanze finden. Ein alter Hofrat gab mir nach einer Likörverkostung einmal den Rat: „Pater Johannes, hören Sie auf zu predigen! Machen Sie einen anständigen Kräuterschnaps, da tun Sie den Menschen etwas Gutes." Er hatte den Nagel auf den Kopf getroffen.

Für mich sind der Umgang mit den Kräutern und das Vermitteln der Inhalte der Heilpflanzen eine lebendige Predigt, die nicht belehrend, sondern helfend sein soll. Auch die Verfahren, wie wir mit den Kräutern umgehen, ist für mich eine spirituelle Tätigkeit. Es bedarf großer Ehrfurcht und Demut, Kräuter anzubauen und zu gebrauchen. Dabei darf man nicht immer sofort auf große Erfolge schauen. Man braucht dafür Geduld, Intuition und Genauigkeit.

Wenn einmal etwas nicht glückt, dann ist es wichtig zu wissen, dass das, was wir tun, nicht immer Erfolg haben kann. Ich hatte viele gute Lehrmeister und Lehrmeisterinnen. Die ehrwürdige Schwester Dorothea von Frauenchiemsee war eine von ihnen. Ich habe sie einmal gefragt: „Und was machst du, wenn dir etwas missglückt bei deiner Arbeit mit den Kräutern?" Ihre Antwort: „Ich mache das Fass zu, stelle es in den hintersten Winkel des Kellers und schaue in drei oder in sieben Jahren wieder hinein. Entweder es geschieht ein Wunder oder es ist Essig. Meistens geschieht ein Wunder!"

Den Umgang mit den Pflanzen können wir nur dann wirklich begreifen, wenn wir mit großer Offenheit sie als Ganzes wahrnehmen – aber nicht nur die einzelnen Wirkstoffe, sondern auch ihr Aussehen und ihren Geschmack. Es ist notwendig, alles zu genießen: das Süße und das Saure, das Bittere, das Milde und das Scharfe. Besonders der bittere Geschmacksstoff stößt uns manchmal ab. Dabei merken wir gar nicht, wie sehr uns gerade die Bitterstoffe in einer Pflanze helfen können, gesund zu bleiben.

Bei den folgenden Geschichten geht es deshalb auch nicht nur um die süßen, aromatischen oder belebenden Erfahrungen, sondern auch um die bitteren im Leben. Erst wenn wir diese „verkosten", werden wir erfahren, wie belebend und heilsam sie sind. Der Umgang mit dem eigenen Leben ist meist ein Spiegelbild unseres Umgangs mit den Heilkräutern und ihrer Anwendung. ♣

EIN WICHTIGER HINWEIS FÜR DIE LESER

Die in diesem Buch enthaltenen Informationen über **HEILKRÄUTER**
und ihre Anwendungen dienen nur einer allgemeinen Information.
Sie stellen keinesfalls einen Ersatz für den Rat eines Arztes oder
kompetenten Therapeuten dar. Dem Leser wird dringend empfohlen,
stets einen Arzt oder einen kompetenten Therapeuten zu konsultieren,
ehe er die in diesem Buch vorgestellten Anregungen anwendet.
Die Anregungen und Erfahrungen stammen aus der traditionellen
Heilkunde. Sie sind in keinem Fall vollständig und umfassend.
Jede Anwendung der Informationen erfolgt im Ermessen und in der
alleinigen Verantwortung des Lesers. Bei der Anwendung von
HEILKRÄUTERN ist vor allem auf die Wechselwirkung mit anderen
Medikamenten zu achten. Auch sind eventuelle Unverträglichkeiten
wie Allergien bei Korbblütlern zu berücksichtigen. Nur erfahrene Ärzte
und Therapeuten können in diesem Zusammenhang kompetente
Hilfen geben. Wenn Sie nach Erfahrungen und Anwendungen
der **HEILKRÄUTERKUNDE** sowie nach Ausbildungsmöglichkeiten in
diesem Bereich suchen, finden Sie sehr viele Informationen
dazu ganz leicht im Internet.

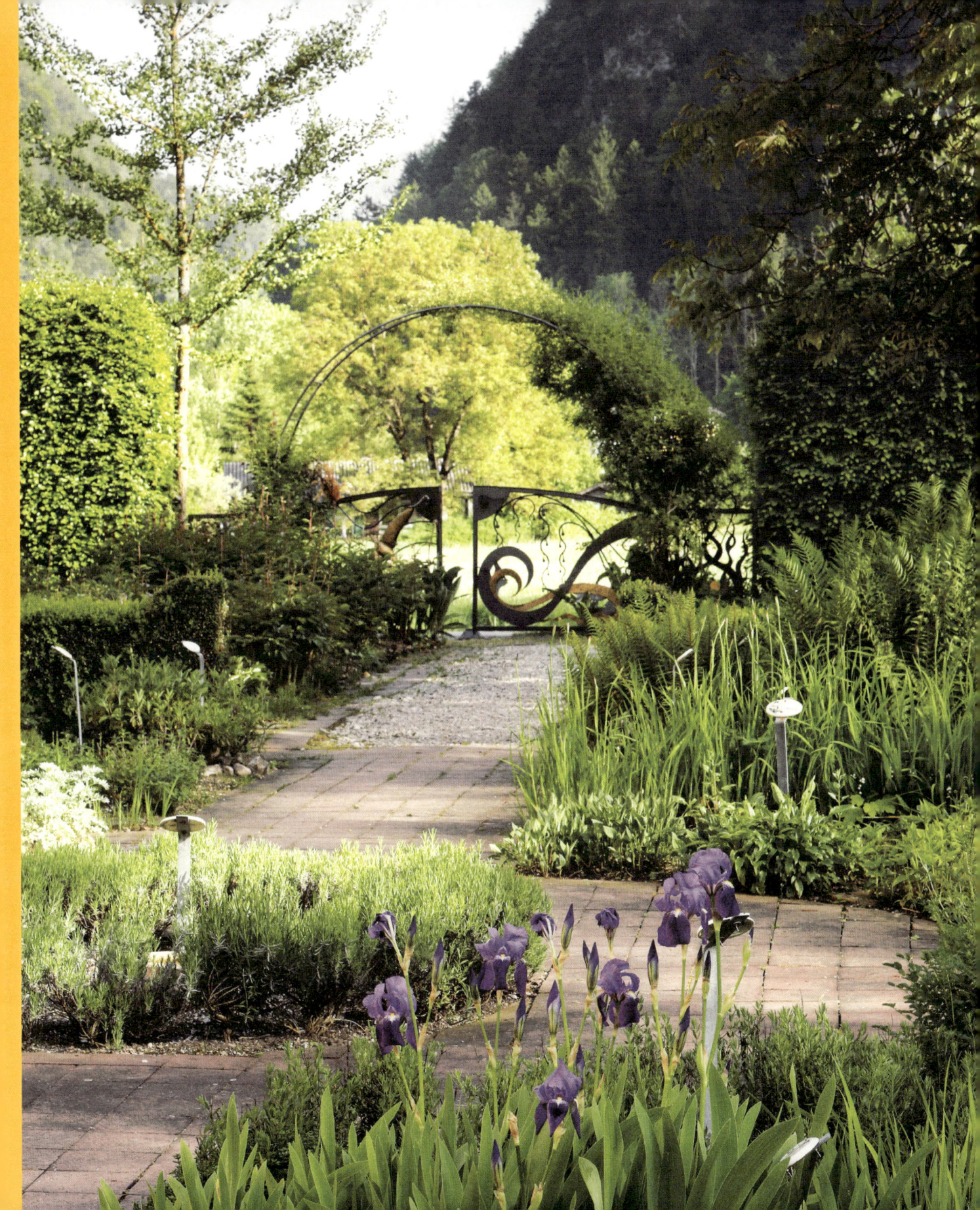

ALANT
BEFREITE LEBENSFREUDE

Der ALANT stammt ursprünglich aus Asien und gehörte früher in jeden Heilkräutergarten. Die alte Heilkunde empfiehlt ihn bei Husten, Asthma und Störungen im Hals-Nasen-Atmungsbereich.

Von seinen Wirkungen wird gesagt, er sei auswurffördernd, antibakteriell, antiseptisch, blutreinigend, entzündungshemmend, galle- und harntreibend sowie hustendämpfend, krampflösend, leberanregend, schleimlösend, schweißtreibend, stoffwechselanregend, verdauungsfördernd. Gegenwärtig spielt **ALANT** in der Kräuterheilkunde nur mehr eine geringe Rolle, obwohl er eine wunderbare Heilpflanze ist. Nur wenige wissen, wie es dazu kam. ♣

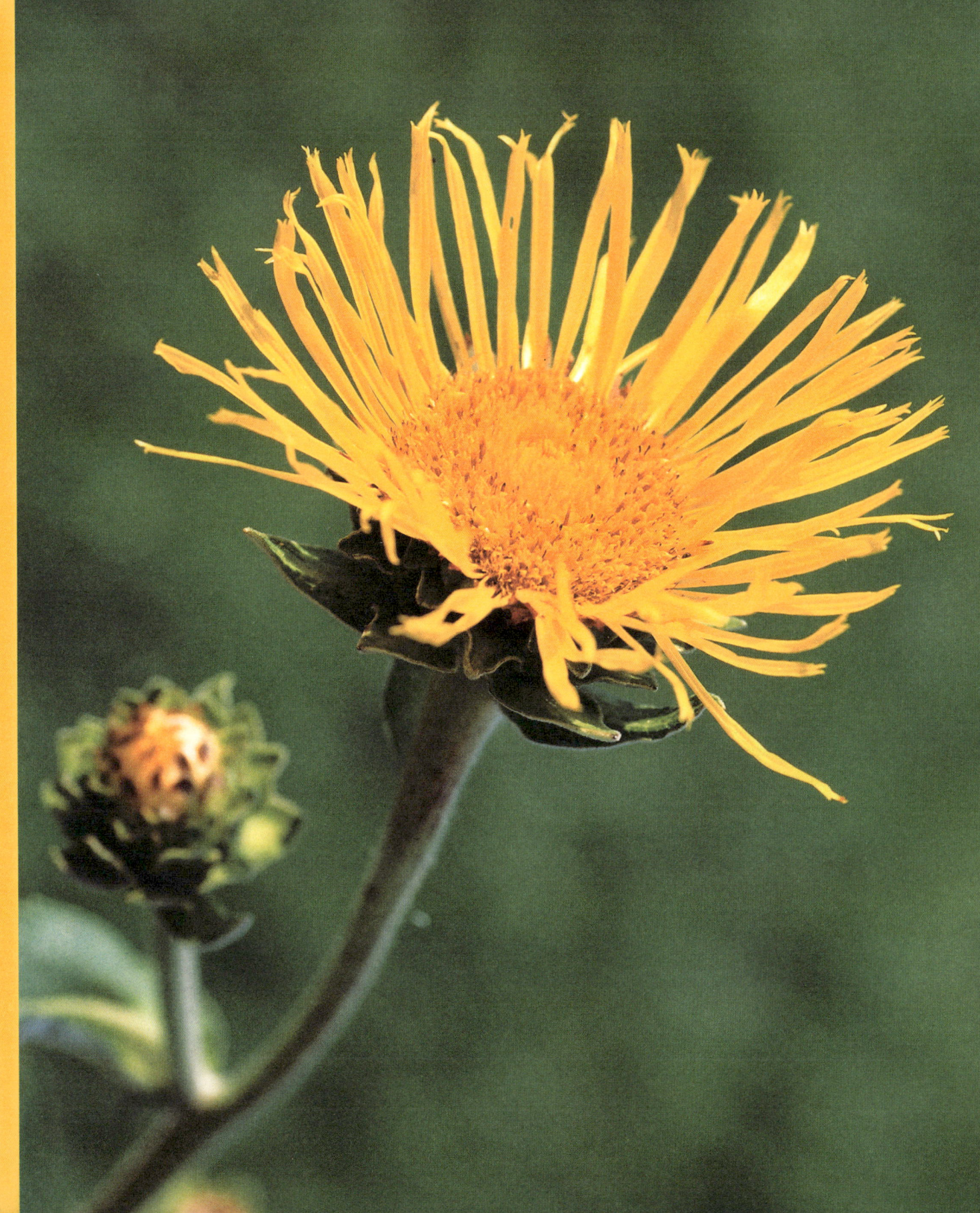

DIE **BEZIEHUNG** ZWISCHEN HIMMEL UND ERDE

Manchmal, wenn man durch den Wald geht oder auch durch den Garten, fällt uns ein Stück Holz oder eine Wurzel in die Hand. Betrachten wir es näher, haben wir den Eindruck, dass es sich nicht nur um ein Stück Holz handelt, sondern dass es eine Figur ist.

DAS WAR WOHL AUCH DER GRUND, warum Menschen darüber nachdachten, ob es Wesen gibt, die unter der Erde wohnen oder sich in den Wäldern und Bergen herumtreiben. Paracelsus, der weise Arzt, glaubte, dass die Gnomen kleinwüchsige, menschenähnliche Fabelwesen sind, die als Elementarwesen und Berggeister dem Bereich der Erde zugeordnet werden.

Sie leben meist unter der Erde, aber auch in dunklen Bergen und Felsschluchten. Nach Paracelsus sind sie sehr klein und recht scheu. Aufgrund ihrer feinstofflichen Substanz sind sie sogar fähig, durch felsenfestes Gestein oder die Erde zu gehen. Wie alle elfischen Wesen verlieben sie sich auch manchmal in die Menschen. Sie gelten wie die Zwerge als Schatzhüter in den Bergen, die ihre Gestalt wandeln können und auch den Menschen Gutes tun. Ich meine, sie sind Wurzelgeister und Wurzelkräfte, die im Verein mit der Natur zu unserer Schöpfung gehören.

Von so einem Wurzelgnom oder besser von so einer Gnomin möchte ich erzählen. Mit vollem Namen hieß sie Raditscherl. Aber unter ihresgleichen wurde sie nur „Radi" genannt. Unser Raditscherl war eine kleine, aufgeweckte Gnomin, die nicht gerne immer unter der Erde oder im Finstern war, obwohl es Gnomen eigentlich verboten war, ans Tageslicht zu kommen.

Sie litt wie alle anderen Gnomen auch unter vielen Beschwerden, denn in der feuchten Erde war es kühl und nass. Damit sollte Schluss sein, dachte sich die kleine Radi, und da sie unter der Erde nichts fand, was ihren Husten und die Erkältungskrankheiten lindern konnte, wagte sie sich oft aus der Erdhöhle hinaus auf die Erde, um sich umzusehen, ob es nicht doch ein Mittel gäbe, das den Husten und die Bronchien heilen könnte. Sie schlich sich lange vor Sonnenaufgang zur Erde hinauf und suchte nach einer Pflanze. Sie fand eine ganze Menge von Blüten wie die Schlüsselblume oder den Huflattich, die für Erkältungskrankheiten durchaus brauchbar wären. Aber was konnte sie denn mit Blüten anfangen? Sie waren ja über der Erde und unter der Erde hatte das alles gar keinen Sinn.

Als sie wieder einmal im Morgengrauen auf dem Weg war, um nach einer Heilpflanze zu suchen, die helfen konnte, fand sie eine großblättrige, gelb blühende Pflanze. Es war der **ALANT**. Da sie mit ihr reden konnte, fragte sie die Pflanze, ob sie ihr nicht helfen könnte. Der **ALANT** sagte ihr, dass er Kräfte besitzen würde, um Husten und Erkältung zu heilen. Er gab ihr den Rat, sie sollte von seinem Blütenstaub etwas mit unter die Erde nehmen, genau dorthin, wo die Alantpflanze ihre Wurzeln hat. Radi sammelte also ein paar Hände voll von diesem Blütenstaub der Alantblüte in einem kleinen Sack und trug ihn unter die Erde. Dort, wo der **ALANT** wuchs, rieb sie ihn an den Wurzeln der Pflanze.

Es war erstaunlich: Plötzlich begannen die Wurzeln der Alantpflanze immer größer zu werden. Sie wurden so groß wie Karotten und verströmten einen intensiven Geruch. Als sie ganz ausgewachsen waren, kam Radi und schnitt stückchenweise diese Wurzeln ab, legte sie in Erdbienenhonig und gab sie den anderen Wurzelgnomen und Waldelfen zu essen. Und siehe da, die Alantwurzelstückchen waren ein wunderbares Heilmittel für die Gnomenfamilie. Der Husten und die Halsentzündungen gingen weg, sodass sie gesund und munter wurden. In der Nacht bei Neumond wanderte dann die ganze Familie hinauf zu den Alantpflanzen und sie veranstalteten ein großes Alantblütenwurzelfest. Es wurde gesungen und getanzt (aber ganz langsam), soweit Gnomen das überhaupt können.

Da sie manchmal auch recht freundliche Wesen sind, nahmen sie die Wurzel und verteilten sie auf der ganzen Erde, damit weiter Alantpflanzen mit tiefen Wurzeln wachsen, die dann hilfreich und heilsam sind. Das Geheimnis des **ALANTS** aber ist, dass er die Kraft des Himmels und des Lichtes in die Erde bringt. Aus scheinbar unüberwindlichen Unterschieden und Spannungen wie zwischen Himmel und Erde oder Licht und Dunkelheit entfalten sich große Kräfte, wenn sie miteinander in Beziehung kommen. ♣

In seiner Heimat Zentralasien ist **ALANT** eine wichtige Heilpflanze. Die Chinesen nennen ihn Xuan Fu Hua. Er bringt nach ihrer Anschauung das Blut in Bewegung, behebt Stauungen, löst hartnäckigen Schleim und soll als Salbe Muskelrisse und Brüche heilen.

Hippokrates liebte den **ALANT** als Arzneitrank für den Unterleib. Die Naturärzte des Mittelalters empfahlen die Wurzel gegen Blähungen, Lungenleiden, als Mittel zum Auswurf und zur Förderung der Harnausscheidung. Alanttee zur Steigerung des Stoffwechsels wurde auch als Hilfe bei Zuckerkrankheit, gegen Magenschwäche, Darmverschleimung und Darmentzündung, bei Durchfall, Gelbsucht sowie Verschleimung der Atemwege eingesetzt.

ZUBEREITUNG ALANTTEE:
Ein halber Esslöffel fein geschnittener frischer oder getrockneter Wurzeln für eine Tasse im Aufguss. Zwei bis drei Tassen am Tag werden schluckweise ungesüßt getrunken.

ZUBEREITUNG ALANTWEIN:
40 g Wurzeln säubern, sehr schnell waschen, anschließend in kleine Scheiben schneiden, mit dem gleichen Gewicht Weingeist (80 Prozent) übergießen und 24 Stunden lang zugedeckt stehen lassen. Am nächsten Tag wird er mit einem Liter guten Weißwein an der Sonne oder in Zimmerwärme für drei oder vier Tage angesetzt, dann ausgepresst und durch ein Leinentuch filtriert. Diesen Alantwein soll man stamperlweise vor den Hauptmahlzeiten einnehmen. Er nimmt Appetitlosigkeit, behebt Magenschwäche und allgemeine Körperschwäche.

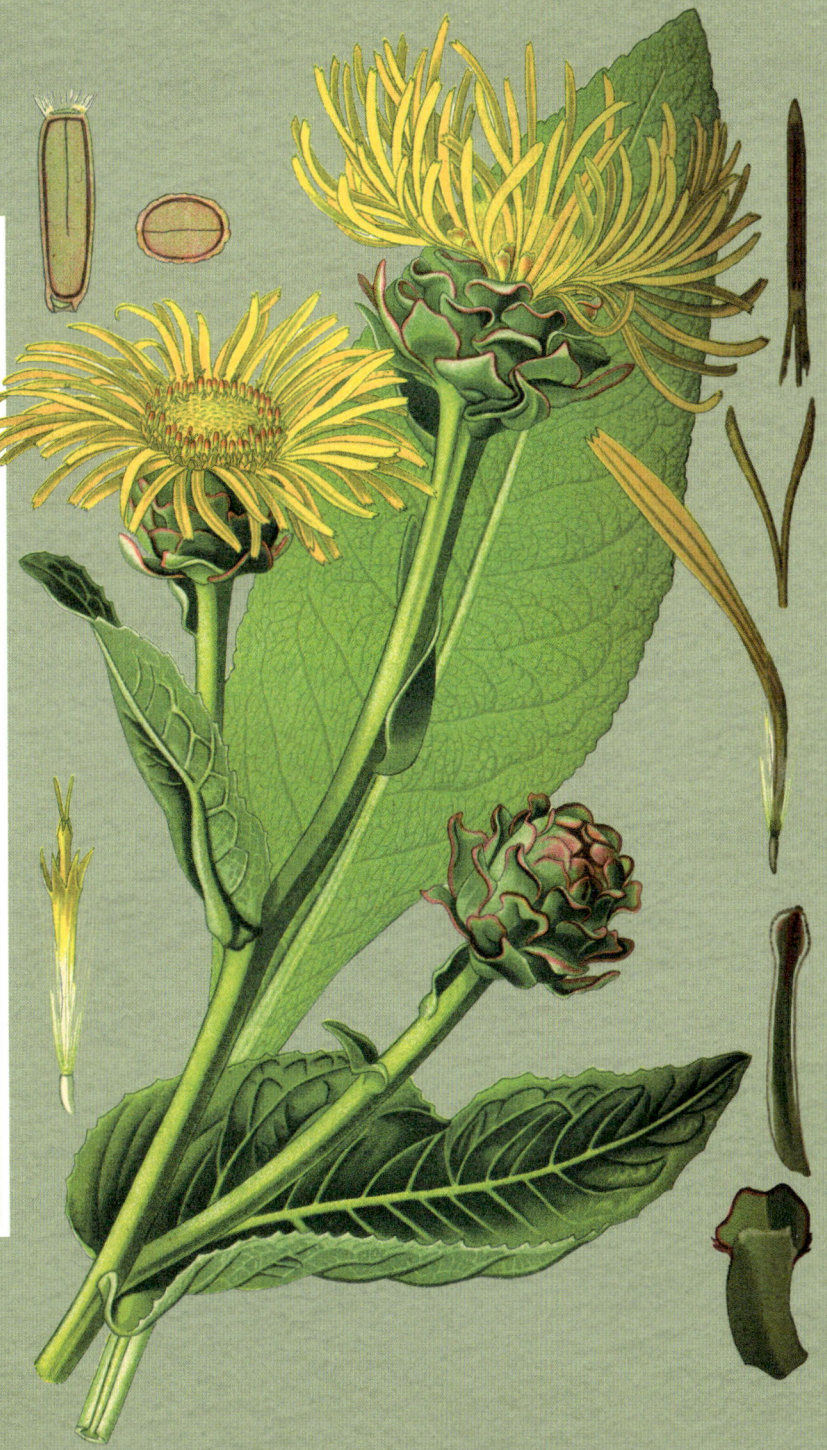

ALANT steht aufgrund seiner bitteren Inhaltsstoffe für Stoffwechselvorgänge. In der traditionellen Kräuterkunde wird er seit jeher auch als wohltuend für die Atemwege und Schleimhäute beschrieben. Als Pflanze mit Sonnensignatur steht **ALANT** für Kraft und Belebung. Er vermag Lebensfreude zu schaffen, um emotional aufatmen und sich selbst vertrauen zu können.

STANDORT
Lehmböden, Waldränder, südseitig

≫

BLÜTEZEIT
Juni bis September

≫

SAMMELZEIT
Wurzeln im Herbst und Frühjahr; Blüten von August bis September (Sommer)

≫

VERWENDETE TEILE
Wurzelstock, Blätter und Blüten

≫

VORSICHT
bei Korbblütlerallergie!

AUGENTROST
KLARE SICHT UND ZUVERSICHT

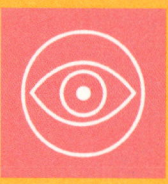

> „Lebenskrisen sind dazu da, dass wir reifer werden." Das ist ein gescheiter Satz aus einem Ratgeberbuch, der sicher stimmt. Aber am wenigsten begreifen diesen Satz Menschen, die sich in einer Lebenskrise befinden.

Eine Lebenskrise zeigt sich zuerst meistens in vielen kleinen Anzeichen. Menschen werden müde und matt. Sie sind anfällig für allerhand leichtere oder schwerere Erkrankungen. Die Vernunft, die lebendige Beziehung zwischen Kopf und Herz, schwindet dahin. Die Realität verschwimmt vor unseren Augen. Die klare Sicht auf sich selbst und auf die Dinge ist abhandengekommen. Es ist so, als ob uns jemand Sand in die Augen gestreut hätte. Was wir früher klarer gesehen haben, wird dunkel und verschwommen. Ältere Menschen sind für solche Krisen besonders anfällig, wenn ihnen Lebenssinn, Aufgabe und Erfüllung verloren gegangen sind. Aber auch junge Menschen sind nicht gefeit gegen so eine Situation. Gut gemeint, übertreiben sie oft ihre Arbeit, vor allem jene vor dem Bildschirm. Sie haben zu wenig Schlaf und häufig kommt auch noch zu viel Alkohol oder Nikotin dazu. Menschen in Lebenskrisen leben dann oft auf Kosten anderer, ohne dass sie es merken. Sie saugen von anderen die Kraft, weil sie meinen, selbst zu wenig Energie zu haben. Sie suchen nach einem Heilmittel und finden es nicht, weil sie blind und taub geworden sind an Leib und Seele. Von einer solchen Situation erzählt die Geschichte von Euphras, dem kleinen Kräuterengel. ♣

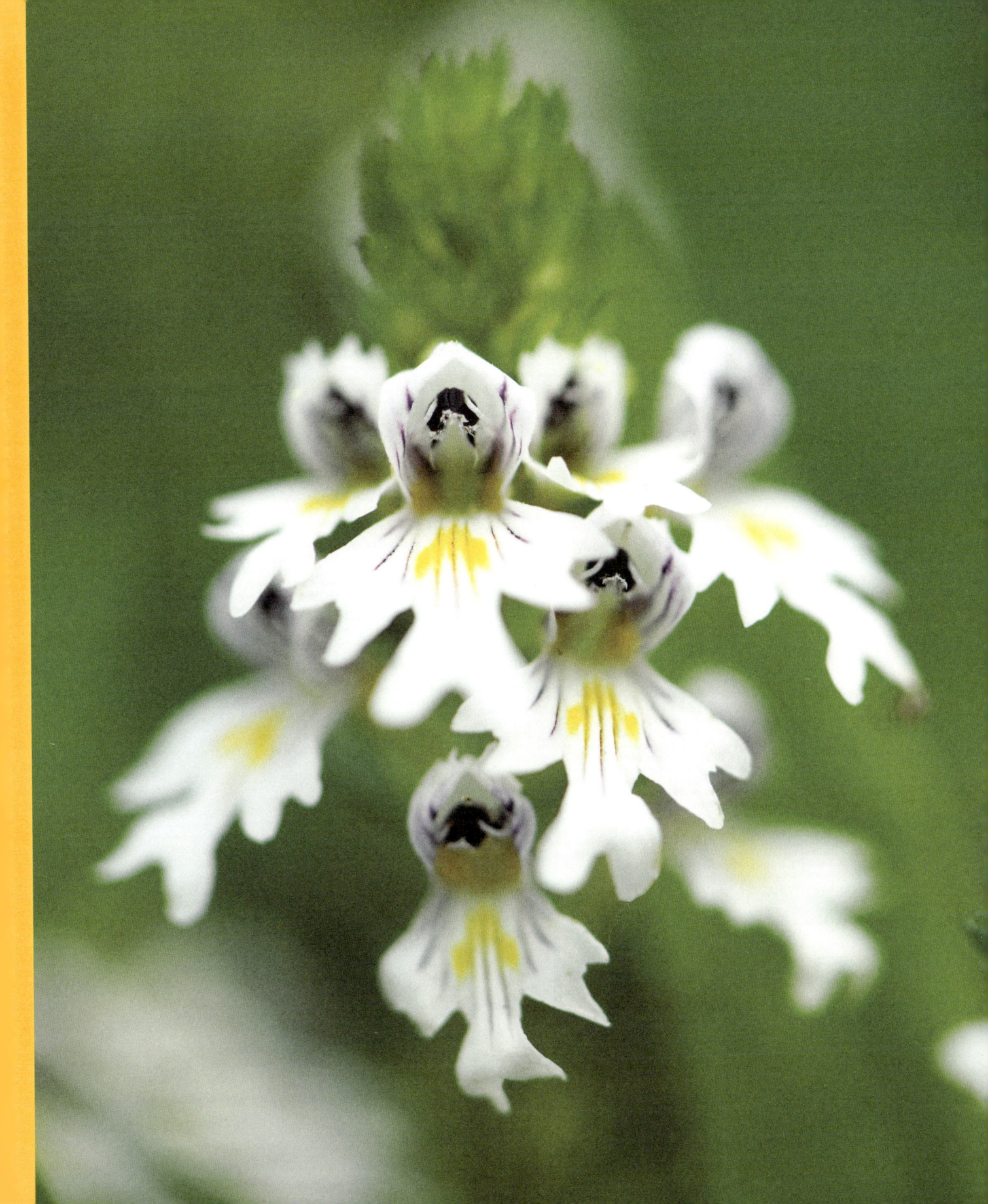

EUPHRAS IN DER LEBENSKRISE

Euphras war einer der kleinsten Kräuterengel im Himmel. Er war im Grunde seines Wesens ein ganz aufgeweckter, froher Engel. Er machte seinem Namen „Frohsinn" alle Ehre. Manchmal war er sogar ein wenig übermütig, dann wieder ein wenig traurig.

ER REDETE NICHT VIEL, weil er sich schämte, dass er in Situationen, in denen ihm alles zu viel wurde, etwas stotterte. Da lag er dann lieber auf seiner Wolkenbank und schaute in die Weiten des blauen Himmels, bis ihm die Augen schmerzten und seine Lider ganz geschwollen waren.

Wenn er es recht bedachte, dann war er mit sich und dem Himmel nicht mehr zufrieden. Er hatte Sehstörungen bei seinen Augen und seiner Seele, eine leibseelische Augenschwäche. Dazu kam von der Schau ins Himmelblau eine Bindehautentzündung, außerdem war er anfällig für Schnupfen, Husten und Heiserkeit. Wenn Engel auch so wie Menschen Nahrung zu sich nehmen würden, dann hätte er wahrscheinlich noch dazu keinen Appetit und eine Magenschwäche gehabt. Dazu kam Kopfweh und oft war er nervös. Wenn Engel schlafen müssten, hätte er wohl auch noch an Schlaflosigkeit gelitten. Obwohl er das Licht liebte, verspürte er eine Lichtscheu und war überempfindlich gegen das Licht. Seine Augen waren sein Problem.

In dieser Situation, in der er sich wirklich krank fühlte, versuchte er Hilfe zu bekommen. Weil er keinen besseren Rat wusste, klopfte er beim Erzengel Raphael an. Der war bekannt dafür, dass er Menschen mit Liebe und mit Aufmerksamkeit begleitet, und er war auch sehr erfahren, wenn es um Augenleiden ging. Das stand ja schon in der Bibel im Buch Tobit. So war es wirklich eine gute Idee, sich in dieser schwierigen Lebenssituation an ihn zu wenden.

Raphael ruhte in seinem großen Wolkenlehnstuhl und lächelte dem kleinen Engelskollegen Euphras zu: „Herzlich willkommen, Euphras. Ich habe schon auf dich gewartet, weil ich spürte, dass es dir nicht so gut geht."

Euphras wusste, dass Raphael die Gabe der Herzensschau hatte, und deshalb musste er ihm sein ganzes Leid nicht mehr erzählen. Er war sehr froh darüber, denn wenn er all das aufgezählt hätte, wäre er ganz bestimmt ins Stot-

‚Frohsinn'. Den hast du in deinem Herzen, aber du hast ihn vergessen. Wenn uns die Freude und der Frohsinn abhandengekommen sind, verlieren wir alle unsere Gaben. Wir können nicht mehr hören, wir können nicht mehr sehen. Die Augen versagen ihren Dienst und nicht nur die Augen, sondern auch die Ohren und alles Übrige auch. Du schaust in das

„EUPHRAS, DEIN NAME BEDEUTET ‚FROHSINN'.
DEN HAST DU IN DEINEM HERZEN,
ABER DU HAST IHN VERGESSEN."

tern geraten. Aber er nahm sich trotzdem ein Herz und erzählte ihm sein Leid. Da Raphael wirklich ein Engel des Mitleids war, hörte er ihm mit großer Geduld und Aufmerksamkeit zu.

„Und, und, und jetzt weiß ich nicht mehr weiter", schloss Euphras seine himmlische Rede.

Raphael lächelte ihm gütig zu und sagte: „Euphras, dein Name bedeutet

Blau des Himmels und findest kein Ziel, keine Grenze, keine Hoffnung. Das alles bringt dich fast zum Weinen."

Euphras nickte, weil er sich verstanden fühlte. „Aber, aber, aber was soll ich denn machen?"

Raphael dachte nach. Daraufhin erwiderte er: „Erinnere dich an deinen Namen. Du heißt Euphras, Frohsinn. Wenn du dich daran wieder erinnerst, dass dein Wesen Freude, Fröhlichkeit und Fröhlichkeit ist, dann wird sich alles verändern."

Euphras blickte ihn ungläubig an. Da Raphael merkte, dass er ihm nicht nur einen guten Rat geben durfte – denn Ratschläge sind auch für Engel Schläge – sagte er ihm: „Erinnerst du dich noch an jene wunderbare, kleine Pflanze, die auch deinen Namen trägt? Erinnerst du dich an den **AUGENTROST**? An Euphrasia officinalis? Es ist keine Schande für einen Engel, der den klaren Blick verloren hat, auf die Erde zu gehen und sich dort den **AUGENTROST** zu holen, um Leib und Seele zu heilen."

Raphael wusste das. Er wusste auch, dass die Heilpflanzen der Erde häufig nur noch als Reservoir für irgendwelche chemischen Bestandteile dienen.

„Nimm den ganzen **AUGENTROST**, nimm den Frohsinn und nimm ihn in dich auf", forderte er Euphras auf. „Denk daran, es gab viele weise Menschen, die die Wirkung des **AUGENTROSTS** wirklich begriffen haben. Die heilige Hildegard zum Beispiel sagte, dass das Grün des

**DER AUGENTROST HAT DIE MACHT,
DIE IM ALTER SCHWINDENDE SEHKRAFT
ZU UNTERSTÜTZEN UND ZU VERBESSERN.**

Doch Euphras schüttelte ein wenig den Kopf: „Raphael, hast du nicht gehört, dass man zutiefst daran zweifelt, ob der **AUGENTROST** wirklich hilfreich sei? Die Menschen haben die kleine Pflanze untersucht, sie in ihre Bestandteile zerlegt und die allermeisten sagen, es ist nicht nachgewiesen, dass diese Pflanze hilfreich und heilend sein kann für Leib und Seele."

AUGENTROSTS nützlich ist für die Mattigkeit oder wenn die Vernunft entschwindet und die Gedanken versagen. Auch wenn wir Schwierigkeiten mit unserer Sichtweise der Dinge oder mit unserer Zuversicht haben, hilft uns diese kleine Pflanze. Vor allem wenn die Augen schmerzen, dann ist **AUGENTROST** besonders hilfreich. Ein paar Jahrhunderte später schrieb ein ganz gescheiter, pflanzenkundiger Mann, Nicholas Culpeper (1616–1654): ‚Der **AUGENTROST** hat die Macht, die im Alter schwindende Sehkraft zu unterstützen und zu verbessern.' Das ist nur einer von vielen, die über die Wirkung dieser Pflanze Bescheid wussten. Denk daran, dass des Volkes Stimme uns oft mehr lehrt als gescheite Untersuchungen.

Wie sagen die Franzosen zum **AUGENTROST**? Sie nennen ihn ‚casse-lunettes', das heißt so viel wie Brillenzerstörer. In Italien nennt man den **AUGENTROST** ‚luminella', das bedeutet so viel wie Licht für die Augen. In England nennt man den **AUGENTROST** ‚eyebright', Augenglanz. Wenn du schon nicht weißt, was du tun sollst, dann geh doch auf die Erde und versuche es einmal mit der Pflanze, die deinen Namen trägt. Denn all die Leiden, über die du klagst, könnte dieser **AUGENTROST**, dieser Frohsinn heilen."

Euphras war nicht ganz überzeugt, ob es wirklich helfen könnte, aber da er keine andere Idee hatte, machte er sich auf den Weg zur Erde und fand in den Bergen wunderschönen **AUGENTROST**. Er legte ihn in Wasser, tat die Kräutlein auf die Augen und das Wasser, den Tee, trank er, soweit man überhaupt sagen kann, dass ein Engel so etwas tun könne. Ganz allmählich, nicht gleich auf einmal, schwamm sein Trübsinn fort. Seine Augenschwäche und seine Entzündungen an den Augen gingen zurück. Er musste auch nicht mehr so viel weinen und ganz langsam und sicher konnte er wieder seiner Lieblingsbeschäftigung nachgehen, ins Blau des Himmels zu schauen, denn das Licht war ihm jetzt nicht mehr Belastung, sondern Zeichen der Hoffnung.

Er nahm sich vor, maßvoll mit seiner Sehnsucht, mit seiner Freude, aber auch mit seiner Traurigkeit umzugehen, und vertraute sich mehr und mehr dem an, was sein Wesen war – der Freude und dem Frohsinn. ♣

ANWENDUNG

AUGENTROST ist in ganz Europa verbreitet. Er wird für Umschläge bei verschiedenen Augenentzündungen, besonders bei Bindehaut- und Lidrandentzündungen, verwendet. Selbst bei Augenverletzungen, bei denen Hornhautgeschwüre zu befürchten sind, soll er hilfreich sein. **AUGENTROST** wirkt sowohl schmerzlindernd als auch heilend. **AUGENTROST** im Badewasser ist wundheilend bei geröteter und entzündlicher Haut.

Herstellung einer Augentrostabkochung: Einen Teelöffel Kraut mit einem Viertelliter kochendem Wasser übergießen und zwei Minuten lang ziehen lassen. Danach wird er durch einen doppelten Kaffeefilter sorgfältig gefiltert und das Auge mit dem gut gefilterten Tee in Form von Spülungen oder Umschlägen behandelt. Besonders zu empfehlen ist die Anwendung mit einer „Augenbadewanne", die man in Apotheken und Reformhäusern erhält. Wichtig ist, dass der Tee nicht zu stark ist und nicht zu lange zieht, wenn man die Augen behandeln möchte. Zu starker Tee wirkt austrocknend und reizt dann wieder.

Für die Augenspülungen ist es ratsam, ein paar Körnchen Salz in den Tee zu geben, um die Flüssigkeit dem Salzgehalt der Tränenflüssigkeit anzupassen. Bei zu starkem Tränenfluss lässt man den Tee fünf bis zehn Minuten lang ziehen, dann wird er kräftiger und trocknet das Auge. Innerlich stärkt der Augentrosttee die Abwehrkräfte und soll Verdauungsstörungen lindern. Manche Anwender behaupten auch, dass **AUGENTROST** die Abwehrkräfte bei Heuschnupfen stärkt.

Euphrasia bedeutet Frohsinn und Wohlempfinden. Die weiß-violett-gelben Lippenblüten haben eine liebliche und fröhliche Ausstrahlung und sehen dem Auge sehr ähnlich. Dies ist vermutlich auch der Grund, dass der **AUGENTROST** in der Kräuterkunde schon seit Jahrhunderten für alle Themen rund um die Augen verwendet wird. Auf der emotionalen Ebene soll der **AUGENTROST** die frohe Zuversicht stärken, wieder hinschauen zu können und Dinge aus einem „lichteren" Blickwinkel zu sehen.

STANDORT
magere Wiesen, Waldränder, Almen, sonnige Plätze

⇉

BLÜTEZEIT
Juli bis September

⇉

SAMMELZEIT
während der Blütezeit; Sommer bis Herbst

⇉

VERWENDETE TEILE
Blüten und Kraut

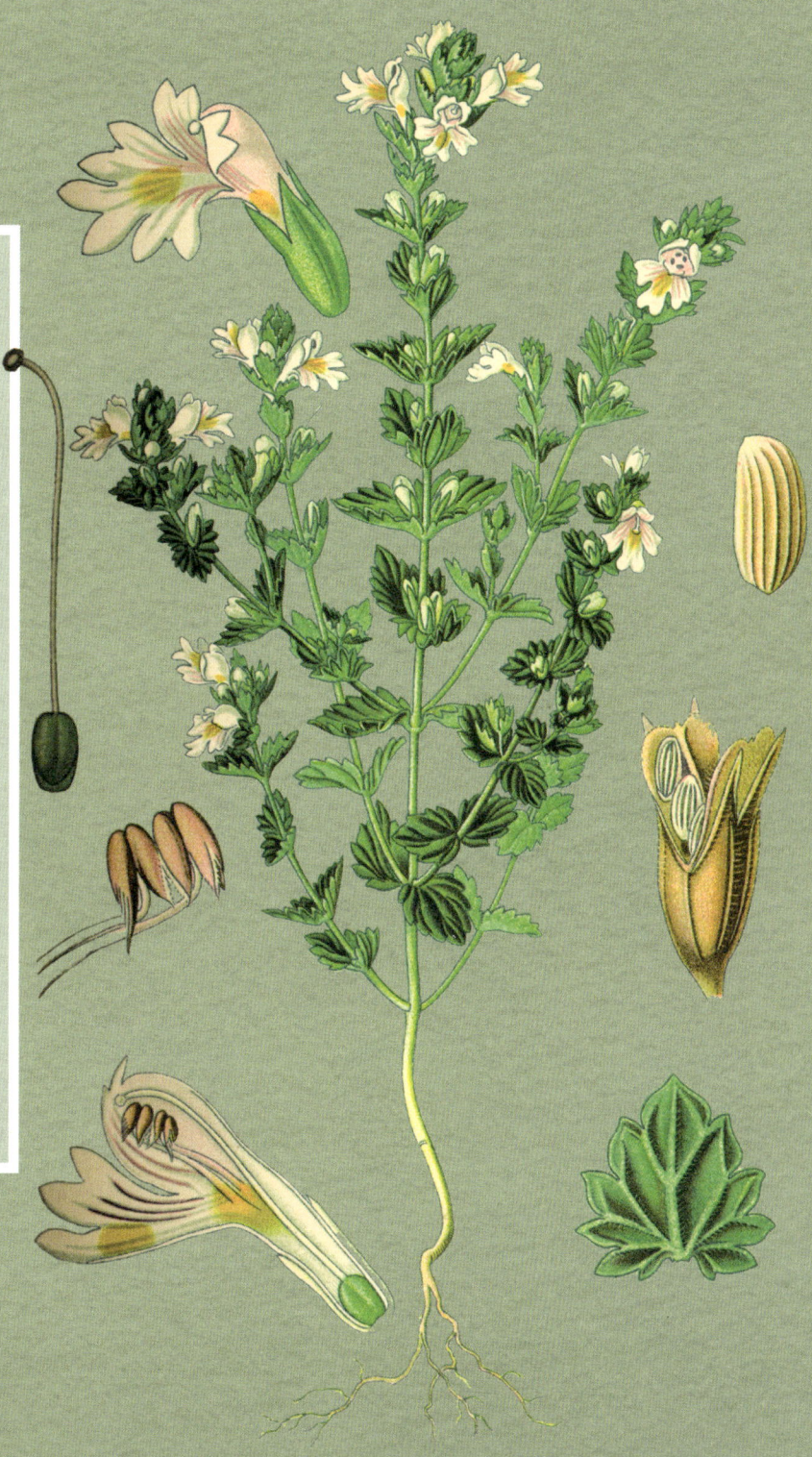

BALDRIAN
INNERER FRIEDE

In der „Hausapotheke" meiner Großmutter fehlte nie
eine Flasche mit Baldriantropfen.

Sie wurden nicht nur als Einschlafhilfe verabreicht, sondern ich höre noch ihre Stimme, wenn sie zu jemandem, der erschöpft, traurig und niedergeschlagen war, sagte: „Du brauchst jetzt ein Stamperl **BALDRIAN**." Und wenn wir Kinder Angst vor einer Schularbeit hatten und ganz unruhig und aufgeregt waren, mischte sie eine Messerspitze Baldrianpulver in den Honig und strich ihn aufs Frühstücksbrot. ♣

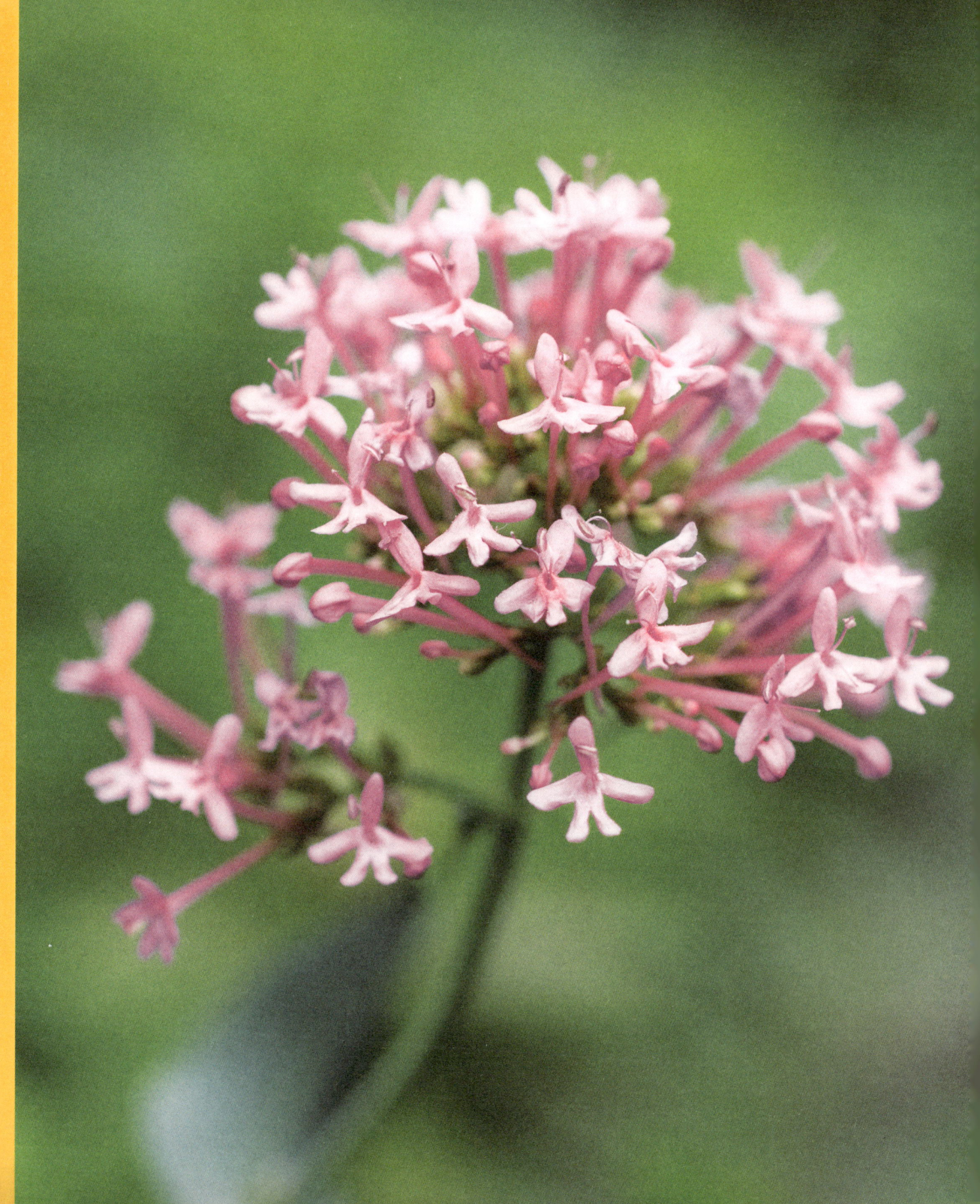

DIE **REISE** ZUM **SEELENFRIEDEN**

Arthur Baldemayr war ein erfolgreicher Geschäftsmann. Mit viel Geschick und Energie hatte er eine große Firma aufgebaut. Über hundert Mitarbeiter beschäftigte er und die meisten waren zufrieden mit ihrem Job.

DANN ABER KAM DIE WIRTSCHAFTSKRISE und er selbst, der führend war in der Entwicklung neuer Produkte, spürte, dass seine Kreativität immer weniger wurde und dann ganz zum Erliegen kam. Zuerst waren die Mutlosigkeit und die Müdigkeit gar nicht zu merken. Dann aber zeigten sich mehr und mehr Anzeichen der Schwäche. Arthur Baldemayr wurde ungeduldig mit sich und anderen. Wenn irgendetwas nicht schnell genug ging, wurde er nervös. Angst vor dem Versagen plagte ihn, ohne dass er sich das selbst eingestehen konnte. Die innere Unruhe wurde immer größer, sodass er zwar am Abend müde war, aber trotzdem nicht schlafen konnte. Er lag im Bett, doch seine Gedanken kreisten wie in einer Achterbahn. Zuletzt war es nur noch eine Bandschleife, die sich dauernd wiederholte.

Als er eines Tages übermüdet am Morgen aufstand, im Spiegel sein eingefallenes Gesicht und seine dunklen Augenringe sah und den Angstschweiß spürte, erkannte er, dass er nicht mehr zur Arbeit gehen konnte.

Vage erinnerte er sich, dass er früher einmal in die Berge gegangen war und das Gehen ihm geholfen hatte. Kurz entschlossen packte er seinen Rucksack und fuhr in die Berge.

Von früher kannte er noch einen Höhenweg, den wollte er gehen. Stundenlang wanderte er dahin. Manchmal glaubte er, sich im Kreis zu drehen, immer wieder kamen die gleichen Gedanken. Er wurde müde und schlief ein.

Aber im Traum ging er weiter, bis er eine Lichtung erreichte, auf der eine Holzhütte stand, vor ihr ein Tisch, und auf einer Bank saß eine alte Frau. Zuerst dachte er, es sei eine Hexe, doch als er ihr freundliches Gesicht sah, setzte er sich zu ihr. Sie sagte zu ihm: „Nimm deinen Rucksack ab. Er ist zu schwer für dich."

Als er die Last abgelegt hatte, begann er wie von selbst seine Geschichte zu erzählen. Mit allem Elend, allem Zweifel, allen Erfolgen und allen guten Seiten. Lange hörte ihm die Alte aufmerksam zu, ohne ein Wort zu sagen. Als er alles erzählt hatte, wollte er wieder von vorne beginnen, doch die Alte stand auf und ging auf die Lichtung. Er bemerkte, dass die Lichtung voller rosaroter Blüten stand. Die Frau riss ein paar Pflanzen mitsamt der Wurzel aus, wusch sie am Brunnen und verschwand damit in der Hütte. Geschirr klapperte und nach einiger Zeit kam sie mit einer Kanne Tee heraus. Wortlos stellte die Alte ihm die Kanne und einen Becher hin und deutete ihm zu trinken.

Als er den Duft des Tees roch und den ersten Schluck nahm, durchströmte ihn ein merkwürdiges Gefühl der Kraft und der Ruhe, des Friedens und der Gelassenheit. Er trank die ganze Kanne aus, dann überfiel ihn eine große Müdigkeit. Er legte sich auf die Bank und dachte noch, dass dies wohl ein Zaubertrank sei, aber dabei war er schon eingeschlafen. Immer wieder erwachte er, so schien es ihm, und trank von der Teekanne, die gar nicht leer wurde. Wie lange er geschlafen hatte, konnte er nicht sagen. Es schien ihm ein ganzes Leben lang zu sein.

Vor ihm stand die freundliche Alte. In der Hand hatte sie ein Bündel getrockneter Pflanzen und Wurzeln. Fragend schaute er sie an. „Das ist BALDRIAN, dein Heilkraut für Leib und Seele!"

Arthur Baldemayr stand auf und begab sich auf den Heimweg. Dabei roch er immer wieder an den Wurzeln und den Blüten des BALDRIANS. Eine große Ruhe überkam ihn.

Als er spät nachts nach Hause kam, bereitete er sich wieder Tee zu und kaute ein Stückchen von der Wurzel. Sie war bitter, aber gleichzeitig auch süß. Dann schlief er tief und fest. Drei Tage blieb er zu Hause. Wenn die Bandschleifen wiederkehrten, trank er erneut den Tee und kaute an den Wurzeln.

Als er am Anfang der neuen Woche in sein Geschäft kam, blickten ihn seine Mitarbeiter ganz erstaunt an, denn sie sahen, dass sich sein Gesicht, seine Augen und wahrscheinlich sein Herz verändert hatten. Irgendetwas war mit ihm geschehen, das sie sich nicht erklären konnten. Dann erzählte er ihnen die Geschichte des BALDRIANS ... ♣

An Bachläufen und manchmal auch an sumpfigen Waldstellen, aber nicht nur dort, reckt der **BALDRIAN** seine schlanken, kräftigen Stiele und seine luftigen, rosaroten Blüten empor. Diese Blüten duften zart und angenehm. Es ist gut, wenn wir an einem **BALDRIAN** vorbeigehen, sich nicht nur an den Blüten zu erfreuen, sondern auch deren zarten Duft zu schnuppern. Die Hauptwirkungen des **BALDRIANS** sind allgemein bekannt. Man nimmt ihn vor allem bei innerer Unruhe und Schlafstörungen. Er soll beruhigend, entspannend, konzentrations- und schlaffördernd wirken. Er wird eingesetzt zur Linderung von Nervosität, Schlaflosigkeit und anderen psychosomatisch bedingten Erkrankungen.

Baldriantee sollte man kalt ansetzen. Dazu übergießt man zwei Teelöffel Baldrianwurzeln mit einer großen Tasse Wasser. Diesen Sud lässt man zwölf Stunden lang ziehen, dann filtert man ihn ab und erwärmt den Tee auf Trinktemperatur. Er soll in kleinen Schlucken getrunken werden. Ist man in Eile, kann man natürlich Baldrianwurzeln auch wie einen normalen Tee zubereiten, den man 10 bis 15 Minuten lang ziehen lässt. Wenige wissen, dass man auch die Baldrianblüten als Tee einsetzen kann, sowohl getrocknet als auch in grünem Zustand. Oft wird der Baldriantee in einer Kombination mit anderen Heilpflanzen aufgesetzt. So kann man zum Beispiel **BALDRIAN**, Hopfen, Melisse, Passionsblume und Johanniskraut zu gleichen Teilen mischen und daraus einen Tee bereiten.

Mein Tipp: Schlafkissen aus Baldrianblüten. Sammeln Sie die zarten Baldrianblüten und trocknen Sie diese im Schatten. Sie können diese Blüten dann in ein Leinen- oder Baumwollkissen einfüllen und als Schlafkissen zum Einschlafen verwenden. Zusätzlich kann man zu den Baldrianblüten auch noch Lavendelblüten, Melissenblätter und Hopfenzapfen geben. Vorsicht: Die Wirkung von **BALDRIAN** kann bei unterschiedlichen Personen sehr variieren. **BALDRIAN** kann nicht nur beruhigend, sondern auch leicht aufputschend wirken; deshalb sollte man selbst Erfahrungen sammeln, wie **BALDRIAN** am besten angewendet wird.

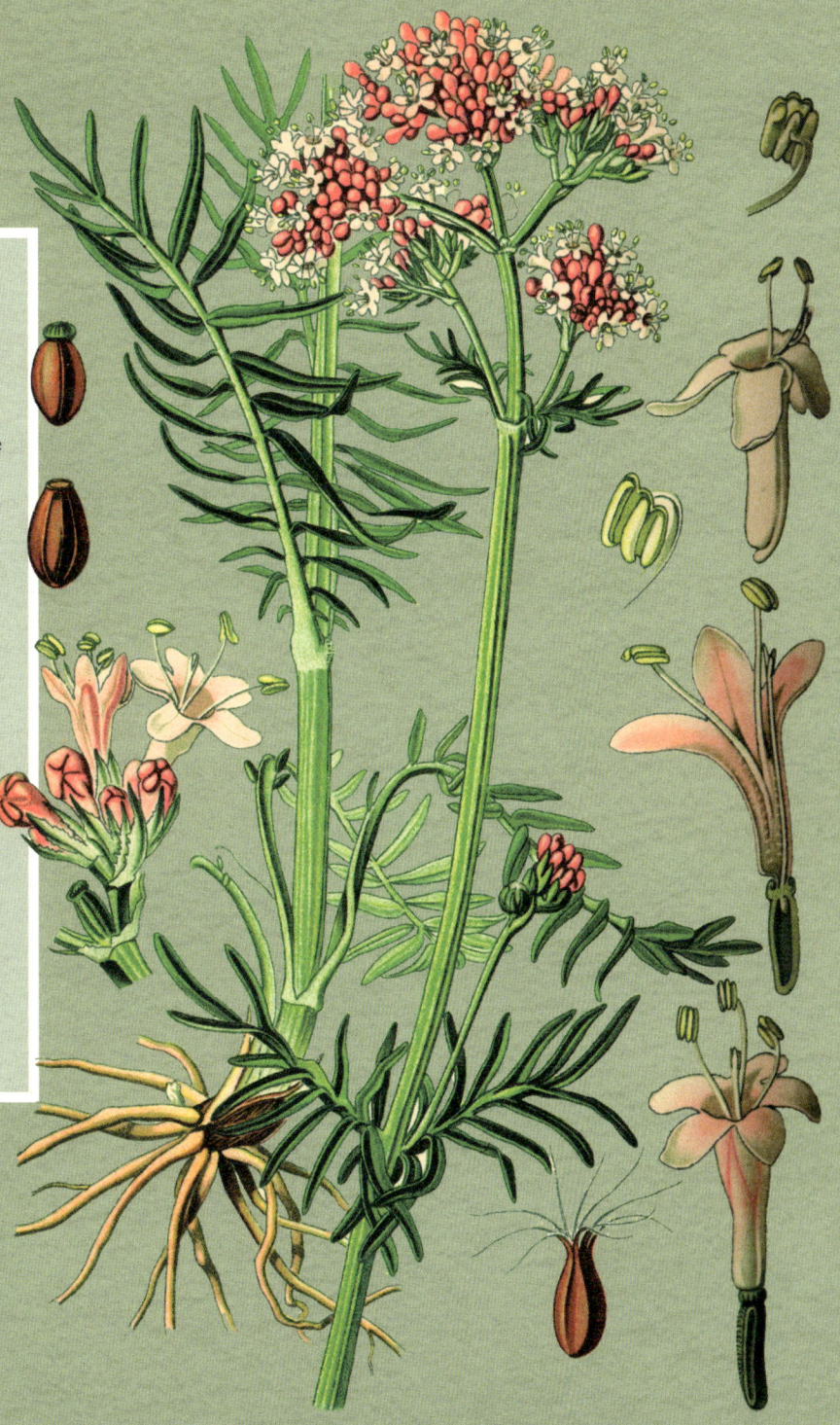

BALDRIAN unterstützt all jene, die zu sehr vom Verstand bestimmt und durch übersteigerte Denkaktivitäten nicht in der Lage sind, Stille und Ruhe in ihre Gedanken sowie ihr Herz einkehren zu lassen. Seine positiven Kräfte kann er auch entfalten, wenn nachts die Gedanken nicht zur Ruhe kommen oder bei zu starkem Druck. So manchem tut er auch vor Prüfungen gut.

STANDORT
feuchte Böden, Bachränder, schattige Plätze

⟫

BLÜTEZEIT
Juni bis August

⟫

SAMMELZEIT
Kraut und Blüten im Sommer, Wurzeln im Herbst

⟫

VERWENDETE TEILE
Blüten, Kraut und vor allem die Wurzeln

BÄRLAUCH
FRÜHLINGSKRAFT

Viele Menschen glauben, dass es Teddybären erst seit hundert Jahren gibt, aber ich glaube, dass es sie schon so lange gibt, wie es Kinder gibt, weil doch fast jedes Kind einen Teddy braucht, mit dem es kuscheln kann und der ihm hilft, wenn es Angst hat oder krank ist, und dem es alles erzählen kann.

Vielleicht haben die Teddys früher ganz anders ausgesehen, doch gegeben haben muss es sie. Sie waren eben nur ganz anders verkleidet. Ich glaube auch noch, dass in den meisten Teddys ein kleiner Engel steckt, den man gar nicht sehen, mit dem man aber reden kann. Das können nur Kinder verstehen oder große Leute, die Kinder geblieben sind. Es gibt ganz viele Geschichten über Teddybären, Märchen und Legenden. Ein solches Teddybärenmärchen erzähle ich nun. ♣

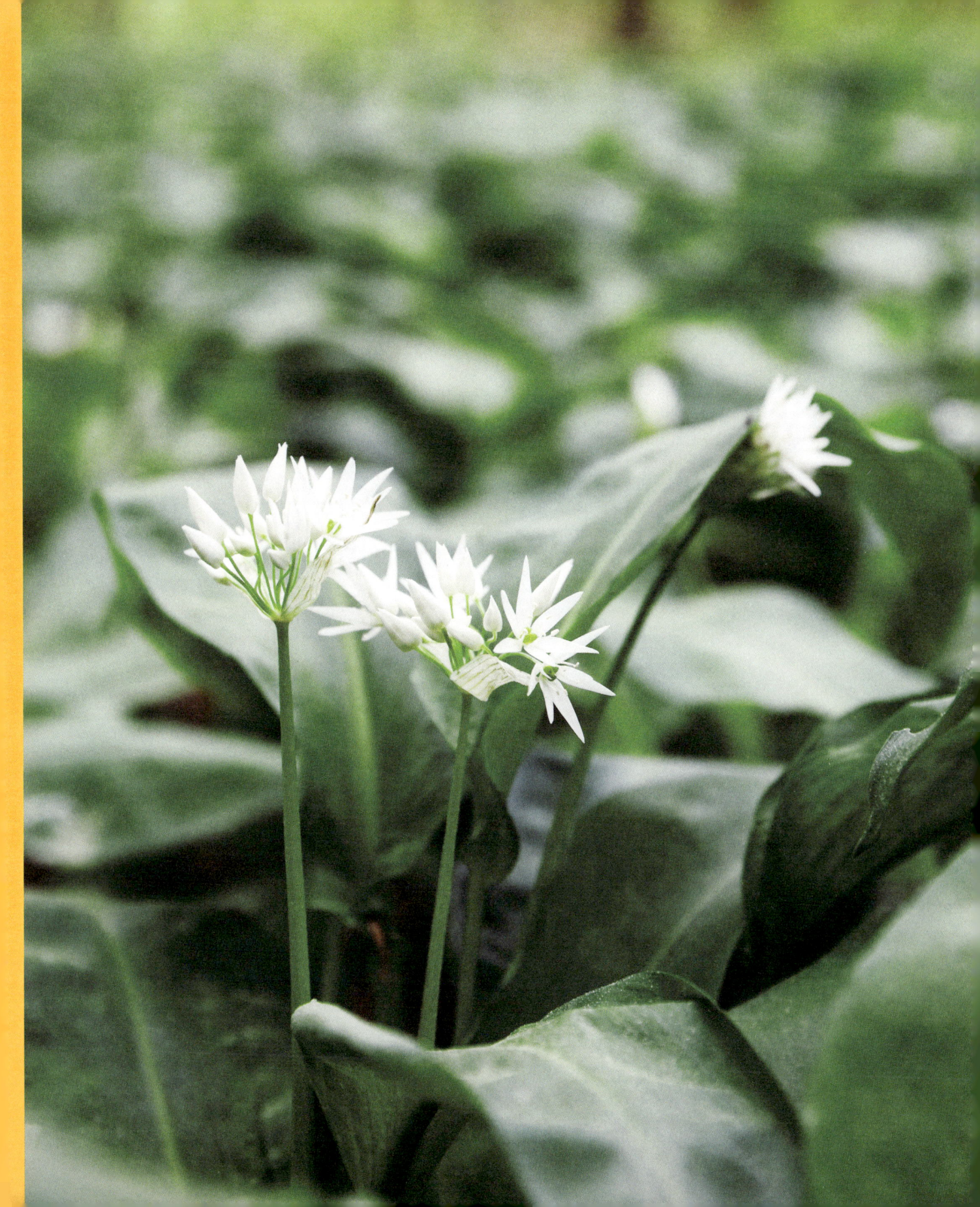

DAS MÄRCHEN VON **TEDDYBUH,** DEM **BÄRLAUCHENGEL**

**Es war einmal eine alte Bärenmama. Sie hatte zwei Bärenkinder.
Im Winter hatten sie in einer tiefen Höhle gewohnt und die meiste Zeit
verschlafen, denn zu dieser Zeit hatten sie ja nur wenig zu fressen.**

ALS DIE BÄRENMAMA AUFWACHTE, spürte sie, dass sie krank war. In ihrem Bauch rumpelte es, ihre Verdauung funktionierte nicht mehr. Sie hatte das Gefühl, dass lauter kleine Tiere in ihrem Bauch herumrennen, und dann waren auch noch ihre Pfoten ganz kalt. Als sie sich langsam erheben wollte, wurde ihr beim Gehen ganz schwindelig. Ihr Kopf tat weh und das Schlimmste war, dass sie sich nicht einmal mehr an die wichtigen Dinge des Lebens erinnern konnte, nicht an den vergangenen Herbst, den Sommer oder den Frühling. Die Bärenkinder, die sich an sie kuschelten, waren auch nicht gesund. Sie spielten nicht mehr miteinander. Sie knurrten nicht und tollten nicht herum. Nur zwischendurch hörte man sie leise jammern.

Die Bärenmama hatte große Sorgen. Sie mussten aus der Bärenhöhle heraus, denn sie brauchten neue Kraft. Aber der Schnee war noch nicht ganz weg. Nur an einigen Stellen war er weggetaut und bloß das braune Laub lag auf dem Waldboden. Es gab fast nichts zu fressen, als die Bärenfamilie aus der Höhle heraustapste. Die Bären waren müde, obwohl sie lange geschlafen hatten. Dann legten sie sich, während die Sonne schien, auf das braune, alte Laub des Bodens der Waldwiese, um sich wenigstens von der Sonne die Füße wärmen zu lassen. Dabei schliefen sie ein. Die Bärenmama hatte einen Traum – oder war es Wirklichkeit? Sie wusste es gar nicht mehr genau. Sie spürte plötzlich, dass sie jemand am Kopf ganz sachte kraulte. Zuerst dachte sie, dass es die Bärenkinder wären, aber es war kein Bärenkind, obwohl das Wesen, das sie sah, aussah wie ein kleiner Bär mit weichem Fell und großen Augen. Das Merkwürdigste an diesem Bären war, dass er grüne Flügel hatte. „Wer bist denn du?", fragte die Bärenmama. „Ich bin Teddybuh, der Bärlauchengel", antwortete dieser. Das habe ich noch nie gehört, dachte sich die Bärenmama. „Ich will euch helfen, denn ihr seid krank." Teddybuh wusste, dass die beste Medizin in einer solchen Stunde Bewegung war, und er versuchte, mit den Bärenkindern zu spielen, aber sie waren zu müde und zu matt. Teddybuh sprang und hüpfte herum, doch es war nicht möglich, die Bärenkinder zum Mitspielen zu überreden. Jedes Mal, wenn er einen Purzelbaum schlug und mit den grünen Flügeln den Waldboden berührte, war es, als ob er eine grüne Feder verlor oder ein grünes Blatt aus dem Waldboden herausspross. Bald war die ganze Waldwiese voll mit grünen Blättern. Sie rochen kräftig und glänzten in der Frühlingssonne. Teddybuh brachte eine Handvoll Blätter der Bärenmutter und den Bärenkindern. Zuerst fraßen sie nur ganz vorsichtig, aber bald fanden sie Geschmack an den Bärlauchblättern. Sie fraßen jeden Tag so viel sie konnten und wurden immer kräftiger und gesünder. Teddybuh, der Bärlauchengel, hatte sich wieder auf den Weg gemacht, um auch noch an anderen Orten Purzelbäume zu schlagen und mit seinen grünen Flügeln diese wunderbare Pflanze zu verteilen. Und wenn sie nicht gestorben sind, dann lebt die Bärenmama mit ihren Jungen noch heute. Ganz sicher leben noch die Bärlauchpflanzen und es sind wunderbare Heilpflanzen für Leib und Seele geblieben.

In vielen Jahrhunderten fanden die Menschen heraus, dass diese grüne Pflanze große heilende Wirkung hat und dass sie sogar wirksamer ist als ihr großer und viel bekannterer Bruder, der Knoblauch. Man hat entdeckt, dass **BÄRLAUCH** einen Wirkstoff enthält, der wie ein Antibiotikum wirkt, das sogar Pilze töten kann. **BÄRLAUCH** wurde bei vielen Problemen geschätzt und vor allem bei Verdauungsbeschwerden oder Blähungen eingesetzt. **BÄRLAUCH** regt den Appetit an und senkt den Cholesterinspiegel. Vor allem Leber, Galle, Niere und Magen reagieren positiv auf **BÄRLAUCH**. Er enthält viel Vitamin A und E sowie Selen. Nachgewiesenermaßen steigert **BÄRLAUCH** die Durchflussgeschwindigkeit in den Adern. Manche behaupten sogar, **BÄRLAUCH** verhindere das Verkleben der roten Blutkörperchen. Er lindert Schwächezustände, wirkt entgiftend. Beim Sammeln sollte man allerdings sehr genau aufpassen, dass man auch wirklich **BÄRLAUCH** erntet und nicht eine andere Pflanze, wie zum Beispiel das Maiglöckchen, das sehr giftig ist. Aber man erkennt **BÄRLAUCH** leicht an seinem Geruch. ♣

BÄRLAUCH ist ein wunderbares Lebens- und Heilmittel, das unsere Kräfte vor allem im Frühling wieder neu mobilisiert. Man kann den **BÄRLAUCH** in ein Glas füllen und mit Doppelkorn übergießen, nach etwa zehn Tagen abseihen und diese Tinktur tropfenweise jeden Tag trinken. Es stärkt unsere Widerstandskräfte und gibt uns Wohlbefinden und Kraft.

BÄRLAUCHPESTO: Dazu brauchen Sie für etwa 700 g folgende Zutaten: 300 g **BÄRLAUCH**, 50 g Pinienkerne, 50 g Parmesan (ideal: frisch gerieben), 300 ml Olivenöl, Salz und Pfeffer.

Zuerst werden die Bärlauchblätter gewaschen, durch Schleudern getrocknet und in grobe Stücke geschnitten. Den Parmesan reiben und die Pinienkerne fein hacken. Am besten füllen Sie dann alle Zutaten zum Zerkleinern in eine Küchenmaschine. Dann geben Sie das Olivenöl dazu, bis die ganze Masse cremig ist. Je kälter die einzelnen Zutaten sind, desto besser ist es, da durch den Mixer Wärme entsteht und dadurch die Zutaten auch verklumpen können. Dieses Bärlauchpesto füllen Sie in Gläser und verschrauben sie sorgfältig. Im Kühlschrank kann sich das Pesto sehr lange halten.

Mein Tipp dabei ist, dass Sie, ehe Sie den Deckel des Schraubglases aufsetzen, auf die Unterseite des Deckels einige Tropfen von hochprozentigem Alkohol geben und mit einem Streichholz entzünden und den Deckel sofort umdrehen. Der Alkohol verbrennt dann den Sauerstoff im Luftraum zwischen Bärlauchpesto und Deckel, sodass das Pesto gut haltbar wird. Das Pesto können Sie zu Nudeln, Reis oder Kartoffeln verwenden.

BÄRLAUCH ist eines der typischen Frühlingsreinigungskräuter. Er steckt voller Durchdringungs- und Erneuerungskraft. **BÄRLAUCH** bringt alles in Bewegung und kann helfen, alte Muster und Verhärtungen aufzubrechen und zu entsorgen. Er unterstützt dabei, Vergangenes loszulassen und etwas Neues zu beginnen. Er steht für Willenskraft, Tatendrang, Entscheidungsfähigkeit. Er durchflutet uns mit frischer Energie für Körper, Seele und Geist.

STANDORT
lichte Wälder, feuchter, schwerer Boden

⇒

BLÜTEZEIT
März bis Mai

⇒

SAMMELZEIT
März bis April (nicht bei und nach der Blüte)

⇒

VERWENDETE TEILE
Blätter

⇒

VORSICHT!
Verwechslungsgefahr mit Maiglöckchen!

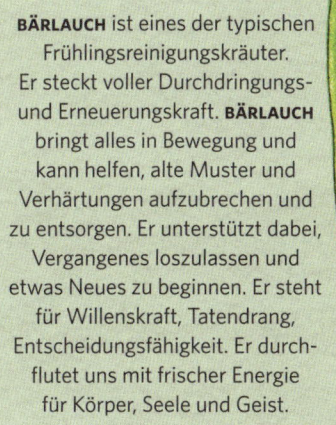

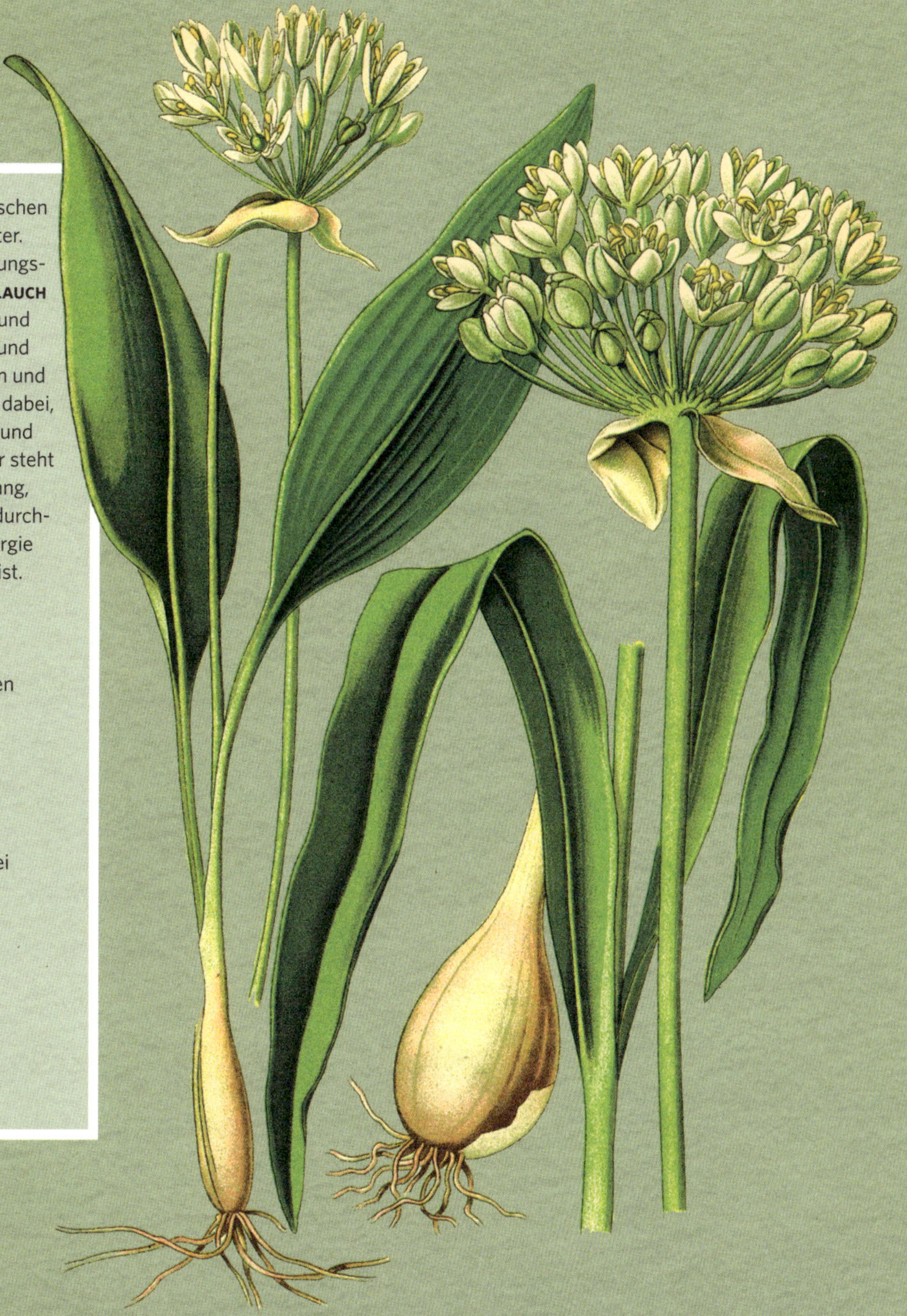

BEIFUSS
INNERE STÄRKE

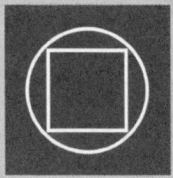

**Diese Geschichte beginnt vor unvorstellbar langer Zeit.
Manche sagen, es sei vor Millionen von Jahren gewesen.**

Aber selbst die kühnsten Rechner und Forscher wissen nicht genau, was das bedeutet, wenn sie von 325 Millionen Jahren oder von 295 Millionen Jahren sprechen. Auch wir können es uns nicht vorstellen, wenn wir sagen, auf zehn Millionen Jahre mehr oder weniger kommt es da nicht an, denn vielleicht war es ja alles nur ein einziger Augenblick, der keine Zeit kennt, der auch jetzt sein kann. ♣

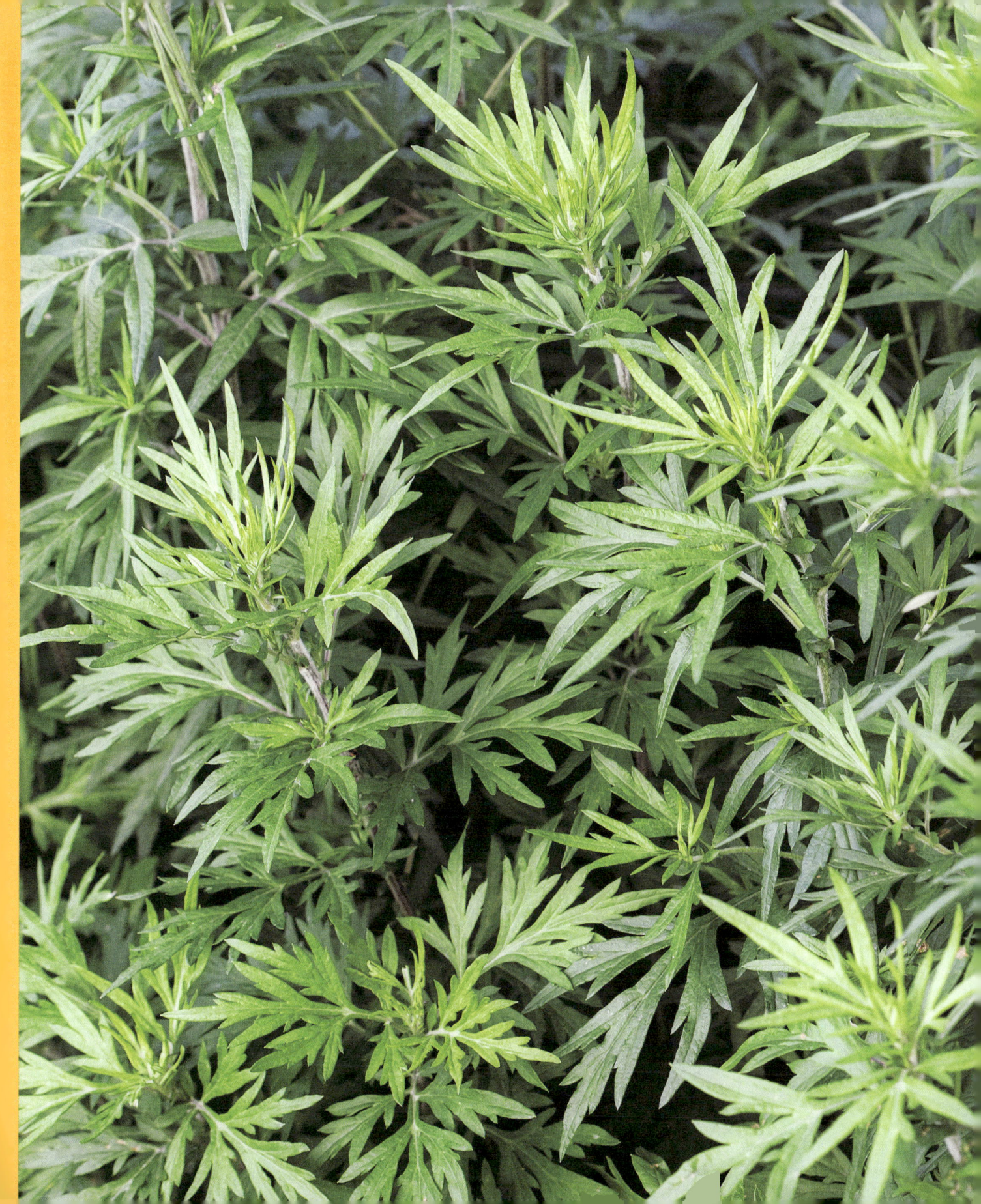

UNA, DIE **URMUTTER**PFLANZE

Es war also in dem Augenblick, vor ein paar Millionen Jahren, als sich das Leben von Pflanzen und Tieren aus dem Wasser heraus auf das Land hin bewegte. Die ersten Pflanzen wanderten aus dem Wasser auf das Land.

ES WÄRE FÜR UNS, die wir in Minuten, Tagen und Wochen denken, ein unendlich langsamer Weg, aber in Wirklichkeit war es nur ein einziger Augenblick, ein Augenblick der Ewigkeit.

Diesen einen ersten Schritt aus dem Wasser auf das Land wagte eine Pflanze, die sich lange auf diesen Weg vorbereitet hatte, denn sie hatte schon zwei Wurzelfüße und zwei Blätterarme. Diesen einen Schritt – und das war einer der bedeutendsten Schritte in der Erdgeschichte – kann man nur mit zwei Füßen machen. Mit einem Fuß kommt man ja nicht weit, sondern fällt sehr schnell wieder um, wie jedes Kind weiß. Lange Zeit später haben hellsichtige Menschen diese Ururahnin und ihre Nachkommen „Bei(Zwei)fuß" genannt, weil sie mit ihrem inneren Auge gesehen hatten, welche Riesenkräfte in dieser Pflanze wohnten. Sie nannten sie „Una", „die Erste". So soll sie sich sogar selbst genannt haben, wie es in einem Kräuterbuch aus dem 11. Jahrhundert beschrieben ist.

Diese Una – Urmutterpflanze – war also nicht nur eine Pflanze, die die Wasserkräfte des Meeres, sondern auch die Kräfte des Landes in sich trug. Sie war die Erste, die gehen lernte und die Kräfte der Bewegung in sich vereinte. Weil sie diesen Schritt gewagt hatte, konnte sie in alle Zeiten hinein Impulse geben für Unbewegliche und Gelähmte an Leib und Soolo. In ihr sind die guten Geister der Bewegung, die vielen Menschen Kraft zur Entwicklung geben.

Viele Jahre später war einmal ein Schamane müden und langsamen Schrittes unterwegs auf der Suche nach einem Heilkraut, das ihm einen neuen Weg und neue Erkenntnisse zeigen sollte. Er fand vertrocknete Beifußstängel. Auf sie legte er sein müdes Haupt und seine schlaffen Glieder und schlief ein. Die Kraft des **BEIFUSS'** öffnete seine inneren Sinne. Er träumte von diesem ersten Schritt der alten „Una" und der Kraft, die in ihr wohnte, und sah alle wunderbaren Heilwirkungen und Kräfte der „Una". Sie ist fähig, das unbewusste Traumland zu öffnen und alle Ahnungen und Erkenntnisse des Unbewussten in Traumbilder zu kleiden.

Seit dieser Zeit benützen alle Kräuterkundigen und Schamanen diese Pflanze auch zum Räuchern, um sich an das Vergessene, das Urwissen wieder zu erinnern, oder sie legen sie unter ihr Kopfkissen, um im Schlaf alle Lebensweisheiten und Lebenskräfte zu sammeln. Manche meinen sogar, dass sie nicht nur die bösen Geister und Gedanken vertreiben kann. Deshalb verwendeten sie die alten Indianer in ihren Schwitzhütten, wenn sie sich reinigten, um neue Wege der Erkenntnisse des Lebens und des Heilens zu suchen.

Im Reich der Mitte (China) band man die Stängel des **BEIFUSS'** mit den Blättern zu einem Stab, trocknete sie und zündete sie an. Man blies den heilenden Rauch auf eine Wunde oder schmerzende Stelle. Man nennt das heute noch Moxibustion.

Wenn man meint, die Kraft des **BEIFUSS'** liege nur in der inneren und äußeren Bewegung und gebe Energie und Geist auf dem Lebensweg, dann täuscht man sich, denn die Pflanze gibt uns vor allem die innere Kraft und Stärke für das Leben, um auf den eigenen Füßen stehen zu können.

Wenn wir hinuntersehen auf unsere Füße, dann bilden sie ein Quadrat, das Symbol für die Erde, die uns trägt, Halt und Sicherheit gibt. Dann spüren wir, dass dieser Halt der Erde den ganzen Körper trägt, bis hinauf in den Kopf, dessen runde Hirnschale ein Abbild des Firmaments des Himmels ist. Durch den **BEIFUSS** wird also eine Beziehung zwischen Himmel und Erde, zwischen Leib und Geist hergestellt. Wenn der Leib anfängt, sich zu bewegen, zu gehen, werden die Seele und der Geist mitbewegt und es entwickeln sich unsere Gedanken und unser Denken.

Wir bewegen uns, wie sich damals vor unvorstellbar langer Zeit „Una", die Urmutterpflanze, bewegt und mit ihren ersten Schritten vor ungefähr 325 Millionen Jahren alle gelehrt hat, immer wieder neu einen Schritt ins Leben hineinzuwagen. ♣

ANWENDUNG

BEIFUSS galt früher als besonders wirksam und wurde zeitweise sogar als Mutter aller Heilpflanzen betrachtet. In der Gegenwart wird er meist als Gewürz benützt. Dazu wird er getrocknet und sehr fein mit einem Sieb zerrieben. **BEIFUSS** mit seinem sanften, bitteren Geschmack fördert den Appetit und die Verdauung. Besonders günstig wirkt er sich auf die Galle aus. Deshalb wird das Beifußgewürz zusammen mit Majoran gern bei Gänsebraten und Schweinefleisch verwendet. Aber **BEIFUSS** passt auch sehr gut in jede Gemüse-, Bohnen- oder Kartoffelsuppe. Eine Marinade aus **BEIFUSS**, Majoran und Bohnenkraut gibt jedem Salat eine sehr interessante Geschmacksnote. Er kann als Gewürz verwendet nicht nur Fleisch und Fisch überraschende Geschmacksnuancen verleihen, sondern auch Käse und Pilzen.

Dass **BEIFUSS** auch als Räucherkraut verwendet wird, genauso wie Gartenraute, Rosmarin oder Thymian, ist allgemein bekannt.

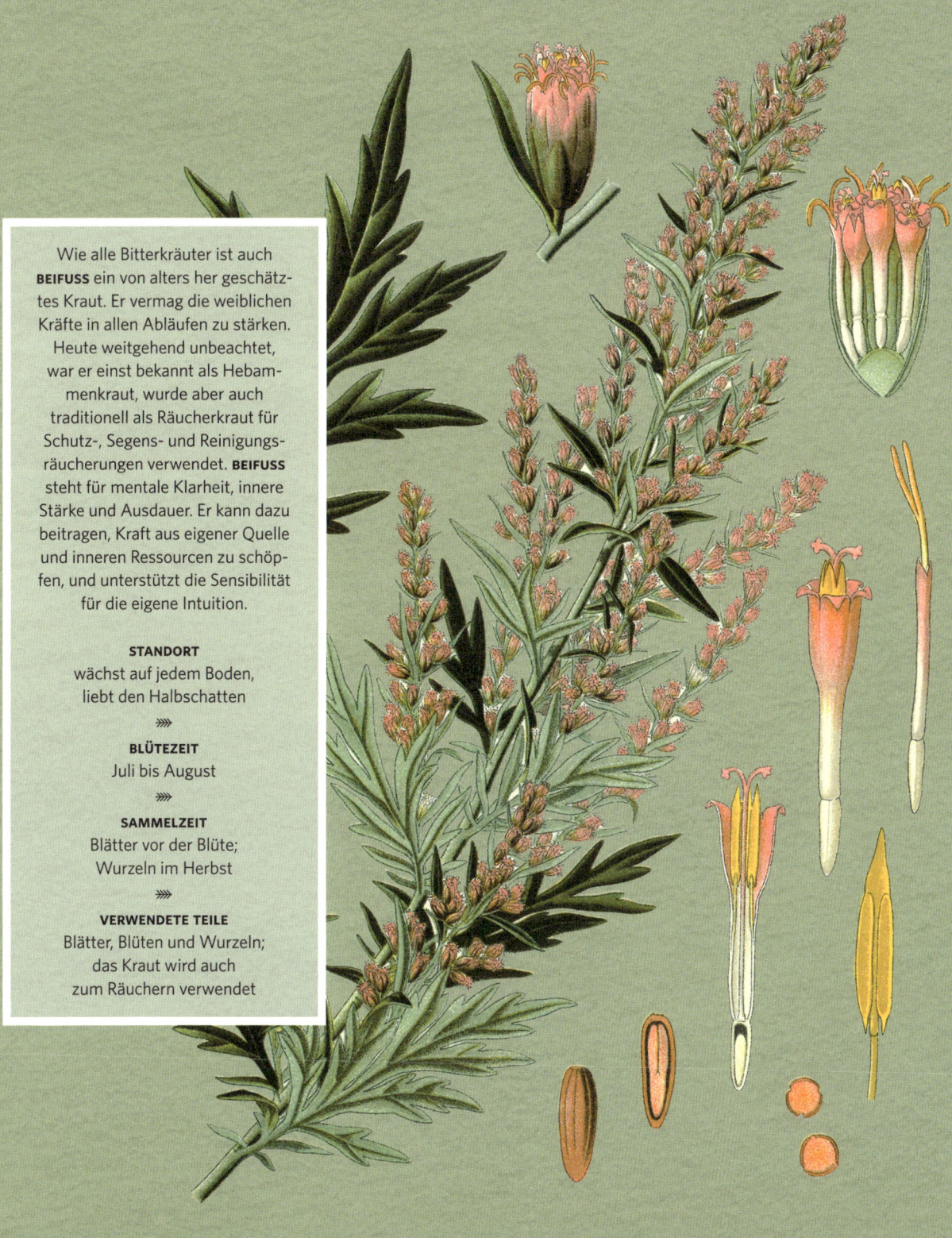

Wie alle Bitterkräuter ist auch **BEIFUSS** ein von alters her geschätztes Kraut. Er vermag die weiblichen Kräfte in allen Abläufen zu stärken. Heute weitgehend unbeachtet, war er einst bekannt als Hebammenkraut, wurde aber auch traditionell als Räucherkraut für Schutz-, Segens- und Reinigungsräucherungen verwendet. **BEIFUSS** steht für mentale Klarheit, innere Stärke und Ausdauer. Er kann dazu beitragen, Kraft aus eigener Quelle und inneren Ressourcen zu schöpfen, und unterstützt die Sensibilität für die eigene Intuition.

STANDORT
wächst auf jedem Boden,
liebt den Halbschatten

⇒

BLÜTEZEIT
Juli bis August

⇒

SAMMELZEIT
Blätter vor der Blüte;
Wurzeln im Herbst

⇒

VERWENDETE TEILE
Blätter, Blüten und Wurzeln;
das Kraut wird auch
zum Räuchern verwendet

BRENNNESSEL
GLÜHENDES LEBENSFEUER

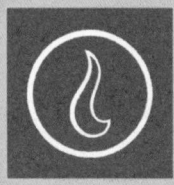

> **Als Kind habe ich die Brennnessel nicht geliebt. Sie war mir zu aggressiv,
> weil sie meinen Kinderhänden oft kleine Brandblasen bescherte.**

Außerdem war ich lange nicht davon zu überzeugen, dass der Brennnesselspinat so gesund sei, bis ich gesehen habe, dass die kleinen Gänsekücken mit gehackten Brennnesselblättern und harten Eiern gefüttert wurden und ganz wild auf diese Nahrung waren. Irgendwie bekam ich eine Ahnung davon, dass die **BRENNNESSEL** die Kraft in sich hatte, das Kleine und Schwache zu stärken. Wenn schon die kleinen Gänsekücken so kräftig und fröhlich wurden, dann sollte das doch auch bei mir und anderen Menschen möglich sein. ♣

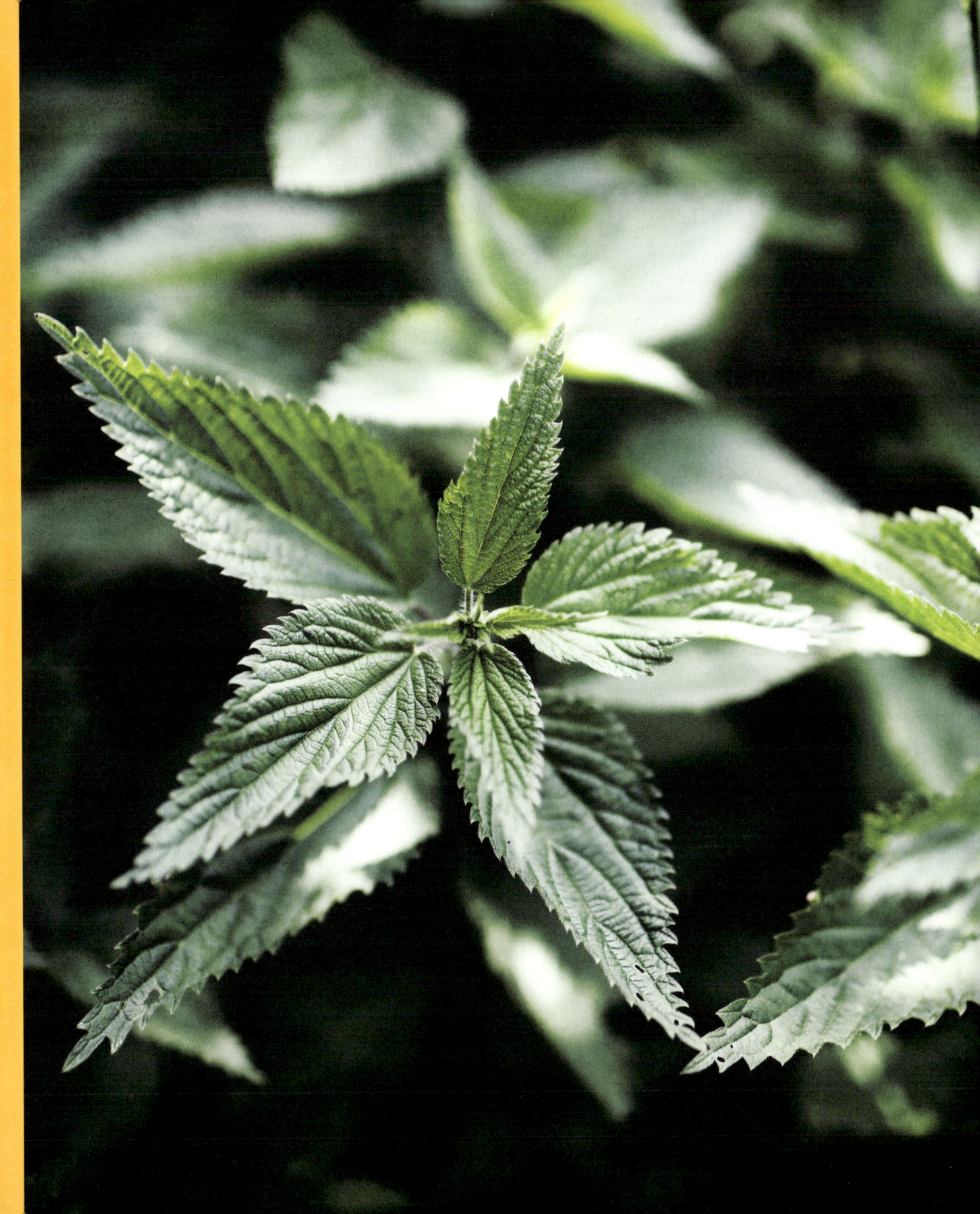

DER **BRENNNESSELDRACHE** UND DAS **WUNDER** IM ALTEN **GARTEN**

Brandolino saß weinend auf einem Stein in der verfallenen Gartenhütte. Neben ihm lagen eine Ziege und eine Eselin, die einzigen Lebewesen, die er noch hatte. Die Ziege hieß Mecki, die Eselin Jaja.

ALS BRANDOLINO GEBOREN WURDE, starb seine Mutter. Der Großvater musste sich um ihn und um die beiden Brüder kümmern. Aber er war ein harter Mann, der sich nur um seine älteren Brüder sorgte, die groß und stark waren. Brandolino war schwach und krank und als er laufen lernte, stellte sich heraus, dass er eine verkrümmte Wirbelsäule hatte, einen Buckel, und dass er nicht richtig wachsen konnte. Deshalb wurde er nicht nur von seinen Brüdern, sondern von allen anderen Kindern verlacht und verspottet. Sie nannten ihn nur den buckligen Zwerg.

Vor seinem Tod vermachte der Großvater den beiden Älteren ein schönes Haus und viele Felder. Brandolino bekam nur einen alten, verwilderten Garten, der von einer Mauer umgeben war, die auch schon ganz brüchig wurde, genauso wie das Gartenhaus, in dem er jetzt mit seiner Ziege und seiner Eselin saß, die neben ihm lagen. Er wusste nicht, wie er überleben sollte, doch er hatte ein gutes Herz und einen klaren Verstand. In seiner Traurigkeit legte er sich auf das Stroh neben die beiden Tiere und schlief ein.

Da erwachte er plötzlich wie in einem Traum und es war ihm, als ob jemand neben ihm redete. Da der Vollmond durch das Fenster schien, sah er, wie Mecki und Jaja mit einem dritten Wesen, das er noch nie gesehen hatte, angeregt sprachen. Dieses Wesen, das wie ein kleiner Drache aussah, war vielleicht so groß wie eine Katze, vielleicht ein bisschen größer oder kleiner, hatte aber kein Fell, sondern grüne, glänzende Schuppen, wie Brennnesselblätter. Die Ziege nannte den kleinen Drachen Urtiko. Es war ein Brennnesseldrache, wie Brandolino später erfuhr. Seine grünen Augen glühten wie Smaragde und wenn er sprach, schlugen grüne Flammen aus seinem Mund und seiner Nase, die dann die ganze Szene gespenstisch erleuchteten. Brandolino wusste, dass er die Augen nicht öffnen durfte, deshalb blinzelte er nur ein bisschen und hörte den Reden der drei zu.

Die Eselin Jaja sagte: „Er wird an Herzeleid sterben und wir müssen ihm helfen, sonst wird er immer schwächer."

Mecki, die Ziege meinte: „Ich kann ihm von meiner Milch geben und er kann auch Käse machen."

„Das alles wird nicht ausreichen. Er braucht kräftige Nahrung", zwitscherte der Brennnesseldrache. „Alles, was er braucht, ist in diesem Garten, ich weiß es ganz genau. Das Wichtigste sind Brennnesselspinat und Ziegenkäse."

„Ich pflücke ihm Rosmarin für einen Tee und grabe ein paar Topinamburknollen aus und Kartoffeln, die finde ich sicher", sagte die Eselin. „In der alten Fichte, die in der hinteren Gartenecke steht, ist ein Bienennest. Wir bitten die Bienen um Honig. Und an der alten Gartenmauer sind Himbeeren und Brombeeren."

„Vergessen wir aber die Blätter von den Himbeeren und Brombeeren nicht", rief Mecki. „Auch sie brauchen wir zu einem kräftigen Tee."

Urtiko pfiff dazwischen: „Brennnesseltee braucht er, Brennnesseltee, damit er wieder Kraft gewinnt."

Die Ziege sagte: „Ich glaube, ich finde auch noch ein paar wilde Möhren, die ich selbst sehr gerne fresse, aber für Brandolino gebe ich gerne etwas ab."

Lange dauerte das Gespräch. Brandolino wusste, dass er die Augen nicht öffnen durfte, denn kein Mensch durfte den Brennnesseldrachen sehen, sonst wäre er sofort wieder eine **BRENNNESSEL** geworden. Also drückte er fest die Augen zu und schlief ein.

Als er am nächsten Morgen erwachte, waren die Tiere schon im Garten unterwegs. Die Eselin brachte **BRENNNESSELN** und Rosmarin, die Ziege wilde Möhren. Brandolino sagte: „Ich mache jetzt Brennnesselspinat, wilde Möhren und Ziegenkäse."

Mecki, der Ziege, fielen vor lauter Staunen die Möhren aus dem Maul und sie meckerte ganz aufgeregt, was eigentlich nur die Eselin verstand: „Er hat uns belauscht!" Und die Eselin schrie: „Iah", was so viel heißt wie: „Ja, das hat er sicher gemacht."

Brandolino ließ sich nicht stören, sondern molk die Ziege. Einen Teil der Milch trank er selbst und aus dem Rest wollte er Käse mit Kräutern machen.

Sie hatten viel zu tun an diesem Vormittag und als sie dann zu Mittag im Schatten der Hütte saßen, sagte Brandolino: „Ja, ihr Lieben, ich habe euch heute Nacht belauscht. Aber ich habe nur geblinzelt, nicht den Drachen angeschaut. Ich danke euch sehr, dass ihr mir helft zu leben. Zuerst dachte ich, der Garten ist eine Wildnis, aber jetzt weiß ich, dass er ein Paradies ist. Wenn ihr mitmacht, dann werden wir aus diesem Paradies alles Gute nehmen und es mit den Menschen teilen."

So arbeiteten alle drei fleißig im Garten und wurden dabei sehr glücklich. Sie pflückten Kräuter, trockneten sie und bereiteten Tee daraus. Aus den Beeren und dem Honig kochten sie Marmelade und jede Nacht trafen sie Urtiko, der ihnen zeigte, was man aus den Pflanzen alles machen kann. Und Brandolino, der im Laufe der Zeit gelernt hatte, nicht nur mit den Augen, sondern auch mit dem Herzen zu sehen, konnte alles gut begreifen.

Als es dann Samstag wurde, gingen sie am frühen Morgen gemeinsam in die Stadt vor das Stadttor, wo die Bauern aus der Umgebung ihre Waren anboten. Und siehe da, weil die Menschen aus der Stadt die drei so lustig fanden, den kleinen Zwerg Brandolino, die Ziege Mecki und die Eselin Jaja, konnten sie ihre Waren gut verkaufen. Glücklich zogen sie nach Hause, denn die erste Not war überwunden.

In der Nacht erzählten sie dem Brennnesseldrachen, was geschehen war. Brandolino legte sich dazu eine Binde um die Augen, um den Brennnesseldrachen nicht zu sehen. So besprachen sie in jener Nacht, was sie am nächsten Morgen tun und welche Heilkräuter sie sammeln würden. Der Brennnesseldrache wusste die beste Zeit zu ernten und er zeigte ihnen, wie man die Kräuter auch verarbeiten konnte.

Als sie eines Nachts wieder beisammen saßen, klopfte es dumpf an der Gartenhüttentüre. Urtiko versteckte sich ganz schnell unter dem Bett und als sie die Türe öffneten, wankte ein großer Soldat in das Gartenhaus. Er sah schrecklich aus, er war verwundet und blutete an der Schulter. Man sah ihm an, dass er große Schmerzen hatte, weil ihm niemand bislang geholfen hatte.

Sie legten ihn auf das Stroh, lösten seine Rüstung und seinen Helm und sahen die große Wunde. Brandolino sagte: „Wir legen dir etwas auf die Augen, denn du darfst nicht sehen, was wir jetzt machen." Der Soldat aber war so schwach, dass er alles geschehen ließ.

Sie riefen den Brennnesseldrachen und sie zeigten ihm die tiefe Wunde an der Schulter. Urtiko zwitscherte: „Wir brauchen sofort Beinwell", und mit einem Salto rückwärts stürmte er in den Garten und war nach kurzer Zeit wieder zurück mit Beinwellwurzeln und Beinwellkraut. Diese Wurzeln und das Kraut zerstampften sie und legten es auf die Wunde des Soldaten. Dann gaben sie ihm zu trinken und trotz der Schmerzen schlief er sehr schnell ein. Am nächsten Morgen, als man den Verband erneuerte, sah man, dass sich die Wunde schon etwas geschlossen hatte. Sie legten wieder Beinwellbrei auf seine Wunde.

Sehr schnell erholte sich der Soldat, der Marco hieß. Er erzählte ihnen seine Geschichte und wie er verwundet wurde. Sie berichteten ihm, was sie hier machten und wie sie zusammen lebten und er bat, bei ihnen bleiben zu dürfen. Sie hatten ein wenig Angst vor diesem groben, großen Mann. Doch als er dann nach einer Woche, da die Wunde schon gut verheilt war, sein Schwert nahm und es im Feuer zum Glühen brachte, um daraus ein Sichelmesser für den Garten zu schmieden, wussten sie, dass sich in der Seele des Soldaten etwas verändert hatte. Aus seinem Schwert fertigte er zwei Sichelmesser und aus seiner Rüstung zwei Spaten, um den Garten besser umzugraben. In der Nacht durfte er auch

den Gesprächen der vier lauschen, aber nur, wenn er sich die Augen verbunden hatte, damit Urtiko, der Brennnesseldrache, nicht gefährdet war. Marco wurde ein unentbehrlicher Helfer im Garten, denn Brandolino konnte die schwere Arbeit des Gartenumgrabens nicht machen.

Einige Wochen später hatte sich der verwilderte Garten in ein Paradies verwandelt. Es wucherte und wuchs zwar immer noch alles durcheinander, aber durch die Aufmerksamkeit der Freunde kam Ordnung in den Garten. In der Mitte prangte auf einem kleinen Hügel die Brennnesselkultur von Urtiko. Hier waren sein Schloss und seine Wohnung.

Sie lebten dort viele Jahre. Die Menschen kamen zu ihnen, wenn sie Kräuter und Hilfe brauchten. Sie kamen, um zu sehen, wie der wilde Soldat Marco sich verwandelt hatte. Urtiko aber war der treueste Helfer von allen und er lehrte sie die Kunst des Heilens. Vermutlich sind sie immer noch in ihrem Garten und helfen mit ihren Heilkräutern den Menschen zu leben. Und ich glaube sogar, Marco hat gelernt, nicht nur mit seinen Augen, sondern auch mit seinem Herzen zu sehen. ♣

Die **BRENNNESSEL** wird als Heil- pflanze und Nahrungsmittel seit alters her gerühmt. Neben dem Brennnesselspinat und der Brennnesselsuppe empfehle ich die **BRENNNESSEL** auch für ein vitalisierendes Bad, das die Durchblutung der Haut fördert. Dafür koche ich zwei Handvoll **BRENNNESSEL** in zwei Litern Wasser kurz auf und lasse den Sud 20 Minuten lang ziehen. Dann wird er abgeseiht und dem Badewasser zugegeben. Damit die Badewanne leichter gerei- nigt werden kann, denn der Brennnesselsud färbt sehr, gebe ich dem Badewasser ein bis zwei Löffel Sahne zu.

BRENNNESSELHAARWASSER:
Eine weniger bekannte Anwen- dung der **BRENNNESSEL** ist das Haarwasser zur Stärkung der Haare und des Haarwuchses. Dazu nehme ich zwei Handvoll Brennnesselkraut und lasse es zwei Stunden lang in einem Liter Essigwasser (9 Teile Was- ser, 1 Teil Essig) köcheln. Dann seihe ich diesen Sud ab und fülle ihn in Flaschen. Es empfiehlt sich, das Haarwasser jeden Abend gründlich in die Kopf- haut einzumassieren und nicht auszuspülen. Dieses Haarwasser ist aber nur begrenzt haltbar. Nur wenn sehr sauber gearbei- tet und es im Kühlschrank auf- bewahrt wird, hält es sich etwa sieben Tage. Deshalb sollte nur so viel hergestellt werden, wie innerhalb dieses Zeitraumes verbraucht werden kann. Die Haarspülung soll müde Haar- wurzeln beleben und stärken, ebenso die Kopfhaut. Sie macht das Haar geschmeidig und glän- zend.

Wenig bekannt ist auch der Brennnesselhonig, der vor allem die Frühjahrsmüdigkeit vertrei- ben soll und den Körper reinigt. Dazu werden mit einem Mörser oder mit einer Küchenmaschine getrocknete Brennnesselblätter zu einem sehr feinen Pulver zermahlen und mit dem dreifa- chen Gewicht mit Honig ver- mischt. Diesen Sirup kann man morgens auf nüchternen Magen essen oder als Brot- aufstrich verwenden.

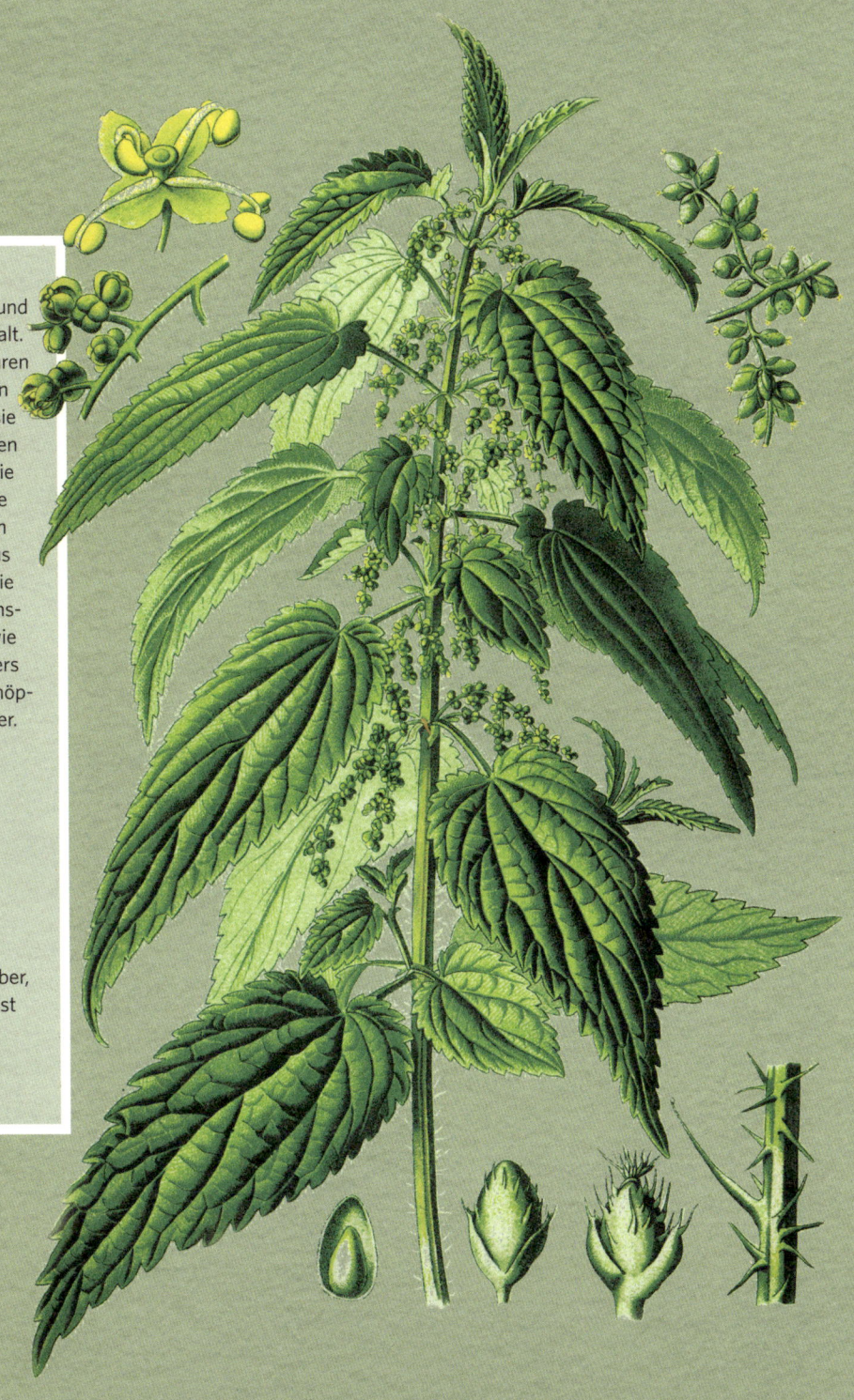

Die **BRENNNESSEL** ist reich an pflanzlichen Eisenverbindungen und hat einen hohen Chlorophyllgehalt. Bereits der heiligen Hildegard waren die wohltuenden Eigenschaften der **BRENNNESSEL** bekannt und sie empfahl einen Aufguss derselben zur Reinigung. In der Mythologie wurde die „brennende" Pflanze sogar als Helferin gesehen, um „feurige Liebe" auszulösen. Aus geistig-seelischer Sicht steht die **BRENNNESSEL** für Transformations- und Entwicklungsprozesse sowie das Entfachen des inneren Feuers und gilt als Powertonikum für schöp- ferische Kraft und müde Männer.

STANDORT
wächst auf jedem Boden

⋙

BLÜTEZEIT
Juni bis September

⋙

SAMMELZEIT
junge Blätter von März bis Oktober, Wurzeln im Frühjahr und Herbst

⋙

VERWENDETE TEILE
Blätter, Wurzeln und Samen

ENGELWURZ
BALSAMISCHE KRAFT

Wenn wir als Buben bei einer wilden Radtour gestürzt waren und dabei die Knie oder die Arme aufgeschürft hatten, dann fürchteten wir nichts mehr als die Behandlung mit einer Arnikatinktur, denn die brannte fürchterlich.

Wir gingen daher lieber zum alten Pfarrer, der ein kräuterkundiger Mann war und unsere Schürfwunden nicht mit Arnika, sondern mit Honig bestrich und verband. Ein paar Stunden später löste er den Verband. Auf dem Verbandsmull waren dann alle kleinen Steinchen und der Schmutz der Schürfung. Ich erinnere mich an keinen Fall, dass sich eine Entzündung gebildet hätte. Ich fragte einmal den alten Pfarrer, warum der Honig so heilsam sei. Er führte mich in seinen Kräutergarten zu einem Beet mit den mannshohen Pflanzen der **ENGELWURZ,** die gerade blühten, und sagte: „Schau, das ist die beste Bienenweide. Die Bienen holen nicht nur den Honig, sondern auch alle Heilmittel dieser Pflanze. Deshalb ist der Engelwurzhonig so heilsam, wenn man ihn isst, aber auch, wenn man ihn auf eine Wunde streicht. Außerdem ist in diesem Honig auch noch Propolis, das den Menschen und den Bienen hilft, nicht krank zu werden. Ich habe einen Bienenstock neben die Engelwurzpflanzen gestellt, damit die Bienen keinen so weiten Weg haben." Das war meine erste Erfahrung mit der **ENGELWURZ.** ♣

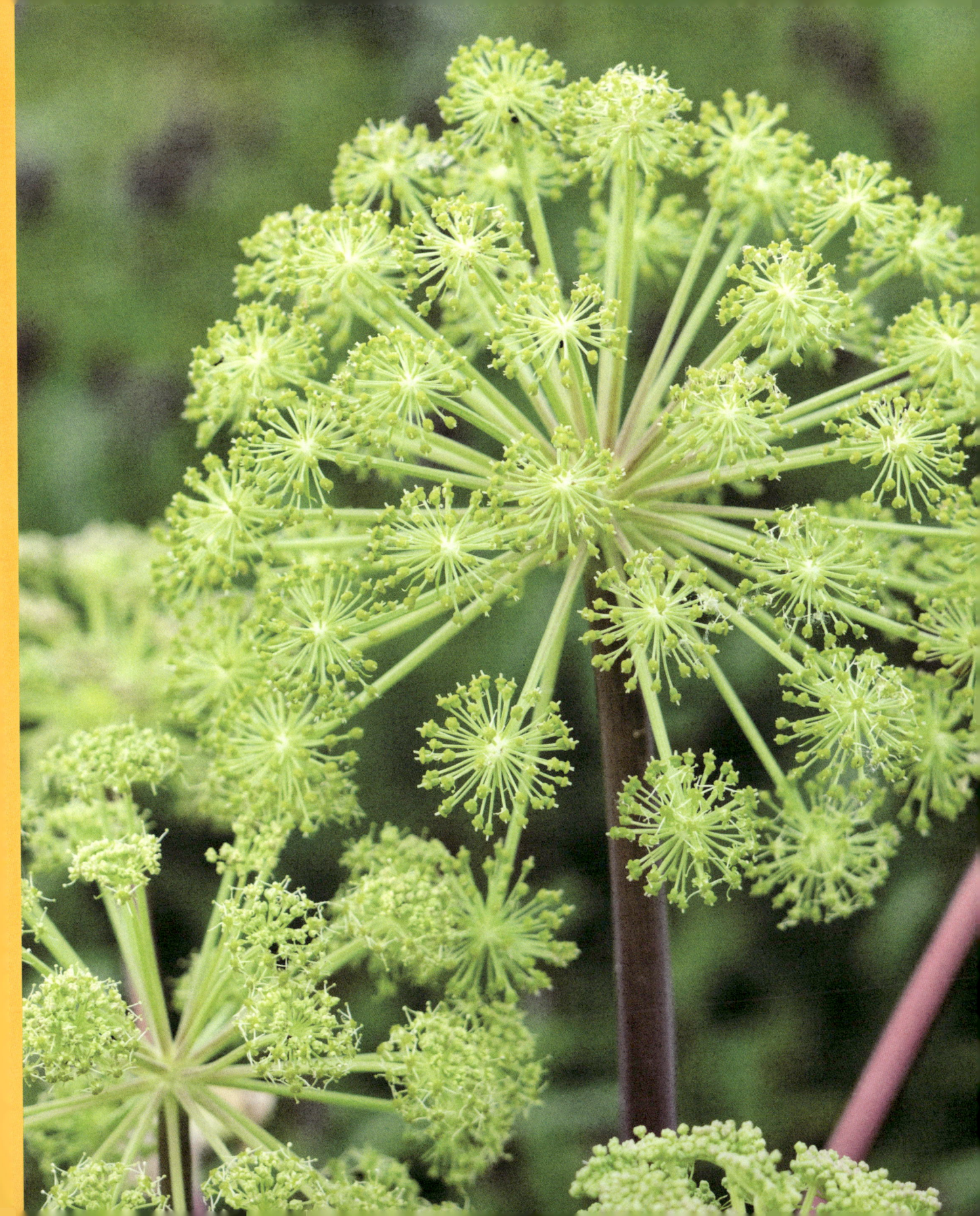

DIE **HEILENDE** KRAFT DER **ENGEL**

Bruder Angelus lag krank und müde auf der Strohschütte seiner Einsiedelei. Er war am Ende seiner Kräfte. Sein Körper war nicht mehr fähig, Krankheit und Leid abzuwehren. Er besaß keine Kraft mehr.

OFT PLAGTEN IHN KRÄMPFE und durch die harten Winter in der Einsiedelei hatte er Rheuma und Gicht bekommen. Es kam auch noch schreckliches Kopfweh dazu. Wenn er etwas aß, traten Magen- und Darmkrämpfe auf, es befiel ihn eine große Magenschwäche und die Verdauung funktionierte nicht mehr. Angelus spürte innerlich, dass seine Lebenskraft immer mehr schwand.

Die letzten Wochen und Monate hatte er meistens nicht in seiner Einsiedelei verbracht, sondern war in den Dörfern und Höfen der Umgebung unterwegs gewesen, um den Kranken und Schwachen zu helfen. Eine Seuche hatte sich ausgebreitet und manche redeten sogar von der Pest, die alle dahinraffen würde. Er hatte Angst, dass diese große Seuche nun auch ihn befallen hatte. Er war im Herzen ein guter Mensch geworden in den vielen Jahren des Gebetes und des Fastens in der Einsiedelei. Aber er hatte nicht nur ein gottgefälliges Leben geführt, sondern sich immer wieder den Menschen zugewandt, die in der Umgebung der Einsiedelei lebten. Jetzt aber waren seine Kräfte aufgebraucht.

Er erinnerte sich an seine frühe Jugend, wo er als Sohn eines Ritters in den Krieg und den Kampf gezogen war. Er hatte erfolgreich gekämpft, doch die Bilder der Verletzten, Verwundeten und Toten hatten ihn letztlich dazu bewogen, ein ganz anderes Leben zu führen. So nahm er den Kampf in der Einsamkeit der Eremitage mit sich selbst auf.

Im Laufe der Jahre hatte sich vieles bereinigt, aber gleichzeitig war er müde geworden. Er hatte viel, vielleicht zu viel, anderen gegeben und nicht mehr auf sich selbst geachtet. Geblieben war aber sein gütiges Gesicht, das von seinem weißen Bart und Haar umrahmt war. Die Menschen liebten ihn und sie gaben ihm den Namen Angelus, was so viel wie Engel heißt, denn er war wirklich ein Engel geworden für die vielen Hilfsbedürftigen, denen er begegnete.

Jetzt aber war er alt, krank und einsam. „Ich will mich in die Hände Gottes legen und sterben", dachte er, denn seine Kräfte gingen zu Ende.

Er wusste nicht, dass er in einen Schwächezustand hineingeraten war. Fast konnte er nicht mehr aufstehen, denn er schwankte beim Gehen. Der Schwindel tobte in seinem Kopf, sodass er sich oft nicht mehr aufrecht halten konnte.

Als er so in seine Erschöpfung hineindämmerte und sich schon auf den letzten Weg in dieser Welt vorbereitete, war ihm, als ob eine große Wärme zuerst sein Herz und dann seine Einsiedelei erfüllte. Mit großem Schaudern, Beben und mit Ehrfurcht nahm er wahr, dass er nicht mehr allein in seiner armseligen Hütte war. Die Einsiedelei war plötzlich erfüllt von großem Licht und Glanz und er fühlte mehr, als er sah oder wusste, dass eine größere Kraft als er den Raum ausfüllte. Mit seinen inneren Augen erkannte er einen wunderbaren, großen Engel.

„Angelus, ich bin dein großer Bruder und gesandt, um die Gnade und das Gute, das durch dich gewirkt worden ist, mit himmlischem Balsam und mit himmlischer Kraft zu erfüllen."

Angelus erkannte, dass er eine Begegnung mit einem Engel hatte, und er ahnte, dass es nicht nur ein gewöhnlicher Engel war, sondern ein Erzengel. In die Hände dieses Engels legte er nicht nur seinen Geist und seine Seele, sondern seinen Leib und es war ihm, als ob der Engel sich an seinem kleinen Tisch und seiner Herdstelle zu schaffen machte. Er sah ihn vor seine Einsiedelei treten. Die

DIE EINSIEDELEI WAR PLÖTZLICH ERFÜLLT VON GROSSEM LICHT UND GLANZ UND ER FÜHLTE MEHR, ALS ER SAH ODER WUSSTE, DASS EINE GRÖSSERE KRAFT ALS ER DEN RAUM AUSFÜLLTE.

Umgebung der Einsiedelei hatte sich verändert. Im kleinen Garten, den er eigentlich gar nicht mehr intensiv betreut hatte, wuchsen plötzlich wundervolle Pflanzen. Sie waren mehr als einen Meter hoch und trugen weiße Blütendolden. Wenn man sie genauer betrachtete, war es, als ob himmlische, engelhafte Wesen irdische Gestalt angenommen hatten. Ja, es war ihm sogar so, als ob ein Erzengel in Pflanzengestalt in seinem Garten wuchs, und nicht nur eine Pflanze, sondern viele.

Das himmlische Wesen, das ihm erschienen war, nahm von den Blüten, nahm von den Stängeln und nahm von den Wurzeln, trug alles in seine Hütte und bereitete als Erstes einen wunderbaren, wärmenden Tee aus Blütenblättern, Früchten und Wurzeln. Der Erzengel flößte ihm diesen Tee ein, den er zuerst in kaltem Wasser angesetzt hatte und nur kurz aufkochen ließ. Angelus merkte, wie die Kraft des Engels ihn durchströmte. Dieser nahm noch von den Wurzeln, von den Stängeln, von den Blüten und von den Früchten und bereitete daraus einen Saft, der kräftig und würzig schmeckte. Er flößte dem Einsiedler diesen Saft ein und gab ihm ein Gemüse zu essen, das er aus den Stängeln bereitet hatte. Angelus hatte Angst, dass ihn wieder Magen- und Darm-

krämpfe befallen könnten. Doch er spürte die Wärme und die kraftvolle Wirkung der Pflanze in seinem Leib. Dann nahm der Engel von dem Saft der Pflanzen und berührte die alten Glieder des Einsiedlers, die immer noch schmerzten. Er rieb ihn von Kopf bis Fuß ein, gab ihm sogar einige Tropfen in seinen Mund, bestrich seine Ohren mit diesem Balsam und stärkte ihn so mit einer himmlischen Kraft, die aus der Erde gewachsen war.

Wie lange Angelus in seine Ohnmacht, in seine Trance oder in seine Vision gefallen war, konnte er später nicht mehr sagen. Aber als am nächsten Morgen die Sonne aufging und er erwachte, fühlte er sich gekräftigt und gestärkt. Der schwere Husten war abgeklungen und als er sich von seinem Lager erhob, war kein Schwindel mehr da und die Krämpfe in seinem Bauch und in den Gelenken hatten nachgelassen. Er hatte das Gefühl, als ob er einen wunderbar stärkenden Schlaf gehabt hatte, obwohl er vor Erschöpfung früher gar nicht mehr schlafen konnte. Als er vor seine Einsiedelei trat, da war der ganze Garten voll mit dieser wunderbaren Pflanze, die der Himmel ihm geschenkt hatte. Er meinte, dass die Wirkkräfte dieser Pflanze himmlischen Ursprungs sein müssten, denn ein Erzengel war herabgestiegen, um den guten Einsiedler zu stärken. Er betrachtete die Pflanze und sah in ihnen das Symbol der Dreifaltigkeit. Als er sie gegen das Licht hin betrachtete, da war ihm, als ob er die heilige Madonna in seinem Garten stehen sah.

Voll Dankbarkeit verneigte er sich vor den wunderbaren Pflanzen und plötzlich, wie durch eine Eingebung, wusste er, dass diese Pflanze **ENGELWURZ** heißt, denn er glaubte, dass himmlische Kräfte in die Erde herabgestiegen waren, um dieser Pflanze Heilkraft und Wirkung zu geben.

Er selbst machte sich sofort daran, Pflanzen zu sammeln, das Kraut zu trocknen, die Wurzeln und die Früchte in Wein einzulegen. Dann ging er mit seinen himmlischen Heilmitteln zu den Menschen, um mit ihnen diese engelgleichen Kräfte zu teilen. Er selbst hatte ja erlebt, wie kraftspendend und krampflösend die Heilkräfte dieser Pflanze wirkten. Es stellte sich heraus, dass sie nicht nur bei Verdauungsstörungen hilfreich waren, sondern bei allen Schwächezuständen, bei Erkältungskrankheiten und Erschöpfung, bei Kopfweh und sämtlichen Schmerzen des Leibes. Vor allem aber waren sie hilfreich bei Verdauungsbeschwerden.

Später haben die Menschen aufgrund seiner Erzählungen dieser Pflanze viele Namen gegeben, wie Dreifaltigkeits- oder Heiliggeistwurzel. Sie nannten sie Heilige Bitterwurz oder Heiligenwurzel und schrieben ihr große Heilwirkungen zu. Hildegard von Bingen sagte, dass der Saft oder das Wasser der Angelika bei Zahnschmerzen und Ohrenschmerzen hilft, und nicht nur bei Gelenksschmerzen, sondern bei allen Schmerzzuständen.

Bruder Angelus lebte noch viele Jahre, und als sich seine Zeit in dieser Welt vollendete und er lebenssatt war, starb er im Garten seiner Einsiedelei unter den blühenden Pflanzen der **ENGELWURZ.**

Wir wissen es nicht, doch es ist anzunehmen, dass die Engel seine Seele in eine geistige Welt getragen haben, aber von dieser geistigen Welt aus wirkt immer noch die Kraft in der wunderbaren Pflanze auf der Erde, die wir Angelica archangelica nennen. ♣

Die **ENGELWURZ** ist eine Pflanze, die vor allem im Norden Europas gedeiht. Wahrscheinlich ist es nur eine Legende, dass die Wikinger sie nach Mitteleuropa brachten. Seither ist sie aus der Naturapotheke nicht mehr wegzudenken. Besonders in den Klöstern wurde diese Pflanze sehr geschätzt. Man verehrte sie als Sinnbild des Heiligen Geistes. Bekannt ist, dass die Pflanze seit dem 14. Jahrhundert in den Klostergärten kultiviert wurde. Die Mönche brauten daraus „himmlische Tinkturen". Dazu benutzen sie nicht nur die Wurzeln, sondern auch die Früchte und das Kraut der Pflanze. Beim Sammeln in der Natur sollte man vorsichtig sein, denn die Pflanze kann leicht mit anderen Pflanzen verwechselt werden. Deshalb ist es gut, diese Pflanze nur von Kundigen anzunehmen oder in der Apotheke zu kaufen. Besonders groß ist die Verwechslungsgefahr mit dem Schierling. Außerdem muss darauf hingewiesen werden, dass die Inhaltsstoffe der Angelika lichtempfindlicher machen oder zu Hautreaktionen führen können. Wenn man Engelwurzpräparate oder -tees einnimmt, sollte man die Sonne meiden.

Die Wurzeln der **ENGELWURZ** werden im Herbst oder sehr zeitig im Frühjahr geerntet. Daraus kann man einen sehr guten Kräuterengeltrunk machen. Man nimmt dazu 100 g frisch geerntete, gereinigte Angelikawurzeln, die sehr klein geschnitten werden, und füllt sie in ein Schraubglas und gießt darüber ein Liter Doppelkorn. Diese Mischung lässt man etwa vier Wochen lang stehen und seiht sie ab. Nach Belieben kann man sie mit Honig süßen. Sie hilft der guten Verdauung.

MEIN TIPP ZUM RÄUCHERN: Nehmen Sie im Herbst die Früchte der **ENGELWURZ** von den trockenen Blütenständen und benützen Sie diese zum Räuchern.

Die **ENGELWURZ** ist ein rundum wohltuendes und kräftigendes Tonikum für Belastungssituationen. Die stark würzig riechende und scharf schmeckende, bitterstoffreiche Wurzel wird traditionell mit Stoffwechselthemen in Zusammenhang gebracht. Als lichtvolle Sonnenpflanze verleiht sie der Seele Licht und Wärme. Die **ENGELWURZ** steht als „Erzengel in Pflanzengestalt" für Lebenskraft, Herzenswärme und Vitalität. Sie gleicht in Situationen der Reizüberflutung aus, wo ein Übermaß an Eindrücken nicht verdaut werden kann. Sie ist Balsam für Körper, Geist und Seele und begleitet bei dunklen Gedanken und Mutlosigkeit.

STANDORT
schwerer Boden;
liebt sonnige Plätze

⋙

BLÜTEZEIT
Juli bis August

⋙

SAMMELZEIT
Wurzeln im Herbst; Samen
von der getrockneten Blüte

⋙

VERWENDETE TEILE
Wurzeln und Samen

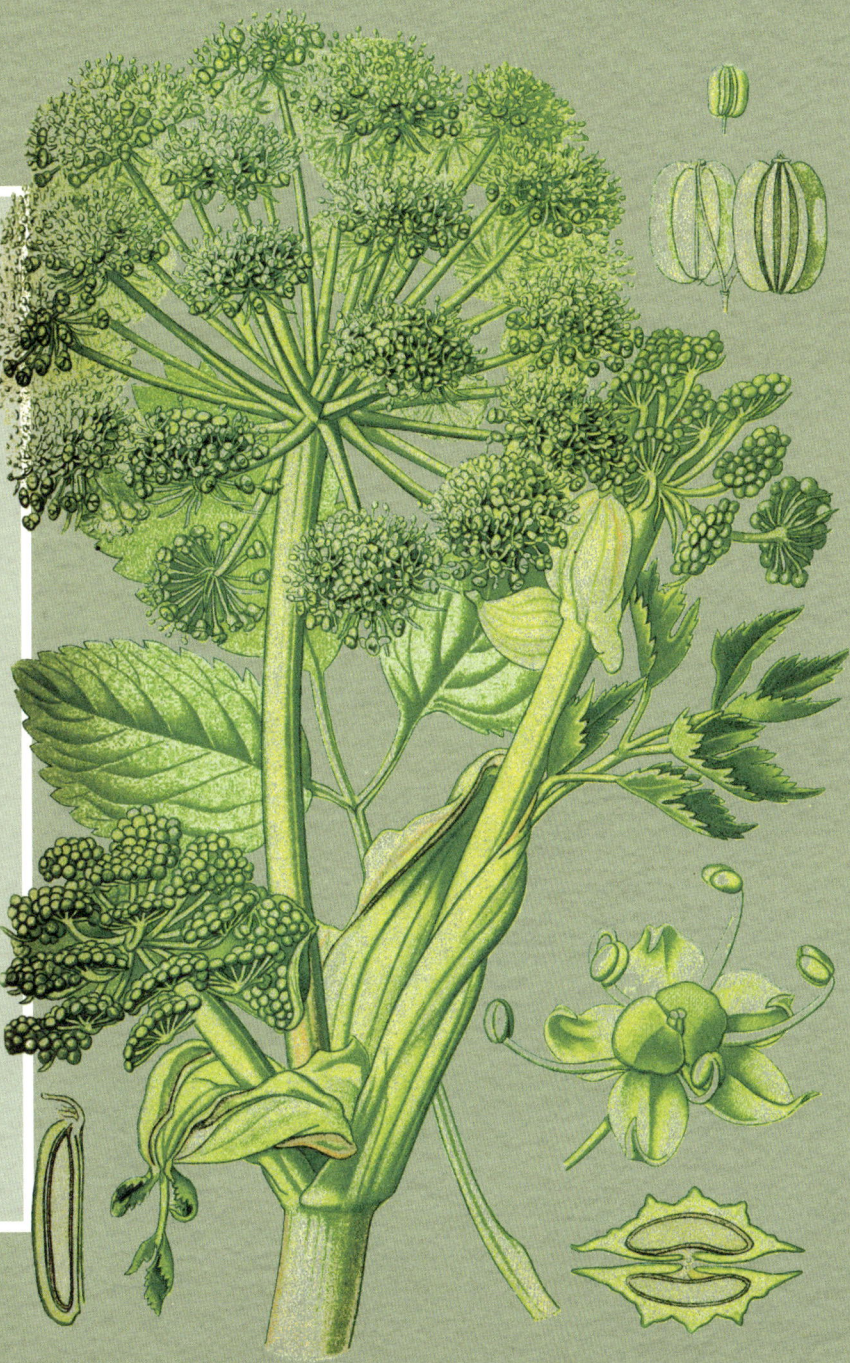

FRAUENMANTEL
WEIBLICHE HARMONIE

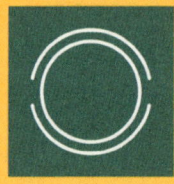

Um den Frauenmantel ranken sich viele Geschichten. Als ich in die Volksschule ging, hörte ich, dass die Tautropfen, die sich in den Blättern des Frauenmantels am Morgen sammeln, das beste Schönheitsmittel für die Haut – vor allem im Gesicht – sind.

Also sammelte ich die kleinen Wassertropfen am Morgen mit einem kleinen Tuch und wusch mir das Gesicht. Meine Großmutter beobachtete mich dabei. Und als ich von meiner Morgenkosmetik zurückkam, sagte sie: „Du hast aber heute ein schönes Gesicht." Seitdem bin ich von der Wirkung des **FRAUENMANTELS** und den guten Worten eines Menschen überzeugt, vor allem, weil mir die Erinnerung ein Lächeln aufs Gesicht zaubert. ♣

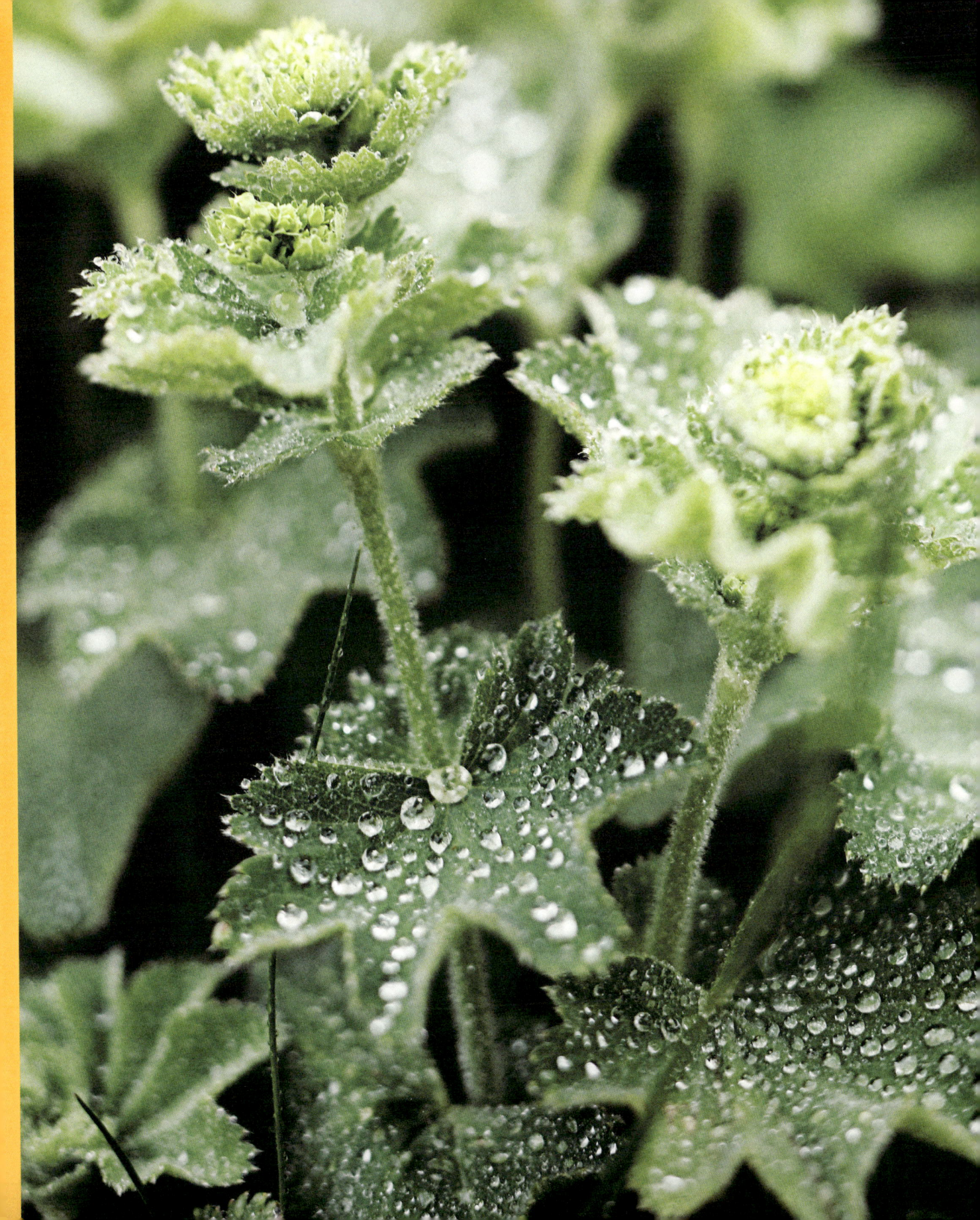

FRAUENMANTEL FÜR MACHOS

Der König von Großwahnistan war ein übler Bursche. Er machte seinem Namen alle Ehre. Er hieß Machobert. Er war so gefräßig, dass er zum Frühstück drei Brote aß, so groß wie Wagenräder, eines mit Schmalz, eines mit Butter und Honig und eines mit Nutella.

MITTAGS VERSPEISTE ER ein ganzes Spanferkel und am Abend sieben Hühner. Seine Gefräßigkeit kannte keine Grenzen. Er wurde so dick, dass er nicht einmal mehr auf einem Pferd sitzen konnte, und deshalb fuhr er nur noch in einem Wagen, der von vier Pferden gezogen werden musste. Damit fuhr er durch sein Reich und wenn er etwas sah, das ihm gefiel, nahm er es sofort in Besitz oder raubte es, ganz gleich, ob es ein Haus, eine Burg, ein Tier oder ein Mensch war. Wenn sich jemand wehrte, hetzte er seine zwei Bluthunde Pluto und Saturn auf ihn. Alle hatten Angst vor dem König oder davor, von den Bluthunden gefressen zu werden. Niemand wagte aufzubegehren, denn der König hatte ein Heer von lauter dicken Männern, die genauso gefräßig und brutal waren wie er selbst.

Der Spott und die Kritik regten sich nur hinter vorgehaltener Hand. Die Kinder dichteten Spottverse und man erzählte sich Witze über ihn. Eines dieser Spottlieder lautete:

> *„In unserem Land Großwahnistan,*
> *regiert ein König, der's nicht kann.*
> *Er ist so dick als wie ein Pferd*
> *und nennt sich deshalb Machobert."*
> *Refrain: „Macho, Macho, Machobert,*
> *du bist noch dicker als ein Pferd.*
> *Doch ein Pferd kann dich nicht tragen,*
> *deshalb fährst du jetzt im Wagen."*

Wenn der König so etwas hörte, wurde er sehr zornig und befahl, die Spötter in den Schweinestall zu werfen oder zu den Bluthunden zu sperren. „Wer singt so ein Lied?", schrie er seinen Hofstaat an. „Sperrt sie alle in den Schweinestall!"

Der erste Minister sagte: „Der Schweinestall ist schon ganz voll, es ist kein Platz mehr. Alle singen diese Lieder."

„Gut", sagte der König, „dann erkläre ich das ganze Königreich Großwahnistan zum Schweinestall. Dann sind alle eingesperrt." Die Kinder aber sangen:

„Großwahnistan ist überall
ein riesengroßer Schweinestall.
Das größte Schwein im ganzen Land
wird Macho Machobert genannt."

Es herrschte ein großes Durcheinander in diesem Land.

Machobert aber hatte in seinem Reich eine Feindin, die Hexe Alchemilia. Die flog auf ihrem Zauberbesen durch das Land und attackierte Machobert, wo sie nur konnte. Vor ihr hatte er Angst. Er konnte nicht mehr schlafen, er hatte Durchfall und Bauchweh. Der König war deshalb so wütend auf Alchemilia, weil sie einen eisernen Hasen gezaubert hatte, den sie in den Zwinger der Bluthunde stellte. Als sich die Hunde auf den Hasen stürzten und sich in sein Fell verbissen, bissen sie sich die Zähne aus. Sie konnten kein Tier mehr töten, niemanden mehr beißen, sondern mussten Grießbrei schlabbern.

Deshalb setzte er einen Preis aus für den, der die Hexe fangen und auf den Scheiterhaufen bringen würde; der dürf-te zeit seines Lebens mit Machobert im Schloss wohnen, jeden Tag mit ihm trinken und essen, so viel er wollte. Aber niemand wollte in das Schloss des Königs einziehen.

Die Aussicht, auf dem Scheiterhaufen zu landen, war der Hexe zu viel und so entschloss sie sich zu einem Angriff auf Machobert. Durch ihre Zaubertränke wurde sie immer kleiner und kleiner, bis sie so groß war wie eine Mücke. In der Nacht flog sie zum schwer bewachten und verschlossenen Königsschloss und schlüpfte durch alle Schlüssellöcher, bis sie zum Schlafgemach des Königs kam. Ganz leise flog sie zum Bett, in dem der König schnarchte. Sie setzte sich auf seine Nase und stach ihn mit dem winzigen Hexenbesen.

Als er durch den Stich erwachte, war er nicht mehr der König Machobert, sondern eine Machomaus. Sogar die Krone, die er auch im Schlaf auf dem Kopf hatte, war plötzlich ganz winzig geworden. Die Bluthunde rochen die Maus und wollten sich auf sie stürzen. Die Maus flüchtete sich vor Angst unter das Bett in ein Mauseloch und schlüpfte in die Schlossmauer hinein und kam so durch die kleinen Mäusegänge in den Schlossgarten.

Im Garten suchte sie einen Unterschlupf in einem Maulwurfshaufen und fand einen Maulwurf in der Erdhöhle. Der war ganz blind und konnte die königliche Minimaus gar nicht sehen. Er hörte nur ihr Herz vor Angst schlagen. Die Maus drängte sich an sein Ohr und erzählte ihm die ganze Geschichte. Der Maulwurf hörte aufmerksam zu. „Du bist also der berüchtigte Machobert. Ich habe schon so viel Schlimmes von dir gehört und jetzt bist du ganz klein geworden. Dass es so etwas gibt?"

Macho antwortete: „Hilf mir, ich will doch nicht eine Maus bleiben."

„Wir besuchen jetzt den alten Maulwurfskönig tief unten in der Erde", erwiderte der Maulwurf. „Er ist schon so alt wie die Erde. Vielleicht weiß er einen Rat."

So stiegen sie also tief hinunter in die Höhle hinein.

Als der alte Maulwurfskönig die Geschichte Machoberts gehört hatte, sagte er schmunzelnd: „Ja, ja, so geht es allen Machos irgendwann einmal. Und irgendwann einmal werden sie von einer Hexe in die Nase gestochen und werden ganz klein. Aber es ist die größte Chance ihres Lebens."

Die Maus zitterte, weil sie nicht wusste, was auf sie zukam.

Der Maulwurf fuhr fort: „Das ist die erste Stufe der Verwandlung und es gibt noch viele weitere Stufen der Verwandlung. Denn in Wirklichkeit bist du gar nicht der dicke König Machobert, sondern ein verzauberter Prinz. Du musst dich an deine Kindheit erinnern, an deine Fröhlichkeit und deine innere Schönheit. Und du kannst wieder ein Prinz werden."

„Wie soll das geschehen? Ich kann mir das gar nicht vorstellen, die Hexe wird mich wieder stechen. Ich habe Angst", sprach die Maus.

Da sagte der Maulwurfskönig: „Auch die Hexe ist keine Hexe, sondern eine verzauberte Prinzessin und auch sie muss erlöst werden. Es gibt eine Heilpflanze, die Machos und Hexen heilen kann. Sie wächst über unserem Bau und jede Nacht spenden ihre Blätter wunderbare Tautropfen, die Machos und Hexen ihr ursprüngliches Wesen wiedergeben. Die Menschen nennen sie **FRAUENMANTEL**. Ich gebe dir einen kleinen Kübel, so groß wie ein Fingerhut aus Kristall. Sammle die Tropfen von den Blättern des **FRAUENMANTELS**, wenn die Nacht zu Ende geht, und laufe zurück in das Schloss in dein Schlafzimmer. Die Hexe schläft dort in deinem Bett. Bestreiche ihre Stirn, ihre Augen, ihre Nase und die Ohren mit einem Tropfen dieses Wunderwassers. Den Rest trinkst du selbst aus und dann warte, was geschieht. Wenn du willst, kannst du den Hunden auch einen Tropfen auf die Nase geben. Auch sie werden sich verwandeln."

Die Maus nahm allen Mut zusammen. Der Maulwurfskönig gab ihr einen kleinen Kristallkübel so groß wie ein Fingerhut und sie machte sich auf den Weg zum Garten und sammelte dort die kleinen Wassertropfen auf den Frauenmantelblättern. Dann schlich sie sich durch die Schlossmauern wieder hinauf in ihr Schlafzimmer. Ganz leise und vorsichtig kletterte sie auf das Bett, um ja nichts vom kostbaren Wasser zu verschütten. Sie bestrich das Gesicht der Hexe mit dem Zauberwasser und den Rest trank sie aus.

Und siehe da, die runzelige, alte Lederhaut der Hexe wurde plötzlich ganz hell und rosig. Die lange Knollennase wurde immer kleiner und formte sich zu einem putzigen Stupsnäschen, und ihre grünen, stechenden Augen wurden ganz himmelblau. Der Mäusekönig sah gebannt auf die Verwandlung und merkte es zuerst gar nicht, dass auch er verwandelt wurde. Er verwandelte sich in einen wunderschönen, jungen Prinzen. Als beide die Augen aufschlugen, erschraken sie zuerst, weil sie glaubten, sie hätten einen bösen Traum gehabt, denn die Bilder waren noch ganz gegenwärtig. Der Prinz nahm die Prinzessin in die Arme und küsste sie.

Tags darauf wurde eine große Hochzeit gefeiert. Alle Machos im Reich und auch die kleinen und großen Hexen bekamen die Tautropfen des **FRAUEN-MANTELS** in den Wein gemischt und sie verwandelten sich langsam, aber immerhin doch in ganz vernünftige Männer und Frauen. Der **FRAUENMANTEL** aber bekam zu dieser Zeit den Namen Alchemilla. ♣

Der **FRAUENMANTEL** wurde in der traditionellen Heilkunde als Allroundkraut vor allem für Frauen angesehen. Die moderne Pharmakologie schenkt ihm nicht so viel Bedeutung. Ich empfehle, da der **FRAUENMANTEL** in manchen Gärten wirklich wuchert, das Kraut zu trocknen, daraus einen Aufguss (starken Tee) zu machen und ihn ins Badewasser zu geben. In der Tradition werden dem **FRAUENMANTEL** folgende Wirkungen zugesprochen: Er lindert die Beschwerden der Atemwege wie Husten, Erkältung oder Schnupfen, soll die Verdauung fördern und das schwache Herz stärken. Außerdem wird ihm eine Wirkung auf das Nervensystem zugeschrieben. Er soll Kopfschmerzen und Schlaflosigkeit lindern. Dem Namen entsprechend ist er besonders hilfreich bei allen Frauenbeschwerden.

Von einer Anwendung während der Schwangerschaft wird abgeraten.

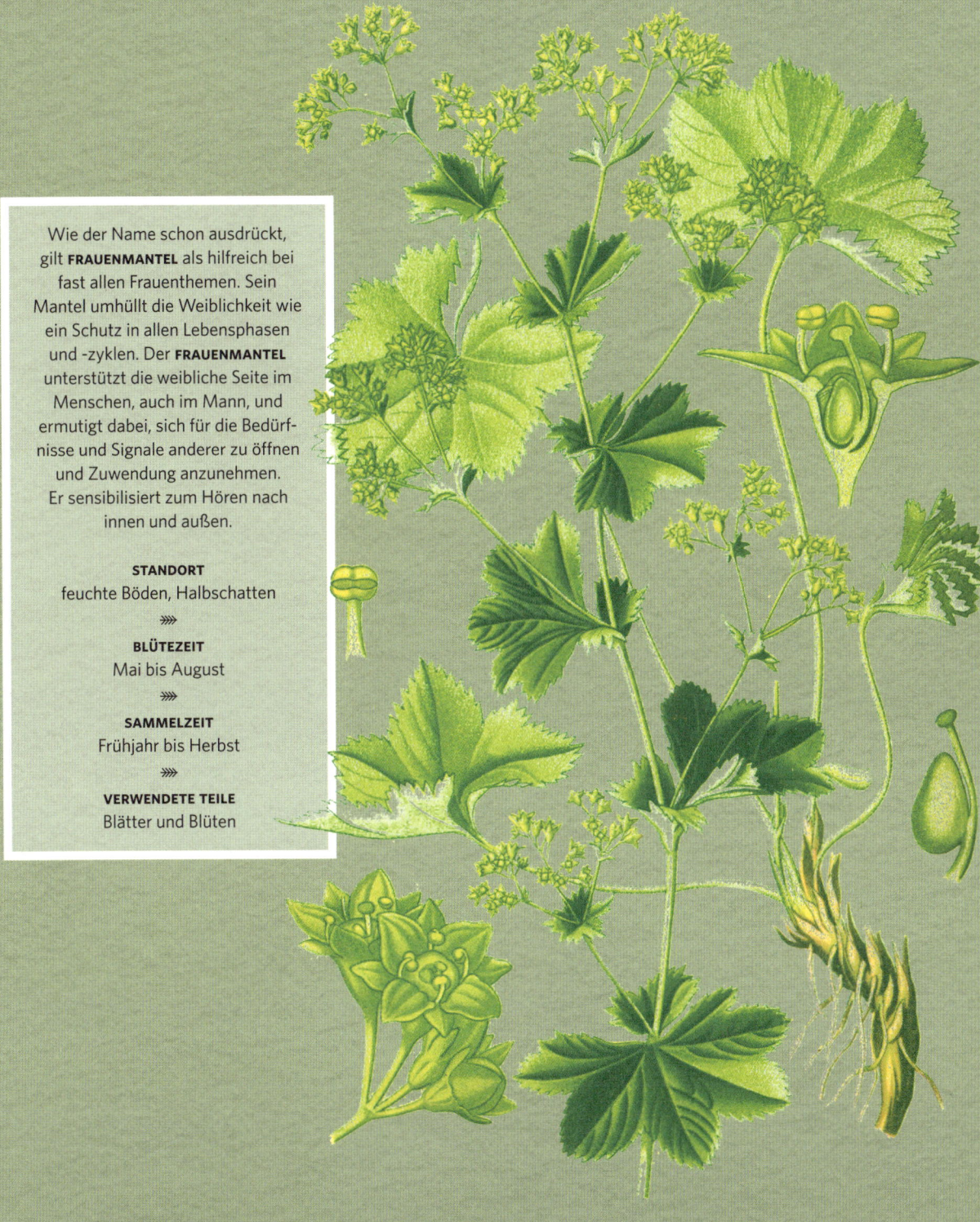

Wie der Name schon ausdrückt, gilt **FRAUENMANTEL** als hilfreich bei fast allen Frauenthemen. Sein Mantel umhüllt die Weiblichkeit wie ein Schutz in allen Lebensphasen und -zyklen. Der **FRAUENMANTEL** unterstützt die weibliche Seite im Menschen, auch im Mann, und ermutigt dabei, sich für die Bedürfnisse und Signale anderer zu öffnen und Zuwendung anzunehmen. Er sensibilisiert zum Hören nach innen und außen.

STANDORT
feuchte Böden, Halbschatten

⫸

BLÜTEZEIT
Mai bis August

⫸

SAMMELZEIT
Frühjahr bis Herbst

⫸

VERWENDETE TEILE
Blätter und Blüten

GÄNSEBLÜMCHEN
KLEINE SONNE

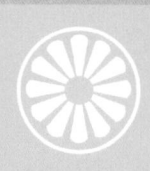

> **Eine der köstlichsten Speisen, die ich kenne, ist ein Butterbrot mit Schnittlauch, das mit Gänseblümchen verziert ist. Ich weiß auch, warum das so ist.**

Eine prägende Erfahrung meiner Kindergartenzeit war, dass jedes Jahr im Frühling, wenn wir zum ersten Mal in den Garten hinaus durften, die Mädchen begannen, sich mit Kränzen aus **GÄNSEBLÜMCHEN** zu schmücken und Prinzessinnen und Königinnen zu spielen. Wir Buben durften das nicht. Wir durften im höchsten Fall die Leintuchschleppen der Prinzessinnen tragen, denn Blütenkränze waren nur etwas für Mädchen, genauso wie wir nicht weinen durften, denn „ein Indianer kennt keinen Schmerz". Zuerst hatte ich eine große Wut, die aber bald in Traurigkeit umschlug. Und so kam ich einmal vor Wut und Traurigkeit weinend vom Kindergarten nach Hause. Ich wollte da nicht mehr hingehen und sagte, dass ich Bauchweh hätte. Meine Großmutter kannte mich gut, nahm mich in die Arme und dann erzählte ich ihr die große Ungerechtigkeit mit den Gänseblümchenkränzen. Als ich am nächsten Tag aus dem Kindergarten zurückkam, stand auf dem Küchentisch ein Teller mit einem Butterbrot mit Schnittlauch, das mit einem Gänseblümchenkranz verziert war. In der Mitte des Kranzes war aus einem Radieschen ein Kindergesicht geschnitten, das mich anlachte. Die Großmutter setzte sich zu mir und wir aßen lachend die Brote. „Weißt du", sagte sie, „Gänseblümchenkränze auf dem Kopf sind bei Weitem nicht so gut wie **GÄNSEBLÜMCHEN** im Bauch. Denn sie helfen gegen Bauchweh." ♣

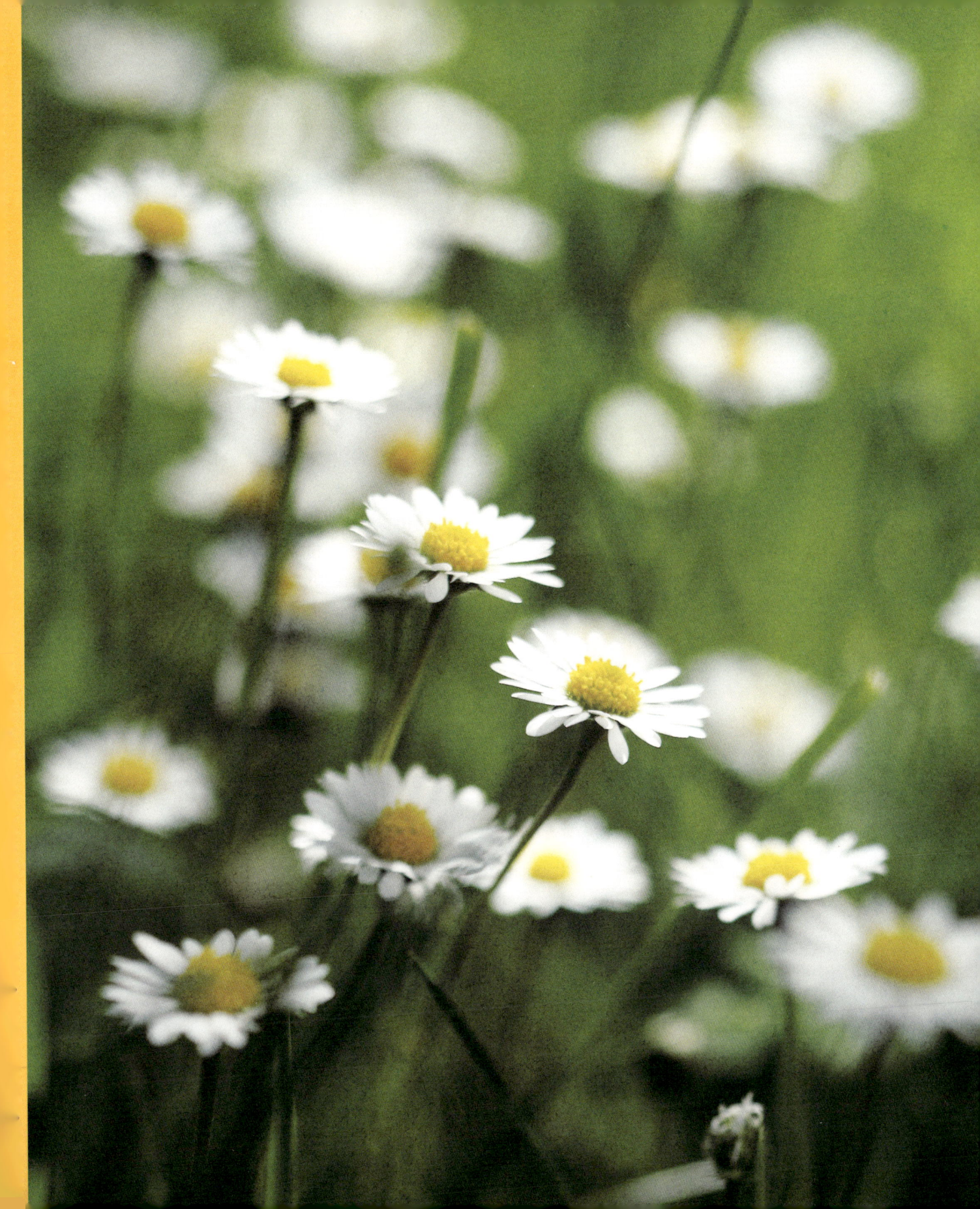

ALS **MINIMUS** ZUM **MINIMAX** WURDE

Minimus war ein ganz kleiner Engel. Er war noch kleiner als jene 144 000 Engel, die – so sagten es die Alten – auf einer Nadelspitze Platz haben. Aber eigentlich ist das egal, denn Engel ist Engel, basta.

DOCH MINIMUS, der von allen nur Mini gerufen wurde, war einer der Kleinsten von allen und ist so den großen Leuten weder im Himmel noch auf Erden aufgefallen. Nur Gott hatte an seinem kleinen Engel Wohlgefallen, denn er liebt die kleinen Dinge sehr. Lediglich die Kinder und die Alten, die wieder klein wurden, die kannten Minimus.

Aber Mini hatte Sorgen. Oft war er einem Kind als Schutzengel zugeteilt und gab sich alle Mühe, die Kinder zu beschützen, doch es gelang ihm immer weniger. Obwohl er sich wirklich intensiv bemühte, ihnen ins Ohr des Herzens zu flüstern und wie ein sanfter Windhauch über den Kindern zu sein, versagten seine Engelskünste immer mehr.

Es war immer lauter geworden in der Welt. Im Kinderbettchen und in den Kinderzimmern wurde laute Musik abgespielt. Die Kinder hatten keine Ruhe mehr. Sogar in den Rüschen der Babybettchen hörte man ein Glockenspiel. Kein Wunder, dass die Kinder nichts mehr hören konnten und wollten. Mini selbst wurde oft abgelenkt. Er kam zu spät und am Schluss konnte und wollte er nicht mehr. In seinem Engelsnotizbuch, in das er seine kleinen Erfolge aufschrieb, waren immer mehr Misserfolge verzeichnet:

„Martin hat sich mit dem Hammer vom Papa auf die Finger gehauen und weint."

„Maria ist allein und schreit, keiner hört sie."

„Anna will nicht in den Kindergarten gehen, weil die Eltern streiten."

„Pauli kann nicht einschlafen."

„Susi hat Bauchweh, wenn sie in die Schule gehen muss."

„Eine Mama, die eben ein Baby bekommen hat, hat immer noch Bauchweh und ist ganz ratlos."

In seinem winzig kleinen Engelherz, das aber ganz groß war, war er traurig. Die Großen sagten: „Daran musst du dich gewöhnen, so ist das Leben." Er aber konnte sich nicht damit abfinden. Irgendwo musste es doch eine Heilpflanze geben, eine richtige Kinderheilpflanze, die vielen Kindern helfen konnte. Aber niemand konnte ihm Rat geben. Niemand hatte sie gesehen oder erkannt.

So versteckte er sich in einer winzig kleinen Wolkenhöhle und dachte nach. Er wollte die Pflanze der Kinder suchen, finden und malen, nicht nur für Kinder, sondern auch für Erwachsene, die wie Kinder geblieben sind. Er wollte es ganz heimlich machen. Niemand sollte in die winzig kleine Wolkenhöhle schauen, wenn er die große Kinderpflanze in seinem Herzen erdachte.

Als er so in seiner Wolkenhöhle saß, da wusste er, dass seine Pflanze so schön und so groß wie eine Sonne sein musste. Er malte eine riesige, gelbe Sonnenkugel, in die er die ganze Sonnenkraft hineinlegte. In Wirklichkeit war sie nicht größer als ein Stecknadelkopf, aber für ihn war sie riesig groß. Es war eine große Herausforderung und Arbeit für einen kleinen Engel und er bekam dabei ganz rote Wangen und rote Ohren.

Wenn im Himmel etwas Großes geschieht, dann ist es der Allmächtige, der Gütige und Allbarmherzige, der dies als Erster wahrnimmt. So merkte Gott, dass da in der Wolkenhöhle etwas Großes geschah, auch wenn es ganz klein war, denn alles Große beginnt im Kleinen. Während Mini so bei der Arbeit war, spürte er, dass Gott selbst in seiner kleinen Wolkenhöhle gegenwärtig war. Er hörte die Stimme Gottes: „Was machst du denn da?"

Mini antwortete ihm mit leichtem Erröten: „Ich mache eine Heilpflanze für meine Kinder, obwohl ich noch nie eine Heilpflanze gemacht habe."

„Aha", sagte Gott. „Und wozu soll sie gut sein?"

Da sprudelte es aus dem kleinen Mini heraus: „Diese wunderbare Pflanze soll das Licht der ganzen Sonne in die Kinderherzen bringen und in die Herzen aller, die wie ein Kind geblieben sind, denn diese Pflanze soll immer von morgens bis abends in die Sonne schauen und alle Lebenskraft und alle Lebensenergie in sich aufnehmen. Sie soll vor allem den Angsthasen wieder Mut machen. Sie soll allen Kindern große Freude schenken, wenn sie diese Blumen sehen. Sie soll die erste sein, die aus dem braunen Gras herauskommt, und sie soll die letzte sein im Jahr, die nicht mehr blüht. Sie soll den Menschen helfen, frisch, jung und strahlen sie bald wieder auftauchen und wieder aufblühen. Alles, was gequetscht und geprellt ist, soll mit ihnen geheilt werden können, vor allem die Kinder, die misshandelt und unterdrückt worden sind. Ich wünsche, dass durch diese Pflanze die schwachen Kinder, die nicht wachsen und gedeihen wollen, innere Kraft bekommen, durch die Kraft der Sonne, die

SIE SOLL WIE EINE KLEINE SCHWESTER DER SONNE SEIN, DIE DEN SONNENSCHEIN AUF DIE GESICHTER UND IN DIE HERZEN DER MENSCHEN BRINGT.

lend zu sein. Sie soll nicht nur den Kindern, sondern auch den Mamas helfen, nach Geburten, wenn sie geschwächt sind. Sie soll den Kindern helfen, wenn sie sich unterdrückt fühlen, und sie soll sie schützen, wenn sie Kummer haben. Vor allem die Kinder, die dauernd unterdrückt werden, sollen von ihr Kraft bekommen. Diese kleinen Blüten sollen sogar den Rasenmähern widerstehen. Wenn sie sich zurückziehen müssen, dann sollen in dieser Blume ist. Sie soll wie eine kleine Schwester der Sonne sein, die den Sonnenschein auf die Gesichter und in die Herzen der Menschen bringt. Überall soll sie blühen, wie gesagt als Erste, wenn der Schnee weggeht.

Dann soll diese kleine Blume zeigen, dass in den kleinen Dingen eine ganz große Ausdauer und Kraft steckt, und dass sie allem Widerstand leisten kann, was sie unterdrückt. Menschen, die diese kleine Blume anschauen, sollen ihre innere Mitte und Stärke wiederfinden. Es wird so sein, dass sie dann auch Rückschläge verkraften, Hindernisse überwinden und ihre seelischen Verletzungen heilen. Sie wird die Herzenshärte in Herzlichkeit verwandeln, weil sie die Fähigkeit hat, das Sonnenlicht und die Sonnenenergie auf die Erde zu bringen und diese Lebensenergie auch weiterzuschenken. Nicht nur den Kindern soll sie helfen, sondern allen Menschen, die Wunden haben an Leib und Seele, die erlittenes Unrecht oder Beleidigungen ertragen müssen. Sie kann helfen, Leid anzunehmen und zu verarbeiten, und sie soll ein Herzensverständnis in den Menschen wecken. Dadurch sollen das Selbstvertrauen und die Lebenskraft der Menschen gefördert werden."

Minimus hatte sich in einen großen Eifer hineingeredet und der Gütige, Allmächtige hörte sich alle Segenswünsche an, die der kleine Engel dieser Blume zugedacht hatte. Er hatte so eifrig geredet, dass seine Ohren und Wangen noch mehr gerötet waren.

Gott sagte lächelnd: „Das ist ja ein Alleskönner, ein Tausendsassa. Wir geben ihm auch noch die Fähigkeit, in der Liebe Maß zu halten und nennen es Maßliebchen."

Und Gott strich mit seinen gütigen Händen über das Bild des **GÄNSEBLÜMCHENS** und die Blume, welche durch die Wünsche des kleinen Engels lebendig geworden war, errötete an den Rändern. Als dann Minimus einem **GÄNSEBLÜMCHEN** auch noch einen kleinen Kuss aufdrückte, da erröteten die Blütenblätter und Ränder des **GÄNSEBLÜMCHENS** noch mehr. Deshalb hat das **GÄNSEBLÜMCHEN** bis heute auch meistens einen roten Rand.

Gott sah seinen kleinen Engel mit großem Wohlwollen an: „Weil du das geschafft hast und so ein großes Herz hast, sollst du nicht mehr Minimus, sondern Minimax heißen. Das ist der Größte unter den Kleinen. Alle deine Segenswünsche für diese Pflanze sollen in Erfüllung gehen." ♣

NACHBEMERKUNG: Die wenigsten Menschen wissen, dass später einmal ein gewisser Wilhelm Graf in der Schweiz 1902 einen Feuerlöscher erfunden hat, den man nach einer Befragung Minimax getauft hat, so wie unseren Engel. Als Begründung schrieb man dazu: „Der Minimax hat ein Minimum an Gewicht und Preis und ein Maximum an Einfachheit und Leistungsfähigkeit." Als Minimax das sah, malte er ein Gänseblümchen auf den kleinen Feuerlöscher, aber kaum ein Mensch hat es bemerkt.

Gänseblümchensirup wird von Kindern und von Erwachsenen geschätzt. Er ist nicht nur sehr lecker, sondern auch heilsam. Dazu brauchen wir 500 bis 750 g Gänseblümchenblüten und auch -blätter, einen Liter Wasser, 750 g Rohrzucker, eine bis zwei Biozitronen, nach Geschmack ein paar Minzeblätter und Holunderblüten. Gänseblümchenblüten und -blätter kleinhacken, Zitronen kleinschneiden und alles mit einem Liter heißen Wasser übergießen. 24 Stunden lang stehen lassen, durch ein Leinentuch absieden und auspressen. 500 bis 750 g Rohrzucker zugeben, sodass es einen dicken Sirup ergibt. Den Sirup in Flaschen heiß bis an den Rand abfüllen und fest verschrauben. Diesen Sirup kann man sowohl in den Tee als auch ins Müsli geben oder als Brotaufstrich zum Frühstück verwenden.

Wer es nicht ganz so süß mag, kann einmal Gänseblümchenkapern probieren. Dazu brauchen wir drei bis vier Tassen Knospen von **GÄNSEBLÜMCHEN**, die am Morgen gepflückt werden müssen, wenn die **GÄNSEBLÜMCHEN** noch geschlossen sind. Die Knospen werden mit einem Teelöffel Salz vermischt und drei Stunden lang stehen gelassen. Anschließend werden 250 ml Kräuteressig aufgekocht und die Knospen kurz hineingegeben. Die Knospen danach absieden und den Essig ein zweites Mal aufkochen. Ein Schraubglas mit dem Essig und den Knospen gut befüllen und verschließen. Nach einigen Tagen die Knospen erneut abseihen, den Essig aufkochen und alles zusammen wieder in das Glas geben. Es ist wichtig, sehr sauber zu arbeiten und die Gläser kühl und dunkel zu lagern. Nach zwei bis drei Wochen kann man die „falschen Kapern" kosten. Die kleinen Gänseblümchenkapern schmecken sehr pikant, sie passen zu würzigen Salaten oder Schafskäse, zum Eiersalat und zu Senfsoßen ebenso wie zu Fisch.

Außerdem muss bei **GÄNSEBLÜMCHEN** angemerkt werden, dass sie in jeder Form ein besonders gutes und hilfreiches Heilkraut für Kinder sind. Man kann sie in jeder Form verwenden, in Salaten, in Suppen oder auch zur Garnierung auf pikanten Broten.

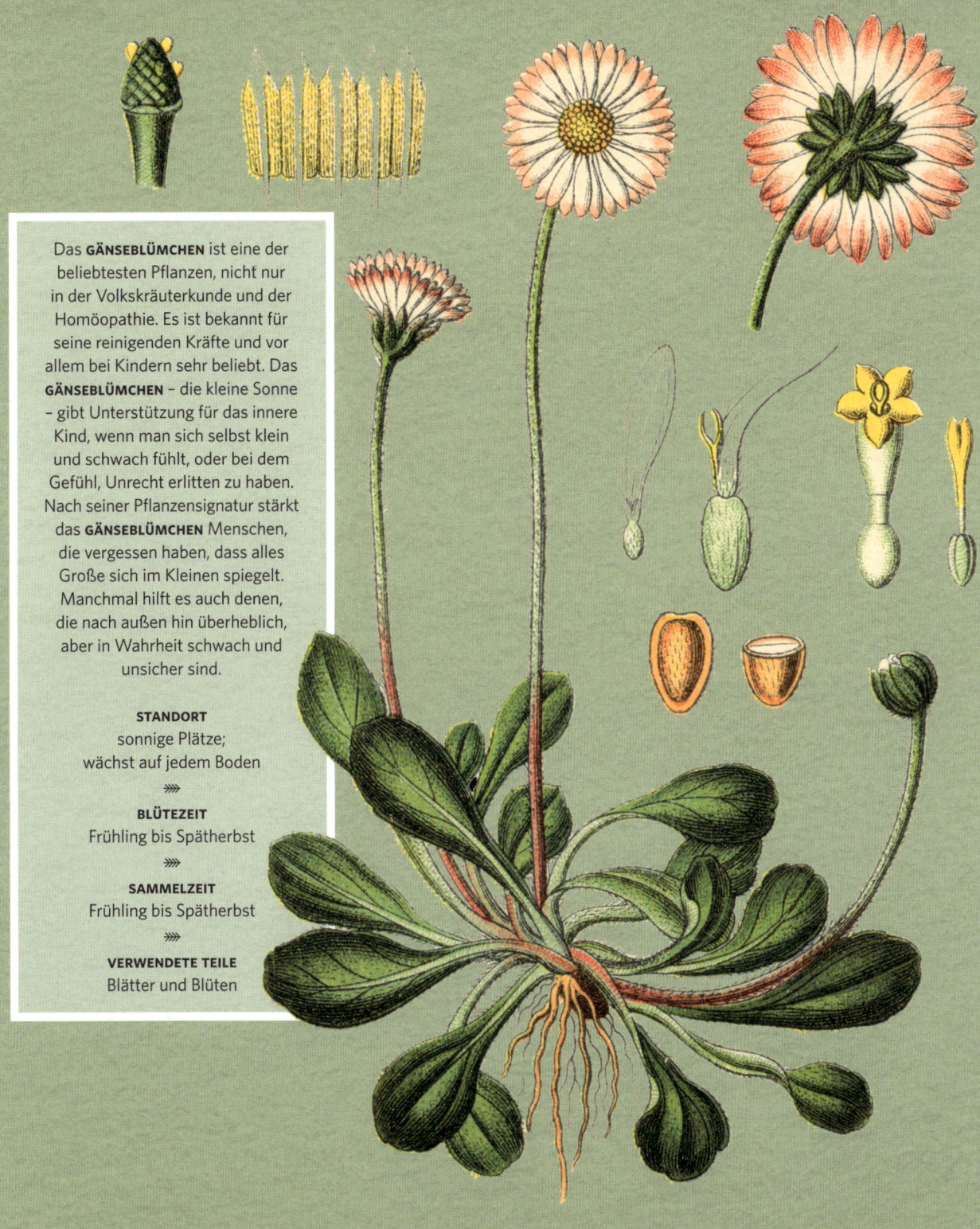

Das **GÄNSEBLÜMCHEN** ist eine der beliebtesten Pflanzen, nicht nur in der Volkskräuterkunde und der Homöopathie. Es ist bekannt für seine reinigenden Kräfte und vor allem bei Kindern sehr beliebt. Das **GÄNSEBLÜMCHEN** – die kleine Sonne – gibt Unterstützung für das innere Kind, wenn man sich selbst klein und schwach fühlt, oder bei dem Gefühl, Unrecht erlitten zu haben. Nach seiner Pflanzensignatur stärkt das **GÄNSEBLÜMCHEN** Menschen, die vergessen haben, dass alles Große sich im Kleinen spiegelt. Manchmal hilft es auch denen, die nach außen hin überheblich, aber in Wahrheit schwach und unsicher sind.

STANDORT
sonnige Plätze;
wächst auf jedem Boden

⋙

BLÜTEZEIT
Frühling bis Spätherbst

⋙

SAMMELZEIT
Frühling bis Spätherbst

⋙

VERWENDETE TEILE
Blätter und Blüten

HAFER
STABILITÄT UND KRAFT

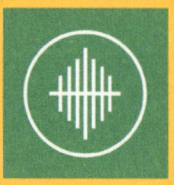

Iwan war ein russischer Kriegsgefangener, der während des Krieges auf den Hof zu meiner Großmutter kam, um die Männer, die als Soldaten an der Front waren, zu ersetzen. Er war halb verhungert und wie ich später erfuhr, wurde er mit Haferbrei „aufgepäppelt".

Er blieb nach dem Krieg auf unserem Hof und war ein zuverlässiger und treuer Helfer, wahrscheinlich aus Dank für seine Lebensrettung. Er war ein großer Pferdefreund und Kenner, der sich mit Sorgfalt und Liebe um unsere Pferde kümmerte. Als ich fünf oder sechs Jahre alt war, sagte Iwan: „Kind muss reiten lernen!" Und weil niemand etwas dagegen sagte, nahm er mich und setzte mich auf den Fritz, unser bestes und zuverlässigstes Pferd, einen prächtigen Apfelschimmel. Seine Reitpädagogik hatte Iwan wohl aus seiner Heimat mitgebracht. Er setzte mich auf der Koppel auf das Pferd, gab dem Fritz einen Klaps und das große Pferd lief mit mir, dem kleinen, hilflosen Buben, los. Verzweifelt klammerte ich mich an der Mähne fest und schrie laut. Da blieb das Pferd stehen und ließ sich zuerst auf die Knie, dann ganz auf den Boden nieder. Tränenüberströmt rutschte ich vom Pferderücken, um davonzulaufen. Ich wollte nie mehr reiten. Da drehte das Pferd seinen Kopf zu mir und schaute mich aufmerksam und ruhig an, so als wollte es mich ermutigen, doch noch einmal aufzusteigen. Ich fasste allen Mut und krabbelte wieder auf den Rücken des Pferdes und versuchte dort einen si-

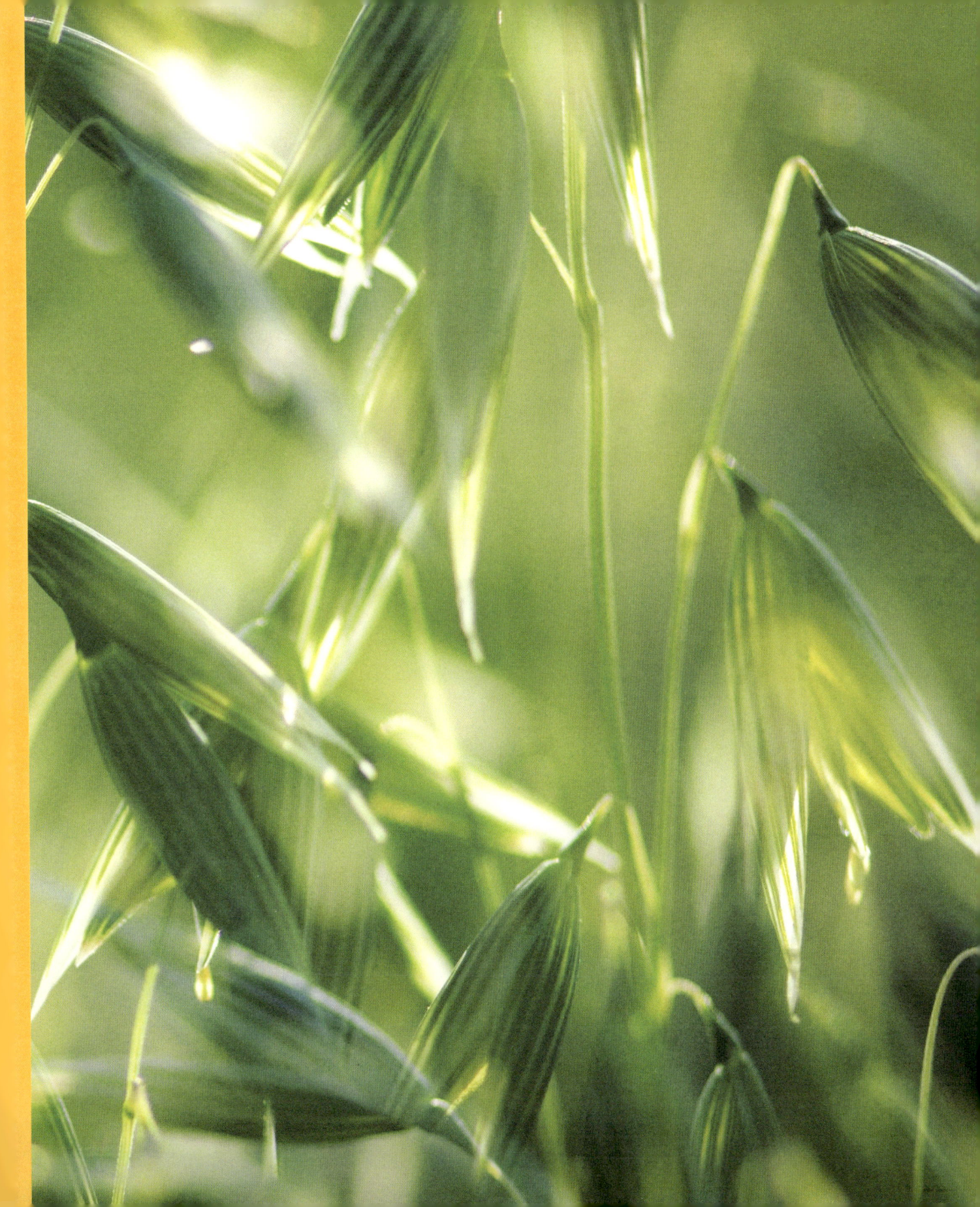

cheren Sitz zu finden. Als es mir nach mehrmaligen Versuchen gelang, erhob sich das Pferd ganz langsam und begann nach einer Weile vorsichtig zu gehen. So ging es die ersten Tage, bis ich ganz sicher auf dem Pferderücken saß. Iwan schaute zu und dann sagte er: „Pferd sehr gescheit und stark, weil **HAFER** fressen. Du auch gescheit und stark, wenn **HAFER** fressen." Also aß ich jeden Morgen vom Haferbrei, den auch Iwan täglich aß. Ich wollte ja auch gescheit und stark werden. Wir wurden gute Freunde, Iwan, das Pferd und ich. Aber erst später habe ich das Geheimnis des **HAFERS** begriffen und warum die Pferde so gerne **HAFER** fressen. ♣

WARUM NICHT NUR PFERDE SO GERNE HAFER FRESSEN

Der römische Dichter Ovid erzählt jene beeindruckende, aber auch beängstigende Geschichte von Phaethon, dem Sohn des Helios, der unbedingt den Wagen seines Vaters, des Sonnengottes, lenken wollte. Phaethon war beleidigt worden, weil Epaphos ihm die göttliche Abstammung von Helios abgesprochen hatte.

SEINE MUTTER ABER versicherte ihm, dass er wirklich der Sohn des Sonnengottes sei, und riet ihm, seinen Vater im Sonnenpalast aufzusuchen und von ihm ein Zeugnis für seine Vaterschaft zu erbitten. Helios, der Sonnengott, nahm ihn wirklich auf und erkannte Phaethon als seinen Sohn an. Er verpflichtete sich sogar unter Eid, seinem Sohn ein Geschenk seiner Wahl zu gewähren, was immer das auch sei.

Phaethon bat nun in seinem jugendlichen Enthusiasmus, für einen Tag den Sonnenwagen lenken zu dürfen. Der Sonnenwagen, die Sonne selbst, war kostbar und reich verziert. Er wurde von einem Vierergespann von Pferden gezogen. Helios versuchte seinem Sohn diesen Plan auszureden, vergeblich. Als die Nacht zu Ende ging, bestieg Phaethon den kostbaren Sonnenwagen. Das Vierergespann

raste los und die Pferde des Sonnenwagens, die sich von der Götterspeise Ambrosia ernährten, bemerkten sehr bald, dass Phaethon nicht die Kraft hatte, sie zu zügeln oder unter Kontrolle zu halten. So verließ der Sonnenwagen die tägliche Sonnenbahn zwischen Himmel und Erde und löste eine Katastrophe universalen Ausmaßes aus. Ovid schreibt: „Überall dort, wo die Erde am höchsten ist, wird sie vom Feuer ergriffen, bekommt Spalten und Risse und dörrt aus, weil ihr die Säfte entzogen sind. Das Gras wird grau, samt seinen Blättern brennt der Baum, und das trockene Saatfeld liefert seinem eigenen Unheil Nahrung ... Große Städte gehen mit ihren Mauern unter, und der Brand legt ganze Länder mit ihren Völkern in Asche."

Die Katastrophe hätte weiter ihren Lauf genommen, hätte nicht Gaia, die

Mutter Erde, Zeus, den Göttervater, um Hilfe angerufen. Der sah das Chaos und bereitete ihm ein Ende durch einen Blitz, den er auf den Sonnenwagen schleuderte. Der Wagen wurde zertrümmert, Phaethon stürzte in die Tiefe und starb. Die Schwestern und Verwandten beweinten den Toten. Ovid setzte auf Phaethons Grabstein den Spruch: „Hier ruht Phaethon, der Lenker des väterlichen Wagens; zwar konnte er ihn nicht halten, doch fiel er als einer, der Großes gewagt."[1]

Das ist die Geschichte, soweit sie Ovid erzählt. Damit ist die Geschichte des Göt-

chen Kraft der Pferde des Sonnenwagens zu. Man sagte, dass diese Pferde nicht normales Gras als Futter hatten, sondern dass sie vor allem über die Götterspeise Ambrosia ihre Kraft bezogen. Diese Nahrung aber sollte in Zukunft nur noch den Göttern vorbehalten sein und nicht mehr als Futter für die Pferde dienen.

SEITDEM FRESSEN PFERDE AM LIEBSTEN HAFER UND DIE MENSCHEN WISSEN, DASS DIESES KRAUT NICHT NUR DEN PFERDEN, SONDERN AUCH DEN MENSCHEN KRAFT SCHENKT.

tersohnes zu Ende. Nur wenige kennen eine kleine Anmerkung, die im Zusammenhang mit einer kostbaren Heilpflanze steht.

Als Zeus das Chaos sah und die Schmerzen der Mutter Erde, war er sehr erzürnt. Er wollte verhindern, dass jemals wieder so ein Unglück geschieht.

Neben der ungestümen Bitte des Phaethon schrieb der Göttervater die Katastrophe vor allem der götterglei-

Helios, der Sonnengott, freilich sorgte sich um seine Pferde, die, wie er wusste, oft auch zu viel Kraft hatten, doch seiner ganzen Fürsorge bedurften. Was sollte er den Pferden füttern, die ja wirklich Kraft brauchten?

So bat er Mutter Erde und den Göttervater um passende Nahrung für seine Pferde. Auch Zeus und die Mutter Erde wussten, dass sie die Kraft der Sonne brauchten, und so ließen sie beide aus dem Boden der Erde eine Pflanze wachsen, die wir heute noch kennen. Es ist der **HAFER**.

Zuerst verschmähten die Sonnenpferde dieses Kraut, aber nachdem sie es genossen hatten, erkannten sie, dass sie nicht nur aus dieser Pflanze große Kraft und Stabilität, sondern auch Ruhe und Energie gewinnen konnten. Ihre ungezügelte, ungerichtete Kraft ordnete und sammelte sich durch den **HAFER**.

Seitdem fressen Pferde am liebsten **HAFER** und die Menschen wissen, dass dieses Kraut nicht nur den Pferden, sondern auch den Menschen Kraft schenkt. Der Haferbrei und die Hafertinktur sind der Götterspeise Ambrosia sehr ähnlich. Jeder, der einmal **HAFER** wirklich gekostet hat, wird der heiligen Hildegard von Bingen recht geben, die sagt, dass der **HAFER** eine beglückende und gesunde Speise ist. Er bereitet frohen Sinn und klaren Verstand.

Nicht nur als Nahrung ist er hilfreich, sondern ein Haferstrohbad schenkt Erleichterung bei Rheuma, Hexenschuss und Gicht. Es stärkt bei Erschöpfung und es reinigt die Haut, vor allem die von Kindern.

Viele haben erkannt, welch großartige Eigenschaften diese „Götterpflanze" hat. Wenn man aus der Haferblüte eine Essenz herstellt, stärkt sie die Nerven. Sie hilft uns bei Erschöpfung und Schlaflosigkeit, lindert geistige, seelische und körperliche Erschöpfungszustände.

Die Heilkundigen aller Zeiten aber haben gewusst, dass Speise aus **HAFER** geschwächten Kranken hilft, vor allem bei Magen- und Darmleiden, bei Leber- und Nierenschwäche. **HAFER** fördert die Festigkeit der Knochen und die Blutbildung.

Die Legende des Phaethon zeigt uns eine Spur zu einer Heilpflanze, die oft vergessen worden ist, die aber große Kräfte besitzt. ♣

[1] Zitate aus dem Werk nach: Ovid, Metamorphosen. A. d. Lateinischen übers., komm. u. m. e. Nachw. vers. v. Michael von Albrecht, Stuttgart 2010, S. 48 u. 52.

HAFERBREI:

Wir brauchen dazu 40 g kernige Haferflocken, 180 ml Milch, ¼ Teelöffel gemahlener Zimt, nach Belieben Honig und Früchte, zum Beispiel Bananen, Marillen oder Erdbeeren. Die Haferflocken werden mit der Milch und dem Zimt in einem kleinen Topf angesetzt und acht bis zehn Minuten lang unter häufigem Rühren geköchelt, bis der Brei die richtige, cremige Konsistenz hat. Es gibt dabei auch noch Varianten, bei denen man statt einem Teil der Milch Kokosmilch nimmt oder in den fertigen Haferbrei Schokostreusel einrührt. Das mögen Kinder besonders gern.

Haferbrei wird stets aus Haferflocken oder aus Hafermehl hergestellt. Er gilt als magenschonend und wird auch bei Durchfall verabreicht. Die verdünnte Version wird als Hafer(schleim)suppe bezeichnet. In englischsprachigen Ländern verzehrt man Porridge als warme Frühstücksmahlzeit. Ursprünglich stammt er wahrscheinlich aus Schottland. Diese kräftige Mahlzeit ist eine der köstlichsten und hilfreichsten Rezepturen für den **HAFER**.

Der **HAFER** ist ein hochgeschätztes Nahrungsmittel und gilt als Kraftspender. Haferbrei ist beispielsweise als Schonkost weit verbreitet. Im geistig-seelischen Bereich kann die Haferblüte die Belastbarkeit des Menschen stärken und überall dort stabilisieren, wo die Balance verloren gegangen ist. Ihre Eigenschaft, Dinge wieder ins Lot zu bringen, ist wichtig für einen erholsamen Schlaf. Die Haferblüte kann hilfreich sein bei innerlichen und äußerlichen Drucksituationen, die oftmals auch durch Suchtverhalten kompensiert werden.

STANDORT
jeder Ackerboden (Vorsicht: nur biologischer Anbau)

⫸

BLÜTEZEIT
Juni

⫸

SAMMELZEIT
während der Blüte

⫸

VERWENDETE TEILE
Blüten und grüne Halme

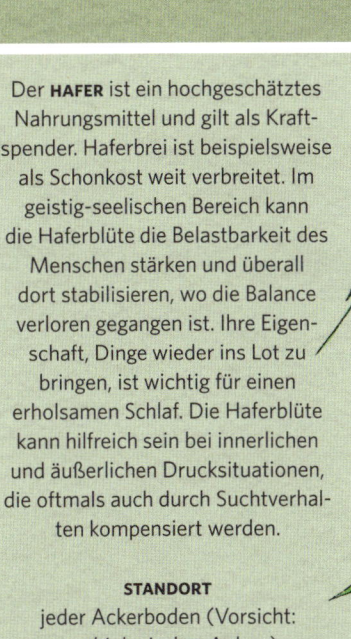

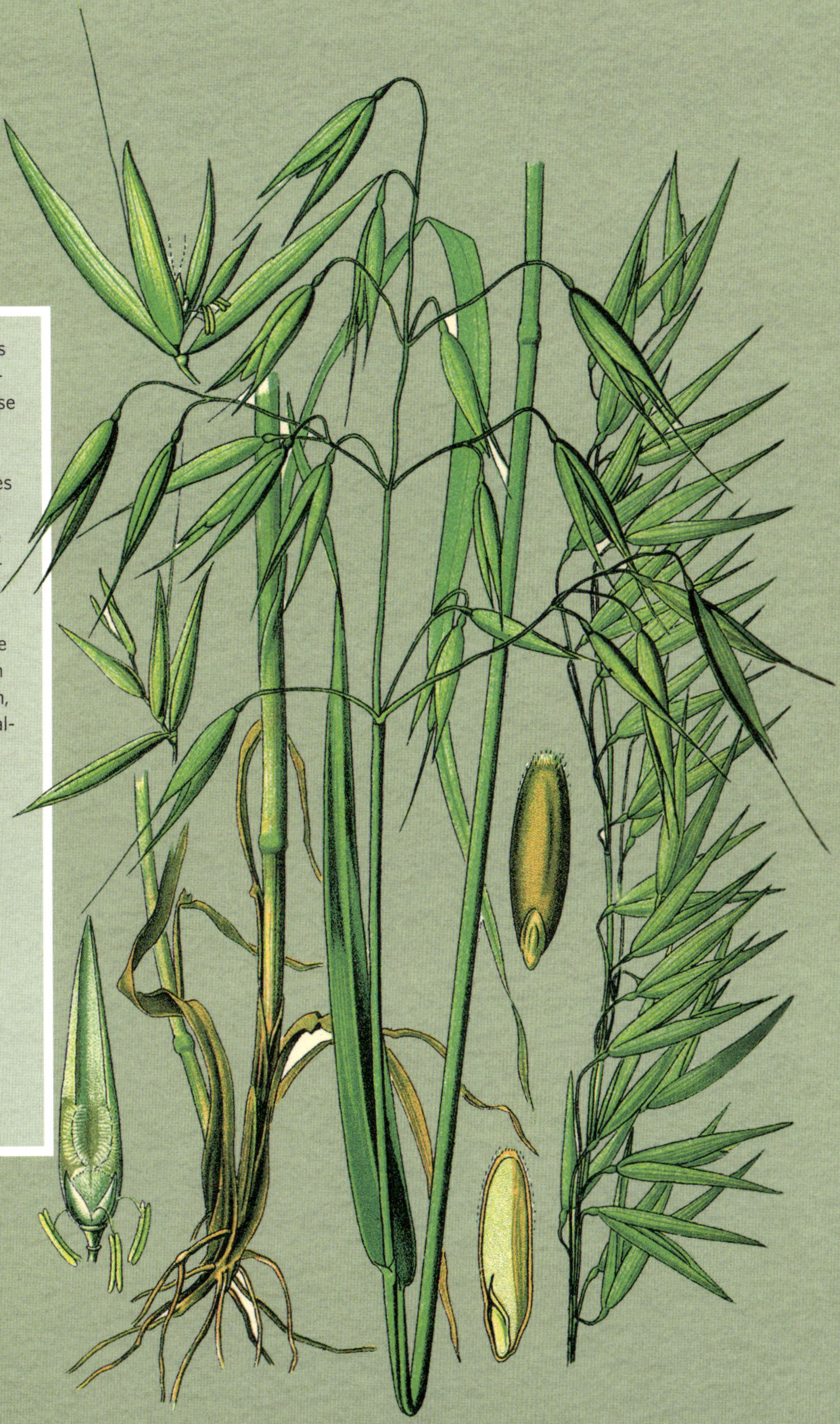

HOLUNDERBLÜTE
ÖFFNUNG

In Mitteleuropa gab es in früheren Zeiten kaum einen Bauernhof, bei dem nicht ein Holunderstrauch gestanden ist. Er zeigt sich als weibliche Schutzkraft im Wandel von Jugendzeit, Erwachsensein, Reifen und Vergehen.

Auch das Märchen von Frau Holle ist eine Entwicklungsgeschichte, ein Weg der Reifung. Frau Holle bietet Schutz und unterstützt bei dem Reifungsprozess. Manchmal sagen wir, sie schüttelt ihre Betten, wenn es schneit. Denn die **HOLUNDERBLÜTEN** sehen aus, als ob es schneit, wenn sie herabfallen. Deshalb habe ich das Märchen von Frau Holle fortgeschrieben, um das Wesen der Holunderpflanze aufzuzeigen. ♣

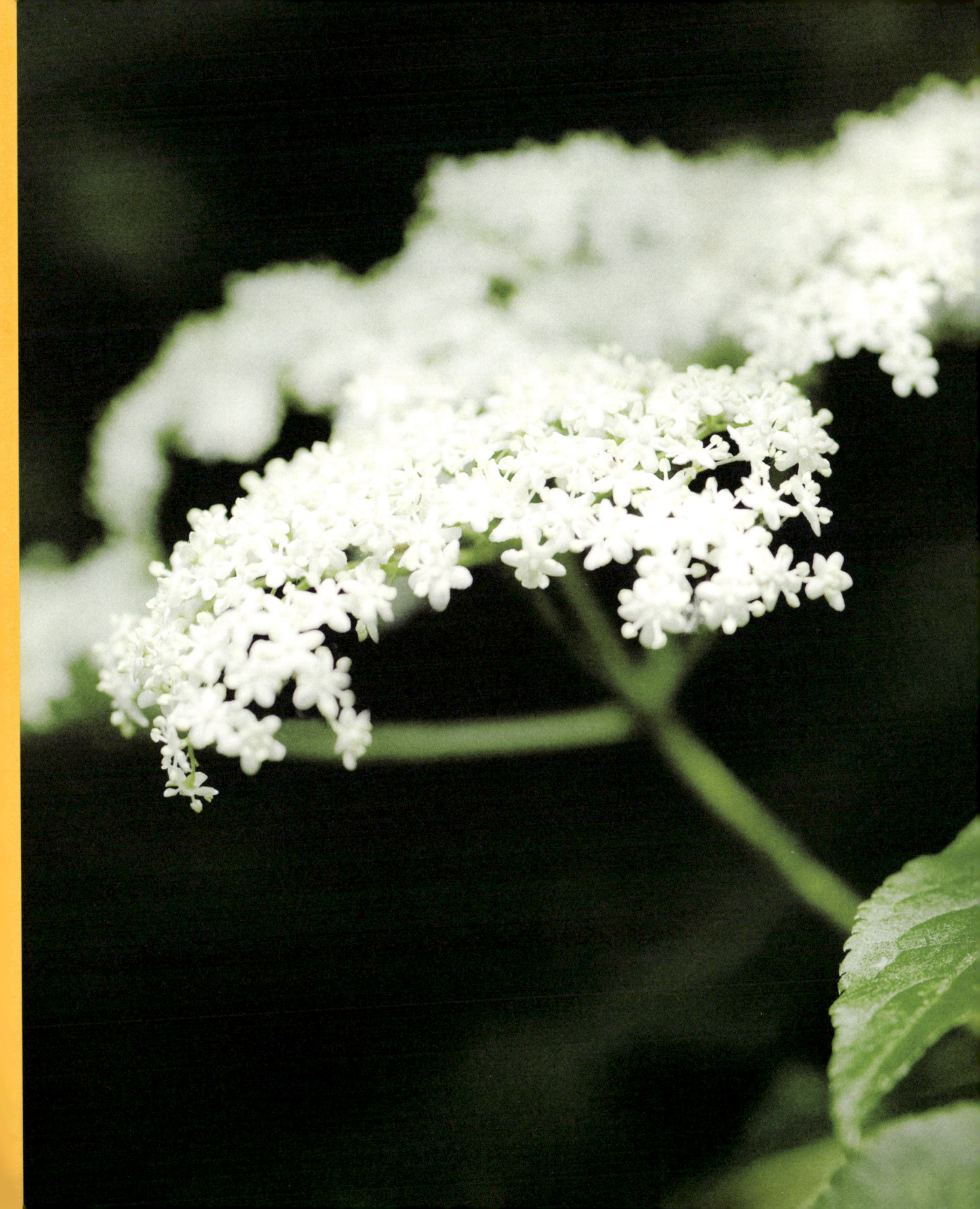

FRAU **HOLLE** UND HERR **HOLLER**

Die meisten kennen wohl das Märchen von Frau Holle, von Goldmarie und Pechmarie. Goldmarie wurde von ihrer Stiefmutter schlecht behandelt.

ALS SIE EINE VERLORENE SPINDEL wiederfinden wollte, sprang sie in einen Brunnen und fand dann bei Frau Holle gute Aufnahme, weil sie das fertige Brot aus dem Ofen geholt und die reifen Äpfel vom Baum gepflückt hatte.

Es ging ihr gut bei Frau Holle und als sie zurückkehrte, wurde sie nicht nur mit Gold überschüttet, sondern – und das bedeutet wohl das Bild – sie hatte auch gelernt, die Zusammenhänge der Dinge zu sehen und zu erkennen. Sie verstand es nun, auf die Stimme der Pflanzen, der Steine und der Dinge zu hören und mit ihnen zu reden. Das ist das allergrößte Geschenk, das wir empfangen können. Frau Holle hatte ihr die Türen und die Tore zum Verständnis der Dinge geöffnet.

Eines Tages im Winter ging Goldmarie wieder spazieren und freute sich über die tanzenden Schneeflocken. Sie dachte an Frau Holle in den Wolken und winkte ihr zu, denn sie wusste, dass diese gerade ihre Betten ausschüttelte. Sie staunte über alle Sträucher und Bäume, die sie so noch nie gesehen hatte. Sie schaute und hörte genau hin und da kam sie an einen Strauch. Es war ihr, als ob der Hollerstrauch husten würde: „Ho – Ho – Holler."

„Wer bist denn du?"

Es kam wieder die Antwort: „Ho – Ho – Holler."

Das ist lustig, dachte sich die Goldmarie. Ich kenne Frau Holle und jetzt lerne ich den Herrn Holler kennen. Sie sprach: „Herr Holler, bist du krank?"

„Nein, ich bin traurig, ich stehe hier herum – genauso wie meine Brüder und Schwestern, die zu den Menschen möchten, aber keiner beachtet uns, weil wir für sie keine Bedeutung haben. Niemand weiß, was wir für die Tiere und die Menschen Gutes tun können. Wir haben noch niemanden gefunden, der den Menschen erzählt, welche Kraft in uns steckt. Alles an uns ist heilsam, aber was nützt das alles, wenn wir dieses Wissen nicht mit den Menschen teilen können."

Da gingen Goldmarie das Herz und die Augen auf. Sie lief zum Hollerstrauch, streichelte seine Rinde, sie war runzelig und alt wie die Haut eines alten Menschen. Aber sie wollte eine Brücke bauen zwischen dem Holunderbusch und den Menschen. So ging sie sehr oft zu diesem Holunderstrauch und sah mit großem Erstaunen, dass aus dem alten Busch im Frühjahr wunderbar zarte Blätter austrieben. Er bekam ein fast jugendliches Aussehen. Als dann seine weißen Blütendolden in den Himmel ragten, war es, als

ob in dem alten Hollerstrauch wieder eine kindliche, eine jugendliche Kraft sich entfaltete. Da erkannte Goldmarie, dass der Holler eine Pflanze ist, die den Menschen helfen kann in den vielen Lebensstufen, in denen sie sich weiterentwickeln. So wie die **HOLUNDERBLÜTE** in ihrer Jugend nach oben ragt und sich dann langsam nach unten senkt, wenn die Früchte reif sind, sind die Menschen in ihrem Lebenslauf zu sehen.

Als der Hollerstrauch im Sommer seine Blüten verlor, saß Goldmarie unter ihm und dachte wieder an Frau Holle, die die Betten ausschüttelte. Sie spürte, dass in diesem Baum alle guten Lebensgeister hausten, die sich danach sehnten, mit den Menschen in Kontakt zu kommen.

Die Botschaft des Holunders war erstaunlich. Er wollte und konnte die Schwächen der Menschen ausgleichen,

---

SIE SPÜRTE, DASS IN DIESEM BAUM ALLE GUTEN LEBENSGEISTER HAUSTEN, DIE SICH DANACH SEHNTEN, MIT DEN MENSCHEN IN KONTAKT ZU KOMMEN.

---

wenn sie angegriffen wurden und an vielfältigen Krankheiten litten. Nicht nur Erkrankungen der Atemwege, sondern aller inneren Organe, ganz gleich, ob es sich um eine Halsentzündung, um eine Augenentzündung oder eine Entzündung der Haut handelte. Der Holunder hatte die Kraft, Ekzeme zu heilen, Furunkel zur Reife zu bringen, Gelenksentzündungen und geschwollene Füße zu heilen. Ein Bad mit

dar. Vor allem die Sinnesorgane konnte er heilen, ob es sich um eine Bindehautentzündung handelte oder um Schweißfüße. Er war hilfreich bei überanstrengten Augen und bei Ohrenschmerzen.

„Immer, wenn deine Haut angegriffen ist, wenn sie sich entzündet, wenn sie unrein und runzelig ist, nimm Rinde, Blüten und Blätter von mir und du wirst wieder heil werden. Aber dabei geht es

AUF JEDEN FALL ABER KANNST DU DEN TEE DER BLÜTEN NEHMEN UND ER WIRD IN VIELFÄLTIGER WEISE DIE INNERE UND ÄUSSERE HEILUNG FÖRDERN.

HOLUNDERBLÜTEN und -blättern war hilfreich bei Gürtelrose, bei Hämorrhoiden und gut für die Hautpflege. Herpes war für ihn ebenso wenig ein Problem wie Insektenstiche oder der Juckreiz auf der Haut. Alles, was sich entzünden konnte, wurde durch die Kraft des Hollers wieder geheilt. Kopfschmerzen, Kreislaufschwäche, Magen- und Darmentzündungen stellten für ihn ebenfalls kein Hindernis

nicht nur um die äußere Hautpflege, sondern auch darum, dass der Mensch wieder genügend Schutz bekommt. Schmerzen die Gelenke, zum Beispiel die Knie, wird Holundertinktur eine große Hilfe sein. Auf jeden Fall aber kannst du den Tee der Blüten nehmen und er wird in vielfältiger Weise die innere und äußere Heilung fördern", lauteten die Ratschläge des Hollerbusches.

Goldmarie erkannte aber auch, wie heilsam alle Teile des Hollerstrauches sind. Nicht nur, dass sie helfen, wenn Fieber die Menschen plagt. Dann wirken die **HOLUNDERBLÜTEN** schweißtreibend und fiebersenkend. Auch ein Tee aus der Rinde und den Blättern erweist sich als hilfreich. Manche behaupten sogar, dass dieser den Menschen guttut, die eine sitzende, unbewegliche Lebensweise haben und zur Fettleibigkeit neigen. So wie die Blüten hilfreich sind, so wohlschmeckend sind die Beeren des Hollers.

Der Holunder wird zur Blüte der Jugend und des Alters. Gehemmte Jugendliche und vergrämte Greise haben in ihrer Entwicklung oft Mühe, ihr Leben so anzunehmen, wie es ist. Menschen, denen es schwerfällt, sich in der Jugend aufzurichten, oder die darunter leiden, dass sie geboren sind und durch die Last des Alters niedergedrückt werden, finden in der Kraft des Holunderbaumes Hilfe. Menschen, die traurig oder müde sind, die Angst haben, in die Lebensbewegung hineinzugehen: Sie alle können von den vielfältigen Kräften des Holunderbaumes Nutzen haben.

Goldmarie gab die Botschaften des Holunders weiter und viele Menschen schöpften daraus Kraft für ihr Leben. So wurde der Holunderbaum eine jener Pflanzen, vor denen die Menschen nicht nur den Hut ziehen, sondern eine Kniebeuge machen, weil sie seine wunderbaren Kräfte entdeckten. ♣

Ein köstliches Rezept für heiße Tage ist der Holunderblütensirup. Für zwei Liter Wasser brauchen wir 200 g Zitronensäure, 50 Holunderblütendolden und 3 kg Zucker. Die Zitronensäure wird in heißem Wasser aufgelöst und ins warme Zuckerwasser gegeben, dann wird es abgekühlt. Die **HOLUNDERBLÜTEN** werden von den Stielen befreit und dazugegeben. Mindestens 24 bis 36 Stunden lang stehen lassen, durch ein Leinentuch abseihen und in Flaschen füllen. Zwei Esslöffel davon in einem großen Glas Wasser mit etwas Fruchtsaft vermischt, ist der köstlichste Durstlöscher bei Hitze. Wenn uns die Vögel von den Holunderbeeren im Herbst noch etwas übrig gelassen haben, dann ist es eine Pflicht, eine schmackhafte Holundermarmelade zu machen. Dazu brauchen wir 1 kg Holunderbeeren, 500 g Gelierzucker, eine halbe Zimtstange, ein paar Nelken, den Abrieb einer Biozitrone und als Variante einige Apfelspalten. Die Holunderrispen werden gründlich gewaschen und abgezupft. Die grünen Früchte sollten aussortiert werden. Die vollreifen Beeren in einem hohen Topf aufkochen und etwa fünf Minuten lang köcheln lassen. Man sollte kein Wasser dazugeben, da das vom Waschen anhaftende Wasser ausreicht. Gelegentlich etwas umrühren, damit die Beeren nicht anbrennen. Wenn die Beeren anfangen, den Saft freizusetzen, muss man den Topf von der Kochstelle nehmen und die Beeren zerdrücken. Ich empfehle, nicht alles mit dem Pürierstab zu bearbeiten, sonst zerquetscht man die Kerne. Besser ist es, den Beerenbrei durch ein Sieb zu passieren. Das hat gegenüber dem Mixstab den Vorteil, dass das Fruchtfleisch erhalten bleibt, die Kerne und Schalen aber entfernt werden. Von dem so gewonnenen Saft mit dem Fruchtfleisch etwa 800 g abwiegen und mit mindestens 400 g Gelierzucker vermischen und etwa vier bis fünf Minuten lang kochen lassen. Die heiße Marmelade sofort in saubere Schraubdeckelgläser füllen und diese gleich verschließen. Kühl und dunkel lagern. Diese Holundermarmelade ist nicht nur lecker aufs Butterbrot, sondern auch als Zugabe zu Wildgerichten.

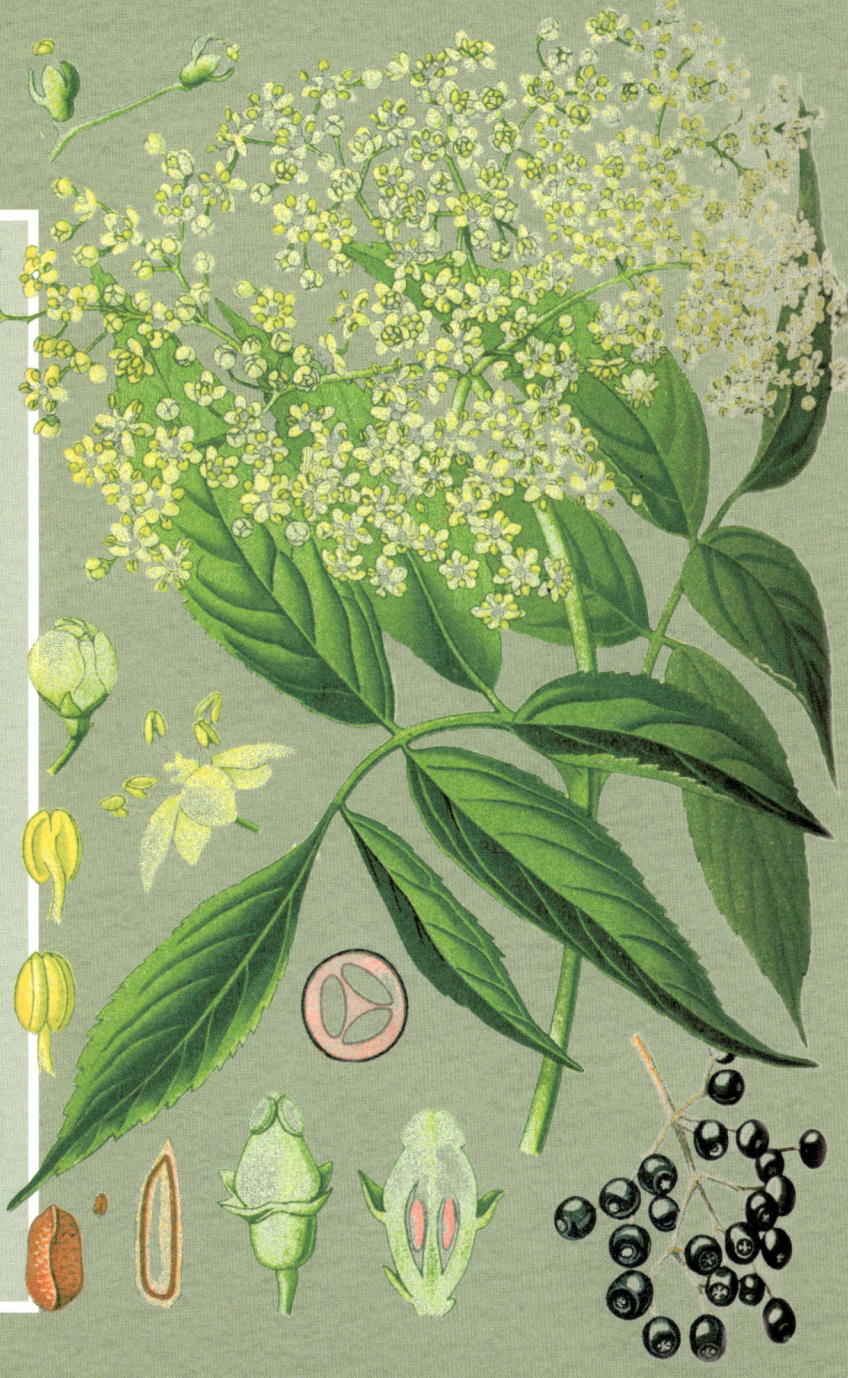

Der **SCHWARZE HOLUNDER** ist eine viel gepriesene Pflanze mit jahrhundertelanger Tradition. So fand sie seit jeher für schweißtreibende Tees Verwendung und wurde wegen ihrer positiven Eigenschaften für die Abwehrkräfte geschätzt. Der **HOLUNDERSTRAUCH** ist das Sinnbild für die Urmutter, die für den Prozess des ständigen Wandels von Entstehung, Wachstum und Vergehen steht. Ihr Schutz zeichnet sich vor allem durch Weisheit und die Übernahme von Verantwortung aus. Bei Reifungsprozessen und in Übergangsphasen, wie wir sie im Leben des Öfteren erfahren, ist sie eine hilfreiche Begleiterin.

STANDORT
oft in der Nähe von Häusern (Bauernhöfen), sonnige und halbschattige Plätze

⟫

BLÜTEZEIT
Juni bis Juli

⟫

SAMMELZEIT
Blätter vor und nach der Blüte; Beeren, wenn sie schwarz geworden sind; Rinde und Wurzeln im Frühjahr

⟫

VERWENDETE TEILE
Blätter, Blüten, Beeren, Rinde und Wurzeln

JOHANNISKRAUT
STRAHLENDES LICHT

Vor einiger Zeit gratulierte ich einer 90-jährigen Bäuerin zum Geburtstag.
Im Gespräch fragte ich sie nach dem Geheimnis ihres langen Lebens,
ihrer Gesundheit und ihres frohen Gemüts.

„Johanniskrautöl", sagte sie, „immer und überall. Wenn mir etwas wehtut, außen oder innen, dann reibe ich mich mit dem Öl ein. Wenn der Magen spinnt oder die Verdauung nicht funktioniert, dann nehme ich einen Teelöffel voll. Und wenn es im Winter überall dunkel ist, dann hole ich mir das Feuer des Sonnenlichts durch das rote Öl ins Herz. Es ist ein Wundermittel." ♣

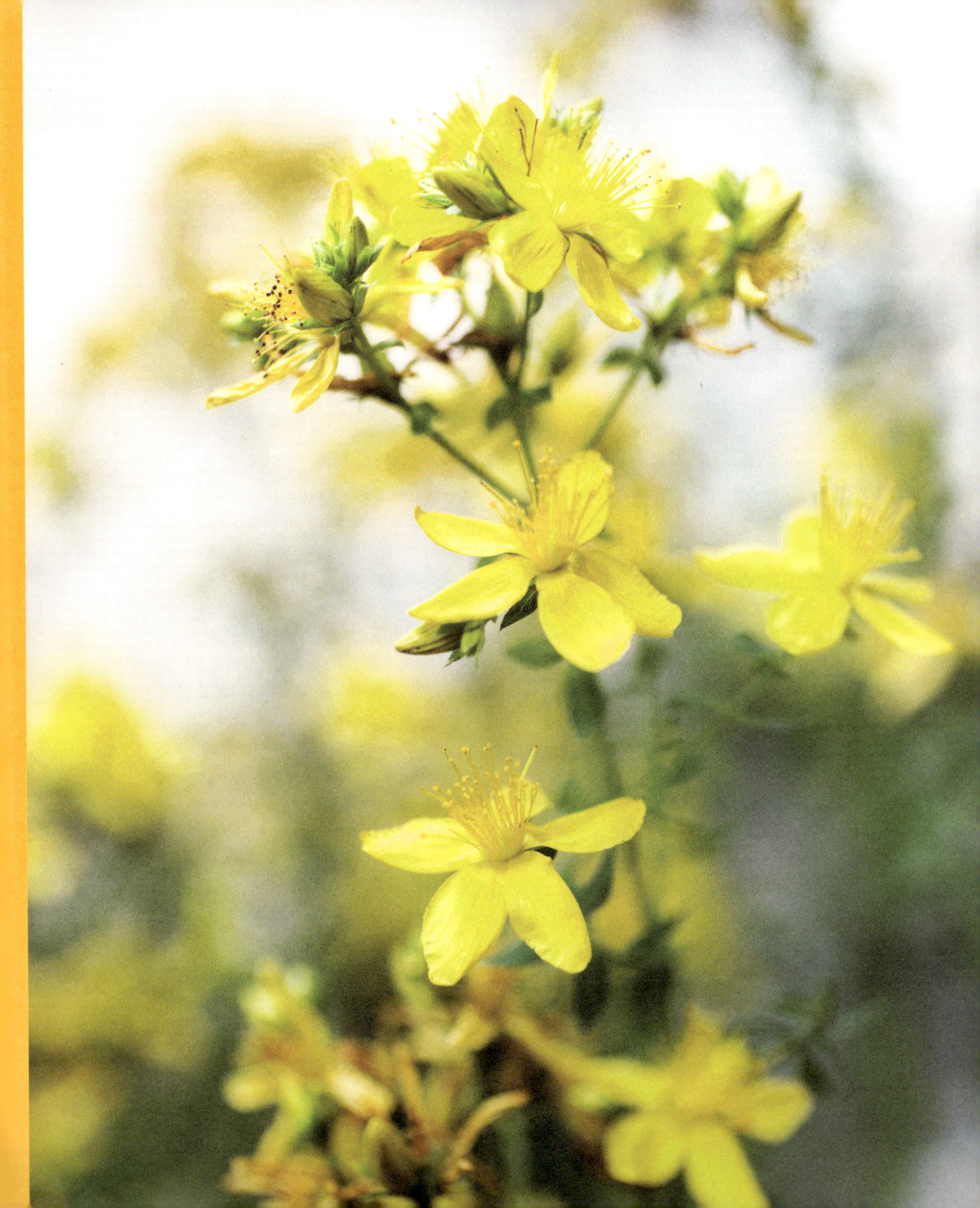

DAS **LICHTWUNDER**

Hilda, die alte Magd des Lichteneggerhofes, saß in ihrer kleinen Stube. Es war dunkel, denn sie hatte die Vorhänge zugezogen, obwohl Sommer war. Sie saß gedankenverloren und grübelnd am Tisch und hatte den Kopf in die Hände gelegt. So dunkel, wie es in ihrer Stube war, so dunkel war es auch in ihrer Seele.

EIN LEBEN VOLL ENTBEHRUNG UND ARBEIT lag hinter ihr. Aber das war nicht das Schlimmste. Schlimmer waren die Erfahrungen des Krieges und die Enttäuschungen, die das Leben mit sich gebracht hatte. Dann waren der Bauer und die Bäuerin gestorben und vor einigen Monaten auch der kranke Sohn, der eigentlich den Hof übernehmen sollte. Zu allem „Unglück" hatte sie dann auch noch den Hof geerbt. Sie war nicht glücklich damit. Was sollte sie allein auf diesem Hof?

Vor allem aber war sie traurig, weil es keine Lösung für ihre schwierige Situation gab. Müde war sie jetzt oft und ihr Kreislauf versagte dann. Sie war es nicht mehr gewohnt, große Entscheidungen zu treffen, denn sie war still, schweigsam und schüchtern geworden. Die Lebensbrüche hatten sie gebrochen. Einst war sie eine starke Frau gewesen, aber jetzt war sie zu schwach, um noch weiterzugehen.

Inzwischen war es noch dunkler geworden, die Sonne wollte untergehen. Es wurde immer später, denn es war Mittsommer, Sonnenwende. Doch sie hatte das wunderbare Glühen des Sonnenunterganges gar nicht mehr bemerkt, so groß war die Dunkelheit in ihrem Herzen. In dieser tiefsten Dunkelheit brach in ihr eine verzweifelte Sehnsucht auf. Sie wollte ins Licht. Da sie nichts anderes kannte, wünschte sie sich, dass ihr Leben zu Ende gehen sollte. Sie träumte von einem großen, strahlenden Licht, vom Himmel. Ihre Sehnsucht war so groß, alles Schwere abzuschütteln, dass sie nur noch den einen Wunsch hatte, zu sterben.

Da öffnete sie die Türen und Fenster. Die frische Luft der lauen Sommernacht tat ihr gut. Wieder setzte sie sich an den

Tisch und wartete. Ein warmer Windhauch zog durch die Stube. Plötzlich war ihr, als ob ein Licht durch ihr Zimmer schwebte. Zu ihrer Erleichterung und ihrem Erstaunen wurde es immer heller, bis dann vor ihren Augen eine Lichtgestalt, ein Engel, stand.

„Führst du mich jetzt in den Himmel?", fragte sie ihn, weil sie meinte, es sei der Todesengel.

Der Engel nickte ihr lächelnd zu. „Der Himmel ist nicht irgendwo. Er ist dort, wo man ihn gerade braucht."

Da nahm er sie bei der Hand und führte sie aus dem Haus in den Garten, den sie so viele Jahre gepflegt hatte. Das silberne Licht des Vollmondes tauchte alles in ein mildes Leuchten und ihr war so, als ob der Engel hinauf in die Sterne und an den Mond griff, so, als ob er das Licht des Universums pflückte. Dieses Licht schwebte in Lichtfunken und Teilchen auf den Garten herab, vor allem auf ein Beet mit **JOHANNISKRAUT**, das sie noch nie gesehen hatte. Auf den Pflanzen leuchteten goldene Sterne, eingerahmt von der glühenden Sonne des Abendrots.

Der Engel bückte sich und pflückte eine Handvoll und gab es ihr. „Nimm das strahlende Licht der Erde und des Himmels. Iss es! Mach dir Tee und ein Öl. Es wird leuchtend rot wie die Abendsonne.

Reibe den Körper damit ein und trinke Tee, so viel du kannst!"

Dann führte sie der Engel zurück in die Stube. Auf dem Ofen kochte Wasser für den Tee. Als Hilda den Tee gekostet hatte, sah sie sich nach dem Engel um, aber er war verschwunden. Sie legte sich auf die Ofenbank und schlief ein.

Am nächsten Morgen machte sie sich wieder Tee. In wenigen Tagen wich die Dunkelheit aus ihrem Herzen und immer wieder sang sie vor sich hin, dieses Lied, das der Engel gesungen hatte: „Der Himmel ist nicht irgendwo. Er ist dort, wo man ihn braucht." Es ging ihr Schritt für Schritt besser.

Nach langer Zeit nahm sie wieder einmal die Bauernzeitung zur Hand und ihr Blick fiel auf eine Anzeige: „Drei alleinerziehende Mütter mit ihren Kindern suchen einen Bauernhof. Am besten mit einer Großmutter, ein paar Ziegen und Hühnern, um dort glücklich zu werden." Sie spürte, dass die Anzeige ihr galt. Sie wählte die Telefonnummer und sagte der Frau, die sich meldete: „Das, was ihr sucht, habe ich. Wenn ihr wollt, dann kommt und baut hier ein Stück Himmel." Es klingt fast wie ein Märchen, aber es war tatsächlich so, dass dort auf dem Hof, wo so viel Dunkelheit geherrscht hatte, wieder ein strahlendes Licht aufging. ♣

ANWENDUNG

Kaum eine Heilpflanze wird in der Vergangenheit und Gegenwart mehr gerühmt als das **JOHANNISKRAUT**. Schon im Mittelalter wurde es gegen Melancholie verwendet. Mittlerweile ist die antidepressive Wirkung nachgewiesen. Es gibt ein uraltes Rezept, um die Lichtenergie des **JOHANNISKRAUTS** für sich wirksam werden zu lassen. **JOHANNISKRAUT**, vor allem die Blüten, legt man in ein sauberes Glas und füllt es mit Sonnenblumen- oder auch mit Olivenöl, sodass auf jeden Fall alle Pflanzenteile bedeckt sind. Dieses Glas sollte man in die Sonne stellen und so lange stehen lassen, bis das Öl eine dunkelrote Farbe angenommen hat. Das Johanniskrautöl ist sowohl für äußerliche Einreibungen als auch zur inneren Einnahme geeignet. Achten Sie aber darauf, dass Sie sehr sauber arbeiten.

Die Gläser müssen sehr gut gereinigt werden und das **JOHANNISKRAUT** muss ganz mit Öl bedeckt sein. **JOHANNISKRAUT** kann aber auch für Tee verwendet werden, zusammen mit Melisse und Schafgarbe ist es ein köstlicher Abendtee. Wächst zu viel **JOHANNISKRAUT** im Garten, binden Sie es in Büscheln zusammen und trocknen es. Sie können es für ein beruhigendes Abendbad verwenden.

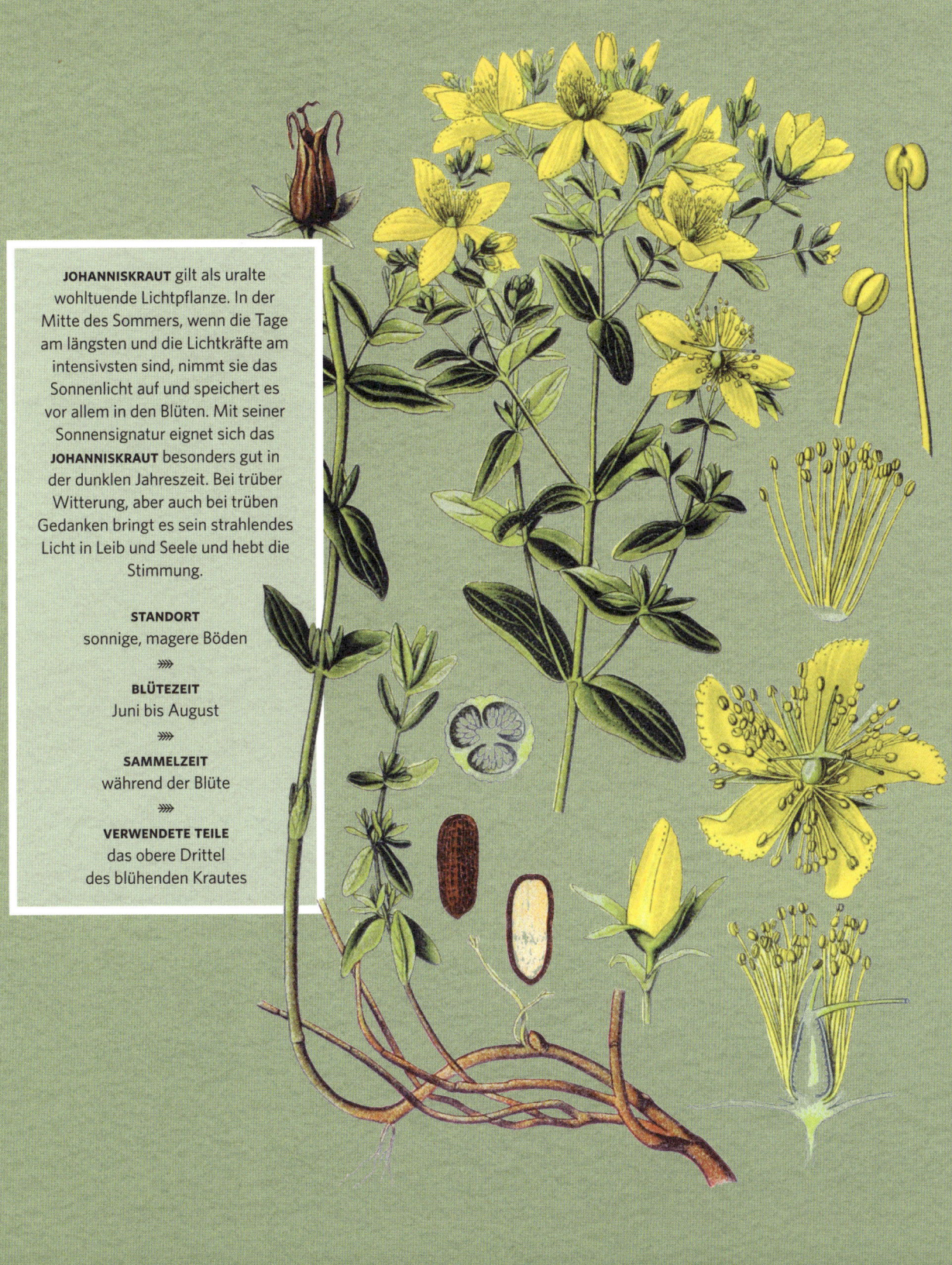

JOHANNISKRAUT gilt als uralte wohltuende Lichtpflanze. In der Mitte des Sommers, wenn die Tage am längsten und die Lichtkräfte am intensivsten sind, nimmt sie das Sonnenlicht auf und speichert es vor allem in den Blüten. Mit seiner Sonnensignatur eignet sich das **JOHANNISKRAUT** besonders gut in der dunklen Jahreszeit. Bei trüber Witterung, aber auch bei trüben Gedanken bringt es sein strahlendes Licht in Leib und Seele und hebt die Stimmung.

STANDORT
sonnige, magere Böden

⋙

BLÜTEZEIT
Juni bis August

⋙

SAMMELZEIT
während der Blüte

⋙

VERWENDETE TEILE
das obere Drittel
des blühenden Krautes

KAPUZINERKRESSE
SPRÜHENDES LEBENSFEUER

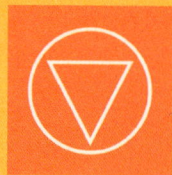

Die Pflanzenelfen sind keine Lebewesen, wie wir sie kennen, weil man sie gar nicht so richtig sehen kann. Sie sind sehr klein und sehr schüchtern und verstecken sich hinter Blüten und Blättern, denn sie trauen sich nicht so recht ans Licht.

Am liebsten ist ihnen die dunkle Nacht, wenn der Vollmond scheint. Obwohl sie Lichtwesen sind, geben sie sich nur im Dunkeln zu erkennen. Dann sprühen sie voller Energie. Sie sind Lichtgestalten der Natur. Es gibt auch Schatten- und dunkle Elfen, die unter der Erde leben, doch auch die hat noch keiner gesehen. Sie gehören der Familie der Alben an, die Albträume verursachen. Ihre große Intelligenz und ihre physische und psychische Stärke sieht man ihnen nicht an, wenn man sie in ihrer Zartheit wahrnimmt. Man sagt, sie gehören zum Reich der Fabelwesen, der Feen, der Nymphen, Alraunen, zu den Einhörnern und Drachen, zu den Kobolden und Zwergen, zu den Klabautermännern und Gnomen, die auch noch nie jemand gesehen hat, die aber von Kindern und Menschen, die Kinder geblieben sind, genau beschrieben werden. Es gibt so viele Pflanzenelfen wie Menschen oder Pflanzen. Sie sind die Schutzengel der Pflanzen, behüten sie und verleihen ihnen Energie. Man sagt, wenn eine Elfe eine Blütenknospe berührt hat, dann blüht sie auf. Die Berührung macht die Pflanze glücklich, stärkt sie und gibt eine Botschaft des Lebens. Das erzähle ich euch, damit ihr die Geschichte verstehen könnt, die mir auch so einfach zugeflogen ist wie eine Elfenbotschaft. ♣

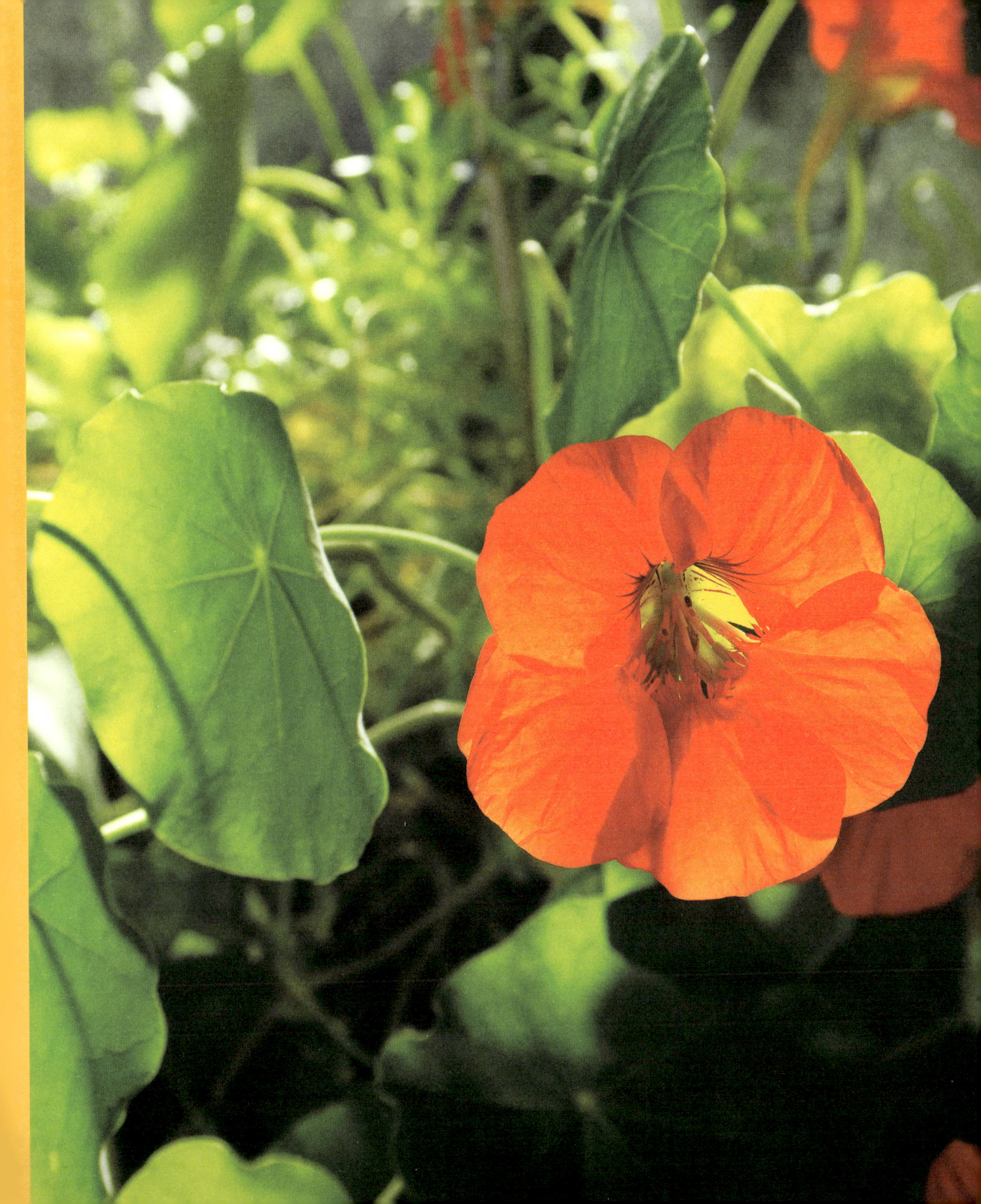

FEUERWERK IM NÄCHTLICHEN GARTEN

Es war einmal ein Mädchen, Monika hat es geheißen und Moni wurde es gerufen. Moni war blass und blond, eher zart. Aber sie war ein hübsches Mädchen, etwas schüchtern und zurückhaltend.

IM KINDERGARTEN HATTE MONI ANGST, mit anderen zu spielen und versteckte sich, um nicht gesehen zu werden. Häufig war sie krank und etwas schwach. Der Doktor sagte immer: „Sie hat Pilze im Darm." Schnell war sie erkältet. Ihre Oma sagte: „Sie hat schlechtes Blut, deshalb bekommt sie immer wieder Halsentzündung und Grippe." Es mangelte ihr an Appetit und das Wohlbefinden war oft gestört.

An einem späten Abend im Mittsommer hatte sie sich wieder in ihrem Zimmer versteckt und war dort geblieben. Hinter den Vorhängen blickte sie immer wieder in den Garten hinaus. Im Beet unter ihrem Fenster blühte die **KAPUZINERKRESSE** der Großmutter. Zu dieser Pflanze fühlte Moni sich besonders hingezogen. Manchmal war es ihr, dass sie mit den Blüten verwandt war, denn auch diese Blüten verbargen sich hinter den grünen Blättern, genauso wie sie sich hinter dem Vorhang versteckte. Sie sind meine Freundinnen, dachte sie sich.

Es war schon ganz dunkel. Moni schaute immer noch hinaus in den Garten und plötzlich war ihr, als flimmerte es vor ihren Augen. Sie hörte den ersten Schlag der Kirchturmuhr – den Beginn der Mitternachtsstunde. Fast traute sie ihren Augen nicht. Auf dem Kapuzinerkressebeet sprühten plötzlich Funken wie Minifeuerwerke, ganz klein, aber beeindruckend.

Im Kapuzinerkressebeet der Großmutter fand ein Fest der Kapuzinerkresseelfen statt. Moni fühlte sich davon angezogen und mit ihrem gelborangenen Nachthemd hätte sie gut zu dem Kapuzinerkressebeet gepasst. Eine Gartenmusikkapelle spielte auf. Die Grillen geigten auf ihren Flügelgeigen. Die Hummeln brummten den Bass dazu, die Frösche im Biotop bliesen die Posaunen. Der Specht spielte am Baumstamm Schlagzeug und die Musik tönte wie das Feuerwerk.

Es gab köstliches Essen. Kapuzinerkressefrüchte in Kaisersalz mit Himbeeressig, eine Menge bunter Salate, die nicht nur köstlich schmeckten, sondern wie sprühendes Feuer auf der Zunge und im Bauch wärmten.

Die Blattläuse kochten süßen Blattlaussirup mit Tautropfenchampagner und Pfefferminze. Die Rosmarinelfen hatten einen Muntermacherpunsch mitgebracht. Die Nacktschnecken nahmen Reißaus wegen des Lärms und wegen der Helligkeit. Alle Elfengäste aßen von den köstlichen Kapuzinerkresseblüten mit Löwenzahnmilchjoghurt. Es wurde gelacht und gefeiert.

Als das Fest dem Höhepunkt zueilte, begannen alle die Kapuzinerkressepolonaise zu tanzen. Auf dem Boden gaben fünf Tausendfüßler den Takt vor und sie tanzten von einem Kapuzinerkresseblatt zum anderen.

Dann hörte man den elften Schlag der Turmuhr. Noch einmal explodierten die Kapuzinerkressefeuerwerke. Beim zwölften Schlag wurde alles still. Die Elfen schlüpften in die Blüten und unter die Blätter. Die Igelmama mit ihren Jun-gen verputzte noch schnell die Reste des Festmahls. Der letzte, zwölfte Schlag der Turmuhr verklang. Es war wie das Fenster zur Ewigkeit.

Moni stand am Fenster und rieb sich die Augen. Sie hatte alle diese Bilder in ihr Inneres aufgenommen und wusste, dass sie in Zukunft Kapuzinerkresseblüten essen und dass diese sie gesund machen würden. Deshalb schlich sie in den Garten und berührte drei Blüten der **KAPUZINERKRESSE**. Nachdem sie die drei Blüten gegessen hatte, legte sie sich ins Bett und schlief ein.

Am nächsten Morgen sahen Mutter und Großmutter sie ganz erstaunt an. „Kind", sagte die Großmutter, „du schaust ja so lebendig aus, du hast ja rote Wangen, was ist mit dir geschehen?" Moni lächelte und das Lächeln kam aus ihrem Inneren. Sie sagte: „Ich habe Kapuzinerkresseblüten gegessen und die Kapuzinerkresseelfen haben mich geheilt."

Mutter und Großmutter schüttelten ein wenig erstaunt den Kopf, aber als sie sahen, dass Moni in den kommenden Tagen aufblühte wie eine **KAPUZINERKRESSE** und das Lebensfeuer in ihr erwachte, waren sie froh und auch sie dankten es der **KAPUZINERKRESSE**, dass sie Monika geholfen hatte. ♣

Die **KAPUZINERKRESSE** ist ein beliebtes Lebens- und ein wunderbares Heilmittel. Der Fantasie für den Gebrauch der **KAPUZINERKRESSE** sind keine Grenzen gesetzt. Hier einige Vorschläge:

KAPUZINERKRESSEBUTTER:
250 g sehr weiche Butter, eine Handvoll Blüten von der **KAPUZINERKRESSE**, drei bis vier Blätter Kresse, Salz und Pfeffer nach Geschmack. Die Butter schaumig rühren, die Blätter und die Blüten, die zehn Minuten lang in eine Schüssel mit Salzwasser gelegt wurden, kleinhacken und mit dem Schneebesen in die weiche Butter einrühren. Bei Bedarf nachsalzen und pfeffern. Die Masse in eine Alufolie wie eine Wurst einrollen und in den Kühlschrank legen. Sie kann scheibenweise abgeschnitten und wie Kräuterbutter verwendet werden.

KAPUZINERKRESSEKAPERN:
Die grünen Früchte der **KAPUZINERKRESSE** werden eingesammelt, in heißem Wasser kurz blanchiert und in ein Glas eingefüllt. Dazu kommen eine Nelke, ein paar Korianderkerne und Pfefferkörner. Diese Früchte werden mit Salz ganz bedeckt. Sie bleiben etwa zwei Monate lang stehen und schmecken ähnlich wie Kapern, manchmal noch köstlicher als echte Kapern. Sie können sowohl zu Salaten als auch zu Aufstrichen oder zur Dekoration von Speisen verwendet werden.

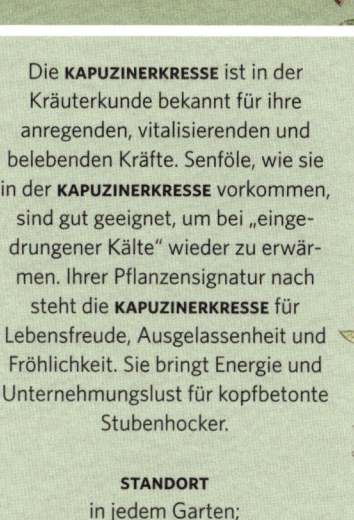

Die **KAPUZINERKRESSE** ist in der Kräuterkunde bekannt für ihre anregenden, vitalisierenden und belebenden Kräfte. Senföle, wie sie in der **KAPUZINERKRESSE** vorkommen, sind gut geeignet, um bei „eingedrungener Kälte" wieder zu erwärmen. Ihrer Pflanzensignatur nach steht die **KAPUZINERKRESSE** für Lebensfreude, Ausgelassenheit und Fröhlichkeit. Sie bringt Energie und Unternehmungslust für kopfbetonte Stubenhocker.

STANDORT
in jedem Garten;
Sonne bis Halbschatten

⋙

BLÜTEZEIT
Juni bis November

⋙

SAMMELZEIT
Sommer bis Herbst

⋙

VERWENDETE TEILE
Blätter, Blüten und Früchte

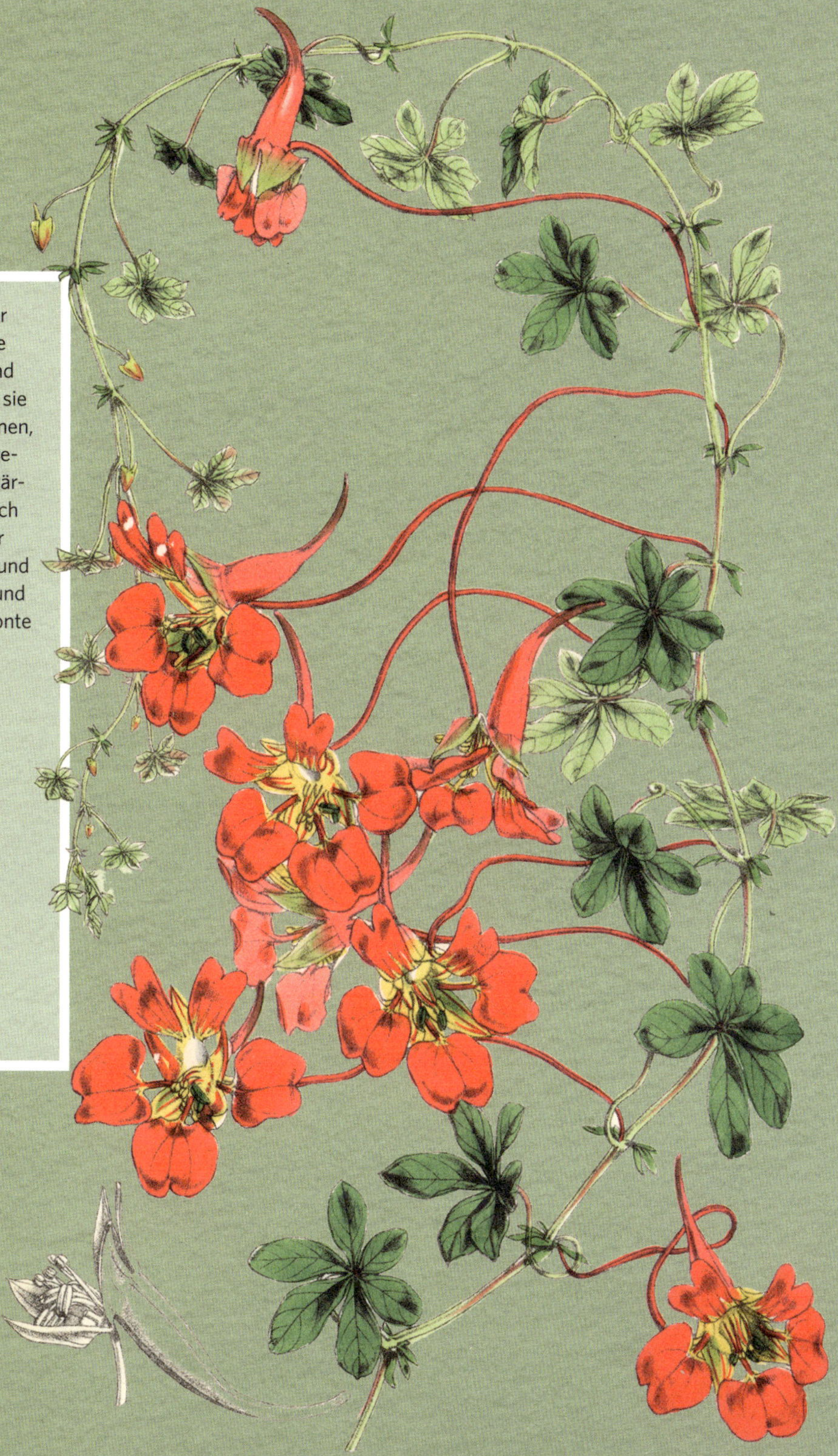

KARDENWURZEL
KRAFTVOLLE BEFREIUNG

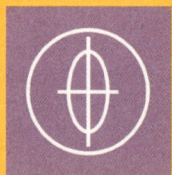

Die folgende Geschichte habe ich selbst erlebt und ich möchte sie so
wiedergeben, wie ich sie erfahren habe. Aber sie klingt trotzdem
wie ein Märchen.

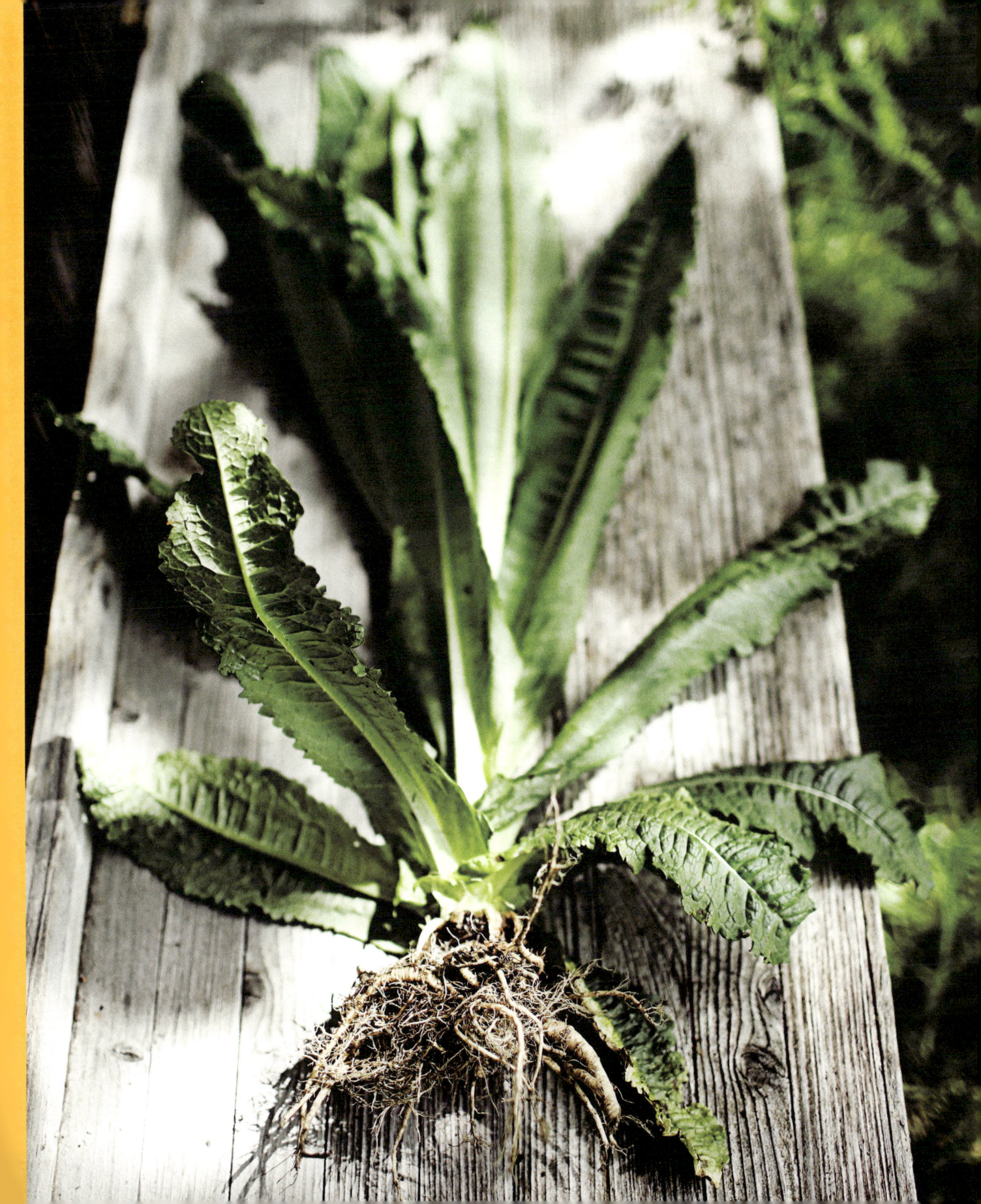

DEINE **HEILPFLANZE** FINDET DICH **ÜBERALL**

Vor einigen Jahren hatte ich schleichend, aber immer intensiver werdende Schmerzen an den Schultern, den Beinen und in fast allen Gelenken. Nach einiger Zeit konnte ich kaum mehr eine Treppe steigen. Das Schlimmste war, dass ich während des Gottesdienstes die Hand nicht mehr zum Segen heben konnte.

FÜR VIELE WAR KLAR, ich hatte mich mit Arbeit und Belastungen selbst übernommen. Mein Hausarzt vermutete Rheuma und verordnete mir zur genaueren Abklärung der Symptome zuerst einmal drei Wochen Ruhe. Nach einer Woche kam die Diagnose: hochgradige Borreliose. Da ich dieser Krankheit und dieser Diagnose sehr ablehnend gegenüberstand, war ich ratlos. Ich habe diese Erkrankung nur schwer verstanden.

Der Arzt riet mir zu einer Penicillinkur, die würde helfen. Nach den ersten Penicillingaben sah ich aus, als ob ich in die Nesseln gefallen wäre. Eine weitere, veränderte Medikamentierung brachte das gleiche Ergebnis.

Ich wusste nicht mehr weiter und bat Kräuterfreunde um Rat. Innerhalb einer Stunde hatte ich in den E-Mails eine Antwort: „Das einzig wirksame Mittel ist die KARDENWURZEL." Über viele Jahrzehnte habe ich mich Heilkräutern beschäftigt, aber noch nie etwas von der **KARDENWURZEL** gehört oder gesehen. Ich bat also meine Freunde um ein Bild der **KARDENWURZEL**. Als dann die Bilder kamen, packte mich das Entsetzen. Es war jene Pflanze, die seit einem Jahr rund um unser Hildegardzentrum gewachsen war und von der ich immer gesagt hatte: „Reißt doch diese grausliche Distel aus!" Ich konnte mit dieser Pflanze genauso wenig anfangen wie mit meiner Erkrankung.

Als ich dann später die Karde intensiv betrachtete, die in Vollblüte stand und eine rote oder rosa Ringform bildete wie eine Borrelieninfektion, die sich nach einem Zeckenbiss ankündigt, ging mir ein Licht auf.

Ich ging zu den Kardenpflanzen und bat sie um Verzeihung. Aus den Wurzeln und dem Kraut bereitete ich eine Tinktur zu und es war wie ein Wunder. Nach etwa zwei Wochen waren meine Schmerzen weg und sie sind weggeblieben bis heute und ich konnte mich wieder bewegen.

Als ich das dem Arzt sagte, antwortete er nur: „Placebos nützen immer!" Aber ich war davon überzeugt, dass die Kardenwurzeltinktur mir geholfen hatte, und ich erzählte überall davon. Bald darauf kam ein Mann zu mir, der vor Schmerzen nicht mehr laufen konnte. Er saß im Rollstuhl und fragte nach diesem seltsamen Mittel. Nachdem ich es ihm gegeben hatte, rief er mich vier Wochen später wieder an und sagte: „Hast du Verwendung für einen Rollstuhl? Ich kann den meinen abgeben. Ich kann wieder laufen." In jenem Augenblick dachte ich, dass dies der Durchbruch war.

Doch mein Triumph hielt nicht lange an. Es gab Situationen, in denen die **KARDENWURZEL** nicht half. Da zeigte es sich, dass die Wirklichkeit und die Wirkung nicht mechanisch sind. Es gibt anscheinend viele unterschiedliche Borrelienstämme und ganz verschiedene Symptome. Aber aus den Erfahrungen der letzten Jahre kann ich sagen, dass die Kardenwurzeltinktur vor allem in Kombination mit anderen, natürlichen Reinigungsmitteln und homöopathischen Arzneien besonders wirksam ist.

Meine Geschichte geht noch weiter. Die Karden sind, nachdem ich meine Tinktur gemacht hatte, alle verschwunden, obwohl ich sie um Entschuldigung gebeten habe, weil ich sie verachtet habe. Ich bat die Kardenpflanzen, wiederzukommen. Das Wunder geschah tatsächlich. Im darauffolgenden Jahr wuchs mitten in unserem Kreuzgang ein Prachtexemplar einer Karde. Seitdem gehe ich sehr sorgsam mit dieser Pflanze um. Ob und in welcher Weise sie im Einzelnen wirkt, kann ich nicht sagen. Aber sicher ist sie reinigend für Leib und Seele. Die Karde wirkt harn-, galle-, und schweißtreibend, entschlackend, verdauungsfördernd und bei Hautunreinheiten. Manche beschreiben ihre positive Wirkung auch bei Gicht, Arthritis, Rheuma, Wassersucht und anderen Erkrankungen. Damit habe ich aber selbst keine Erfahrung.

Für mich ist die **KARDENWURZEL** das wichtigste Mittel gegen Borreliose geworden. Wenn ich meinem Gefühl der Pflanze gegenüber nachgehe, dann stärkt sie besonders die Widerstandskraft gegen Störungen an Leib und Seele. Sie gibt Energie gegen bewusste und unbewusste Verletzungen oder Bedrohungen.

Ich danke jedenfalls der **KARDENWURZEL** und werde diese Geschichte immer und immer wieder erzählen. ♣

ANWENDUNG

Die Karde ist eine Pflanze, die in den letzten Jahren wieder bekannt wurde durch die erfolgreiche Behandlung von Borreliose. Viele Menschen sind davon überzeugt, dass sie durch diese Pflanze bei Borreliose eine erhebliche Erleichterung gefunden haben.

Sinnvollerweise ist die **KARDENWURZEL** nur in einer Tinktur anzuwenden. Die beste Erntezeit der **KARDENWURZEL** ist unmittelbar nach der Schneeschmelze, wenn sich die dritte Blattrosette bei der Karde gebildet hat. Es werden die Wurzel und das Kraut zur Herstellung einer

Tinktur verwendet. Die Kardenwurzeltinktur kann jeder selbst herstellen, doch ist es wichtig, die Pflanze sehr gut zu kennen und sorgfältig zu verarbeiten. Deshalb ist es sinnvoller, diese Tinktur in der Apotheke zu kaufen.

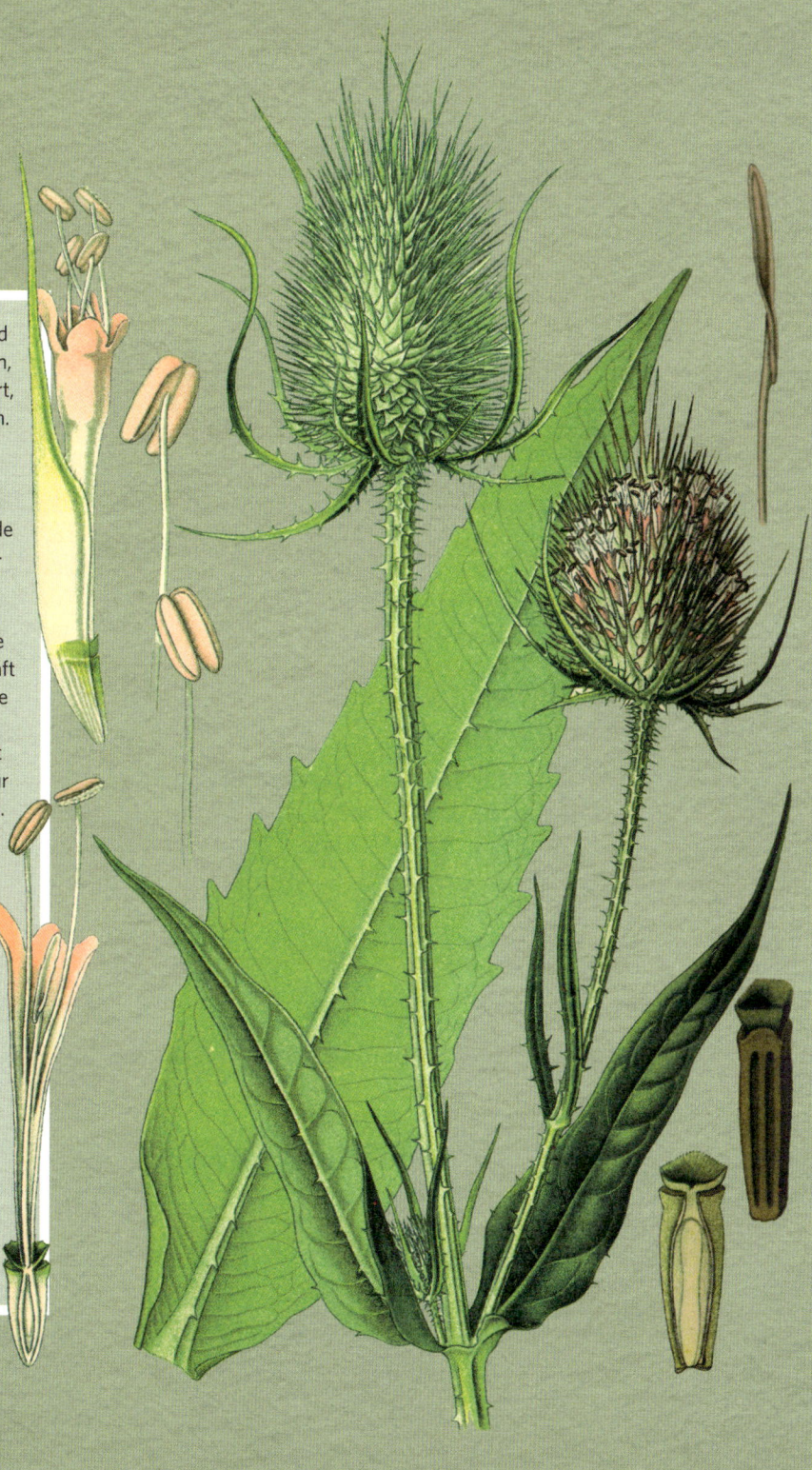

Die Blätter der **KARDENWURZEL** sind am Grund miteinander verwachsen, was zur Bildung eines Beckens führt, in dem sich Wasser sammeln kann. Dies ist als „Bad der Aphrodite" bekannt. Das darin gesammelte Wasser wurde jahrhundertelang für die Schönheit benutzt. Die Karde gilt als großer Reiniger. Die Bitterstoffe der Wurzel sollen harn- und schweißtreibend sein. Auf geistig-seelischer Ebene stärkt die **KARDENWURZEL** die Widerstandskraft gegen Bedrohungen von außen, die nur schwer erkannt werden. Als Distel ist sie von Stacheln übersät und zeigt schon durch ihre Signatur eine ausgeprägte Abwehrfunktion. Die **KARDENWURZEL** gibt Kraft und regt an, über die eigene Haltung nachzudenken.

STANDORT
karge, aber auch feuchte und sonnige Plätze

⫸

BLÜTEZEIT
Juni bis September

⫸

SAMMELZEIT
nach der Schneeschmelze

⫸

VERWENDETE TEILE
Wurzeln und Blattrosette

LINDE
SOLIDARITÄT UND ZUSAMMENHALT

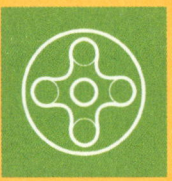

> **Die Linde ist oft der Mittelpunkt von Dorfplätzen und von Versammlungsstätten. Dort wurden Gerichtsverhandlungen abgehalten und Recht gesprochen. Die Menschen spürten, dass die Linde sie liebt und auch sie liebten die Linde.**

Viele Märchen und Liebesgeschichten spielten sich unter und rund um **LINDEN** ab. Und man musste nicht viel erklären. Wenn man sich unter den Lindenbaum gesetzt hat, wurde die Solidarität unter den Menschen gestärkt. Sie wurden gesund bei vielen Erkrankungen und die Menschen fanden heraus, dass alle Teile der **LINDE** heilsam waren. Wenige wissen, dass die Lindenasche zur Magenpflege bei Übersäuerung und Geschwüren eingesetzt wurde und dass die Lindenblüte eine herzstärkende Wirkung hat, wie ja auch schon ihre Blätter, die eine Herzform haben, anzeigen. Eine der schönsten Eigenschaften der **LINDE** war, dass man aus ihrem Bast Seile und Matten flechten konnte. Die Seile, die dazu dienten, gemeinsam an einem Strick zu ziehen, wurden zu Heilmitteln gegen die Rivalität und förderten die Fähigkeit, miteinander zu leben. Manchmal hat man aus dem Bast sogar Pinsel hergestellt, um Bilder zu malen. Viele Jahre später hat Hildegard von Bingen die **LINDE** so beschrieben: „Die **LINDE** hat eine Wärme, die bis in die Zweige und in die Blätter aufsteigt. Der Mensch, der Herzschmerzen hat, nehme die innere Wurzel und das Innere der Wurzel, pulverisiere es und esse das Pulver oft auf Brot. Wenn du schlafen gehst, dann lege frische Lindenblätter auf die Augen

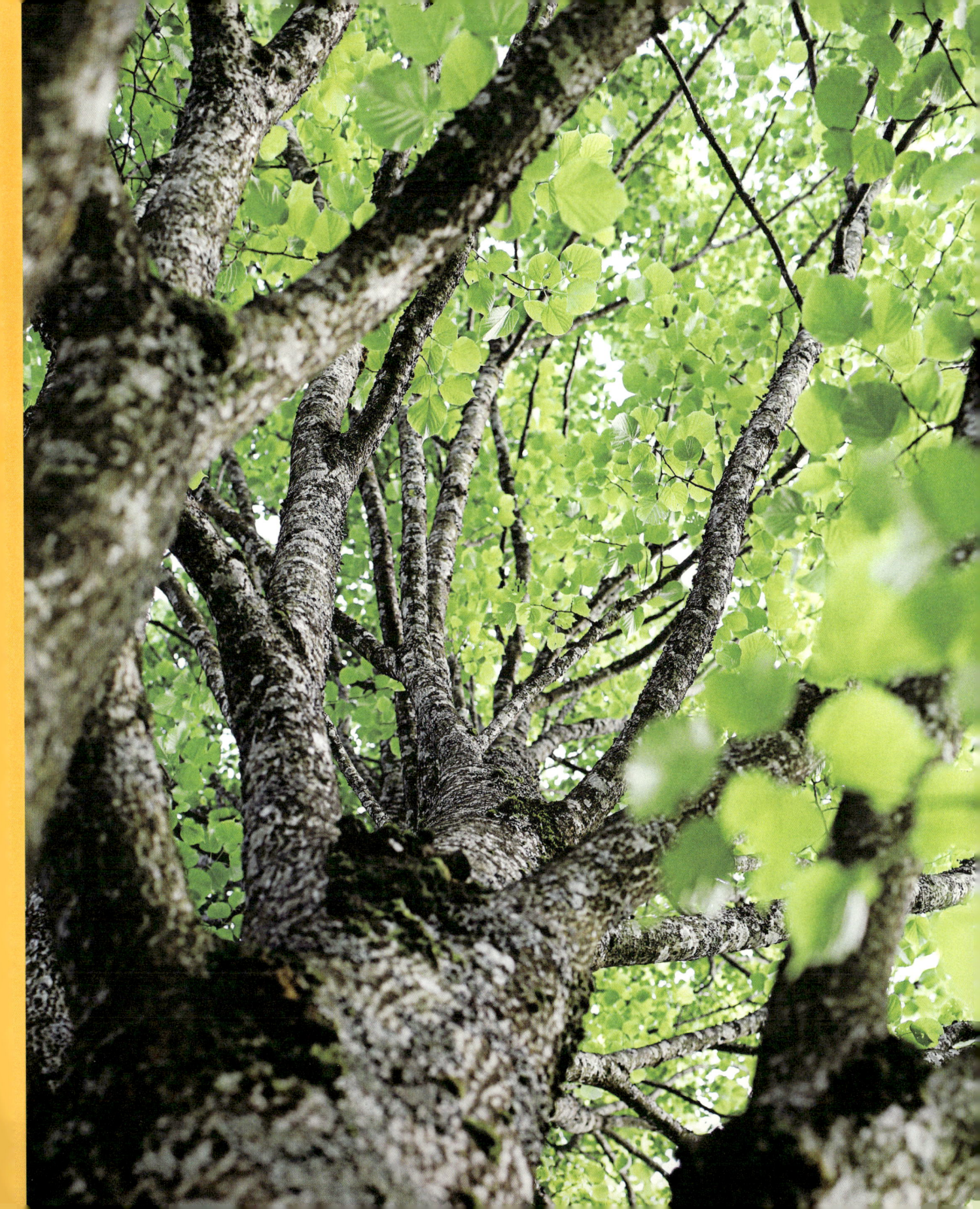

und über dein ganzes Gesicht, das macht die Augen klar und rein. Wer aber Gicht hat, der hole von der Erde, die um die Wurzel der LINDE liegt, und gebe die Erde ins Feuer, damit sie glühend wird. Und in einem Dampfbad gieße Wasser darüber und bade darin, das tue neun Tage lang und die Gicht wird geheilt. Nimm vom Stamm der LINDE (nicht von einem Zweig) ein Stück Rinde weg, wenn er im Sommer grünt. Schneide vom weißen Holz Späne weg und gebe die Späne durch einen goldenen Ring. Diesen Ring bedeckst du mit einem Baumwolltuch und darüber gebe ein grünes Glas, damit die Kraft des Spans nicht entweicht. Das tue 14 Tage bei zunehmendem Mond. Dann gebe den Ring an deinen Finger. Das ist eine starke Kraft gegen die gefährlichsten Krankheiten des Menschen."[1] Die LINDE wurde so zu einem der großen, heilenden Bäume und gehörte zu jenen Pflanzen, vor denen die Menschen den Hut zogen oder eine Kniebeuge machten, um sie zu verehren. Wenige kennen die Geschichte der LINDE. Sie klingt wie ein Märchen, aber dieses Märchen ist wahr, denn die Lindenblüten, die Rinde und die Wurzeln des Baumes haben heute und zu allen Zeiten großartige Heilkräfte, um den Menschen jene Kraft wiederzugeben, die das Mit- und Füreinander stärkt. ♣

[1] Zitiert nach: Siegrid Hirsch/Felix Grünberger, Die Kräuter in meinem Garten, Linz 2013, S. 446

DIE **SAGE** VOM **LINDENBAUM**

Wahrscheinlich war es gerade einmal vor etwa 65 Millionen Jahren, kurz nachdem die Dinosaurier ausgestorben waren. (Aber ein paar Millionen Jahre hin oder her ist nicht so entscheidend, denn die Erfahrungen von damals sind auch die Erfahrungen von heute.)

DIE DINOSAURIER waren mächtige Monster, Giganten, die zu den allergrößten Lebewesen gehören, die je auf der Erde gelebt haben. Damals herrschte das Gesetz „fressen und gefressen werden". Je größer die Giganten wurden, desto brutaler war das Leben, denn alles, was sich ihnen in den Weg stellte, wurde entweder niedergetrampelt oder gefressen. Es galt das Recht des Stärkeren. Nur die Größten und Stärksten konnten überleben und selbst diese waren immer wieder durch Stärkere gefährdet.

Wenn nicht ein gigantisches Naturereignis eingetreten wäre, hätten sie sich vermutlich gegenseitig ausgerottet. Wir nehmen an, dass es wahrscheinlich ein Meteoriteneinschlag war, der ihnen ein Ende gesetzt hat, aber es könnte auch sein, dass diese Monster und Giganten sich gegenseitig vernichtet haben.

Das ist bis heute so geblieben. Je größer die Monster und Giganten werden, desto größer werden die Feindschaften und desto mehr besteht die Gefahr, dass sich diese Giganten gegenseitig ausrotten. Wir erleben das auch in der Gegenwart. Nur haben wir nicht die Geduld, ihr Aussterben abzuwarten. Doch Gigantomanie zerstört immer alles Leben, zuerst um sich herum und dann sich selbst. Es ist nicht erstaunlich, dass nur die kleinen Dinge überleben.

Damals haben neben vielen anderen kleinen Dingen und Wesen die Kobolde, die Erdzwerge, die kleinen Erdgeister überlebt. Diese waren froh, dass die Giganten, die ja alles zertrampelt, niedergewalzt oder gefressen hatten, endlich ausgestorben waren. Da entfalteten sie eine reiche Tätigkeit. Sie hatten immer gute Einfälle. Sie waren erfinderische, lustige Burschen. Manchmal waren sie auch ein bisschen hinterlistig, aber im Großen und Ganzen gaben sie sich zufrieden mit ihrem Leben und mit ihrem Wesen. Sie hatten einen wunderbaren Zauberrosengarten mit vielen Hunderten von Blumen und Heilpflanzen angelegt. Aus ihnen machten sie einen köstlichen Heiltrank. Es war eine Wonne, in diesem Garten zu sein.

Aber das währte nicht lange. Es ereignete sich etwas sehr Merkwürdiges. Die kleinen Wesen fingen an sich zu fragen, wer denn der Größte, der Schönste, der Reichste, der Geschickteste und der Erfolgreichste sei. Jeder wollte immer angesehener sein und dieses Angesehensein zeigte sich vor allem in ihrer Sehnsucht nach dem Gold. Wer hatte das meiste Gold? Wer hatte den schönsten Schmuck?

Das gleiche Schicksal wie die Dinosaurier schien jetzt die kleinen Zwerge und Kobolde zu ereilen, denn es gab immer mehr Streit und Rivalitäten zwischen ihnen. Und aus den Zwergen und Kobolden wurden immer mehr Rauf- und Saufbolde, die permanent Streit und Zwietracht stifteten. Doch es gab unter ihnen auch Tugendbolde, die genauso schlimm waren wie die Raufbolde. Sie tyrannisierten sich gegenseitig mit Vor-

schriften und Forderungen nach noch größerer Leistung und Erfolg. Die Dinosaurier waren durch ihre Gigantomanie und ihre Gefräßigkeit ausgestorben. Die Zwerge und Kobolde waren durch das Gold, den Reichtum und durch ihre Besitzgier verdorben worden.

Im Laufe der Zeit verwilderte ihr Zauberrosengarten. Sie kümmerten sich nicht mehr um die Pflanzen, Blumen und Bäume, sondern sie beschäftigten sich lieber mit ihren Goldschätzen und mit ihrem Reichtum. Der Zusammenhalt zwischen ihnen war zerstört. Es regierte der Neid, der Hass, die Ablehnung, die Rivalität. Es war ein Größenwahn im Kleinen, aber er war deshalb nicht harmloser.

Diese Ereignisse machten die Kobolde und Zwerge krank. Zuerst merkte man es gar nicht, aber sie hatten jetzt zunehmend Krankheiten, die wir auch sehr gut kennen und Zivilisationskrankheiten nennen. Es waren zuerst immer wieder leichtere und schwerere Erkältungen. Sie wurden immer anfälliger für grippale Infekte. Ihr Schnupfen war so andauernd, dass sie nur noch näseln konnten. Weil sie so gierig waren, gönnten sie sich nicht einmal mehr das Essen und litten gleichzeitig unter Appetitlosigkeit. Sie hatten Schwierigkeiten mit ihrer Verdauung: Sodbrennen, Darmentzündungen und

Verstopfungen. Ihre Sucht nach Geld, Ruhm und Anerkennung bescherte ihnen Bluthochdruck und Wassersucht, Kopfschmerzen, Migräneanfälle. Dadurch, dass sie sich nicht mehr vernünftig bewegten, sondern nur noch auf ihren Goldschätzen saßen, bekamen sie Rückenschmerzen, die Hexe schoss in ihr Kreuz ein, sie hatten Ischiasbeschwerden und man sah ihnen an, dass sie nicht gesund waren. Sie hatten viele Falten im Gesicht und ihre Haut war nicht mehr gesund.

Vier besonders schlimme Kobolde hießen Alfrigg, Dvalen, Berling und Gerr. Sie waren hervorragende Künstler, erfolgreiche Goldschmiede, gute Geschäftsleute, aber das Gold hatte sie verdorben. Jeder von ihnen war so ehrgeizig, dass er den allerschönsten Ring machen wollte, den es je auf Erden gegeben hatte. Niemand wusste genau, wie diese Ringe aussehen sollten, aber sie sollten so schön sein, dass sich selbst die Götter danach sehnten, einen solchen Ring zu besitzen.

Mit großer Sorge beobachtete die große Göttin Freya, die Herrin und Gebieterin über Himmel und Erde, dieses Treiben. Sie war die Göttin der Liebe, des Glücks, der Schönheit und der Kunst, aber auch des Reichtums. Sie war die Göttin der Gesundheit, der Fruchtbarkeit und des Frühlings, aber auch die Göttin der Unterwelt, des Todes und der Geburt. Sie wurde die Himmelskönigin genannt, der Mondschein über dem Meer, die Herrin des Schicksals und der Sterne. Die Alten erzählten sich, dass sie auf einem Wagen fuhr, der von Katzen gezogen wurde. Besonders besorgt war aber Freya darüber, dass den Kobolden und Zwergen der Gemeinsinn, das Gemeinwesen abhandengekommen war und sie sich dadurch gegenseitig zerstörten.

Weil Alfrigg, Dvalen, Berling und Gerr jeder für sich an einem wunderschönen Schmuck arbeiteten, an einem Ring, den noch nie jemand zu Gesicht bekommen hatte, beschloss sie, sich auf den Weg zu machen, um so ein kostbares Kleinod zu erwerben. Natürlich waren die vier Zwerge nicht gemeinsam am Werk. Jeder arbeitete in seiner Höhlenwerkstatt für sich. Keiner wollte seine Geheimnisse preisgeben. Aber Freya, die sie besuchte, wusste, dass diese vier Schmuckstücke im Grunde zusammengehörten. Sie wusste auch, dass es nur dann wieder möglich war, das Volk der Kobolde und Zwerge gesund zu machen, wenn diese vier Schmuckstücke oder Ringe miteinander in Beziehung kommen. Deshalb musste sie die Zwerge davon überzeugen, dass sie wieder zusammenarbeiteten.

Als sie durch den verwilderten Zauberrosengarten ging und überlegte, wie es ihr gelingen könnte, die vier Schmuckstücke der Zwerge zusammenzufügen, sah sie die Verwahrlosung und erkannte, dass in das Leben der Zwerge der Frieden nur dann wieder einkehren könnte, wenn der Zauberrosengarten der Zwerge eine Mitte, einen Mittelpunkt, bekommen würde, um den sich die Lebewesen wieder sammeln konnten. Vor ihrem inneren Auge sah sie einen wunderbaren Baum, eine **LINDE**, mit einem mächtigen Stamm in der Mitte und einer ausladenden Krone, den sie nicht nur vor ihrem inneren Auge sah, sondern der durch ihren Wunsch dort bereits gewachsen war. Sie sah, dass dies ein Baum der Gastfreundschaft, der Solidarität, des Miteinanders war, denn die **LINDE** stand gerade in ihrer höchsten Blüte und Tausende Bienen waren ihre Gäste. Es summte und brummte um sie herum und da erkannte die Göttin, dass die Zwerge und die Kobolde, die sich zerstritten hatten und nur noch von Gier und Rivalität getrieben waren, diesen Baum, diesen Sammelpunkt und Kreis in ihrer Mitte brauchten.

So machte sie sich also auf den Weg zu den Zwergenhöhlen und sie traf Alfrigg, der sie misstrauisch betrachtete. Er arbeitete an einem Ring mit viel Mühe, denn er hatte Husten, Schnupfen und Hustenkrämpfe. Er sah blass aus und litt auch noch an Fieber. Sie traf Dvalen bei seiner Arbeit, aber er konnte fast nicht mehr schmieden, denn er hatte einen Hexenschuss und Ischias. Genauso elend war Berling, der dritte der Goldschmiedezwerge, beieinander. Rheuma plagte ihn, Kopfschmerzen und Migräne. Nicht besser ging es dem alten Gerr, der Schwierigkeiten mit seiner Verdauung hatte und ganz abgemagert war. Sie würden die wunderbaren Schmuckstücke wahrscheinlich nicht mehr fertigbringen, weil sie zu sehr vom Ehrgeiz getrieben waren, aber auch von ihrer Raffgier und von ihrer Einsamkeit, von ihrer Seelenkrankheit. Freya, die wunderschöne Göttin und Herrin, bot jedem der Zwerge an, das ringförmige Schmuckstück zu kaufen, das sie gerade in Arbeit hatten. Da die vier glaubten, sehr viel Geld oder Gold dafür zu bekommen, waren sie natürlich davon begeistert. Doch die Göttin sagte ihnen, sie wolle nicht nur das Kleinod, sondern sie wolle ihnen ein Heilmittel geben, damit sie wieder gesund werden.

Zuerst schwankten die Zwerge, aber dann wurde ihre Sehnsucht nach Gesundheit doch so stark, dass sie die

Göttin fragten, was sie zu tun hätten. Die Göttin sagte den Zwergen, dass sie nicht vier Schmuckstücke wollte, die nebeneinander liegen, sondern dass sie einen Halsschmuck mit fünf Ringen wollte – einer in der Mitte und vier außen, die mit einem goldenen Band verbunden sind. „Und ihr müsst den Ring in der Mitte gemeinsam machen und ich schenke euch dafür mitten im Zauberrosengarten einen Baum, der alle eure Krankheiten heilen kann."

So machten sich die vier an die Arbeit. Als sie den Ring in der Mitte des Schmuckstücks gemeinsam gemacht hatten, spürten sie die Heilwirkung der LINDE schon, eine beruhigende, entspannende, krampflösende, aber auch schweißtreibende Wirkung. Während sie so den Geist der LINDE einatmeten, wurden sie gesund und das wunderschöne Schmuckstück für Freya wurde fertiggestellt. Die Zwerge nannten dieses goldene Halsband der Göttin Brisingamen. Und während die Zwerge an diesem wunderbaren Halsband arbeiteten, entfaltete sich in der Mitte des Zauberrosengartens die herrliche LINDE. Durch die Kraft der Göttin wurde sie zum Mittelpunkt des ganzen Gartens.

Als der Zauberrosengarten wieder einen Mittelpunkt hatte, versammelten sich die Zwerge dort. Sie pflegten ihn und halfen, dass die Pflanzen wieder ihren Platz bekamen. Regelmäßig trafen sie sich unter dem Lindenbaum. Sie atmeten die Heilkraft dieses Baumes ein und wurden an Leib und Seele gesund. Wenn Gedanken des Neides, des Hasses, der Ablehnung oder der Rivalität auftauchten, versammelten sie sich um den Lindenbaum. Sie sangen dort ihre alten Lieder, die sie schon fast vergessen hatten, und spielten, sie schlichteten dort ihre Streitfälle und erlebten unter diesem Lindenbaum wunderbare Stunden. Das ist weiter so geblieben, auch dann, als die Zwerge nicht mehr so sichtbar waren. ♣

Die beliebteste Anwendung der Lindenblüte ist der Lindenblütentee. Man kann sowohl die frisch gesammelten Lindenblüten als auch die getrockneten dafür verwenden. Wichtig ist dabei, dass die Lindenblüten gut ausgeschüttelt werden, damit sich in den Blüten keine Käfer befinden. Nehmen Sie für diesen Tee nur gesunde Blüten, die nicht schon in irgendeiner Form angefressen sind. Lindenblüten lassen sich sehr gut trocknen und für den Winter aufbewahren. Der Tee gilt als erste Wahl bei beginnenden Erkältungskrankheiten und Infekten und sollte mindestens eine halbe Stunde lang ziehen, bis er eine rote Farbe bekommen hat. Ein Liter heißer Lindenblütentee ersetzt einen Saunagang. Doch es gibt auch noch andere Verwendungsmöglichkeiten der Lindenblüte, zum Beispiel

KAROTTENLINDENBLÜTENSUPPE: Dazu brauchen wir 500 g Karotten, zwei Esslöffel gehackte Zwiebeln, 200 g Kartoffeln, drei Esslöffel Butter, einen Liter ungesüßten Lindenblütentee, 0,2 l Rahm, Salz und Pfeffer. Das Gemüse schälen und in Würfel schneiden, in Butter andünsten und mit dem Lindenblütentee auffüllen, würzen und weich kochen. Mit einem Stabmixer sollte alles fein püriert und nach Belieben Rahm beigefügt werden. Nicht mehr lange aufkochen. Aus Lindenblüten lassen sich aber auch köstliche Gelees herstellen. Sie sind relativ einfach zu machen, etwa das **LINDENBLÜTENORANGENGELEE.** Zutaten: zwei Handvoll Lindenblüten, 750 ml naturreiner Orangensaft, 500 g Gelierzucker. Statt des Orangensaftes kann man auch Apfelsaft verwenden. Die gereinigten Lindenblüten im Orangenbeziehungsweise Apfelsaft 24 Stunden lang ziehen lassen, dann alles abseihen und die Blüten ausdrücken. Mit Gelierzucker zu Gelee kochen. Für die Gelierprobe einen gekühlten Teller nehmen, um zu sehen, ob das Gelee schon gut stockt. Sobald diese Probe erfolgreich ist, alles in ausgekochte, gereinigte Schraubgläser füllen und gut verschließen.

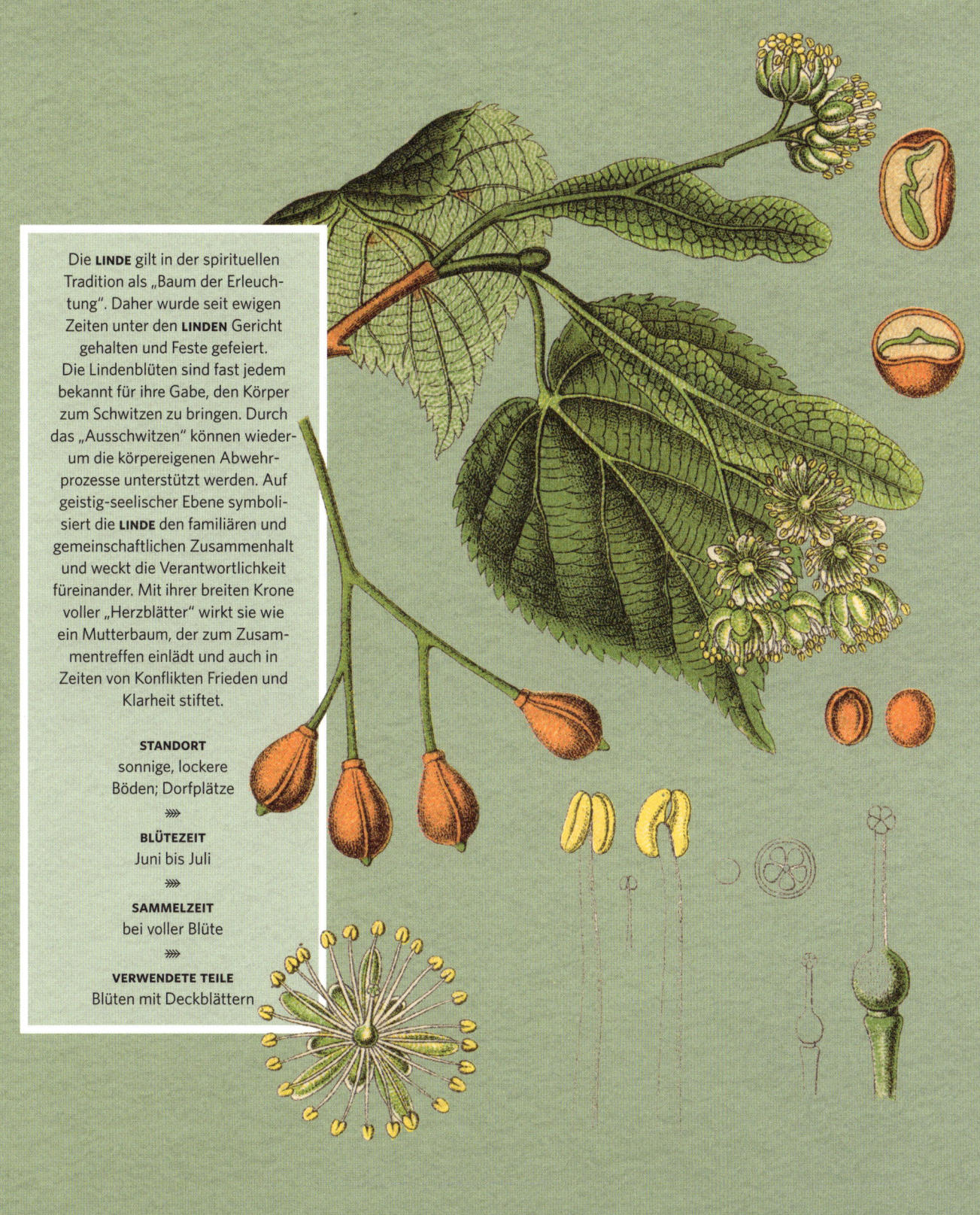

Die **LINDE** gilt in der spirituellen Tradition als „Baum der Erleuchtung". Daher wurde seit ewigen Zeiten unter den **LINDEN** Gericht gehalten und Feste gefeiert. Die Lindenblüten sind fast jedem bekannt für ihre Gabe, den Körper zum Schwitzen zu bringen. Durch das „Ausschwitzen" können wiederum die körpereigenen Abwehrprozesse unterstützt werden. Auf geistig-seelischer Ebene symbolisiert die **LINDE** den familiären und gemeinschaftlichen Zusammenhalt und weckt die Verantwortlichkeit füreinander. Mit ihrer breiten Krone voller „Herzblätter" wirkt sie wie ein Mutterbaum, der zum Zusammentreffen einlädt und auch in Zeiten von Konflikten Frieden und Klarheit stiftet.

STANDORT
sonnige, lockere
Böden; Dorfplätze

⇛

BLÜTEZEIT
Juni bis Juli

⇛

SAMMELZEIT
bei voller Blüte

⇛

VERWENDETE TEILE
Blüten mit Deckblättern

MEISTERWURZ
INNERER MEISTER

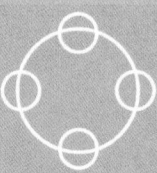

Vor einigen Jahren, als ich mich in die Kärntner Berge für ein paar Tage zurückgezogen hatte, um allein zu wandern, kam ich zu einer abgelegenen Almhütte, die nicht für Touristen bewirtschaftet wurde.

Dort traf ich einen Senner, dessen Alter ich nicht einschätzen konnte, denn er war sicher nicht mehr ganz jung, hatte aber ein strahlendes, jugendliches Gesicht und lud mich ein, auf der Bank vor der Hütte Platz zu nehmen und mit ihm Brotzeit zu machen. „I hob Zeit. De Viecher fressen a ohne mi. Und wenn jetzt dann des Wetter kimmt, finden s' von alloan zum Unterstand." Ich wollte mich nicht aufhalten lassen, denn ich fürchtete auch das sich ankündigende Gewitter. „Bleib da, wenn's d'Zeit host. Werd net dein Schaden sein." So willigte ich ein und griff kräftig zu, vielleicht zu kräftig. Aber der Speck und der Käse waren zu verführerisch. Dann ging der Senner in die Hütte und brachte eine nicht etikettierte Flasche mit einer hellgelben Flüssigkeit. „**MEISTERWURZ**", sagte er, „gegen Tod und Teifl und für alles Gute." Der erste Schluck brannte wie Feuer. Er wärmte und kühlte zugleich. „Auf oan Fuß steht ma schlecht", meinte der Senner und goss nach. Mir kam vor, dass der Speck und der Käse im Bauch neutralisiert wurden. „Es werd rengert", bemerkte der Gastgeber, „de Viecher san a schon dahoam." In der Bilderbuchhütte roch es nach **MEISTERWURZ**. Büschel hingen von der Decke. Im hinteren Teil der Hütte sah ich einige Glasballons, in denen Meisterwurzel ange-

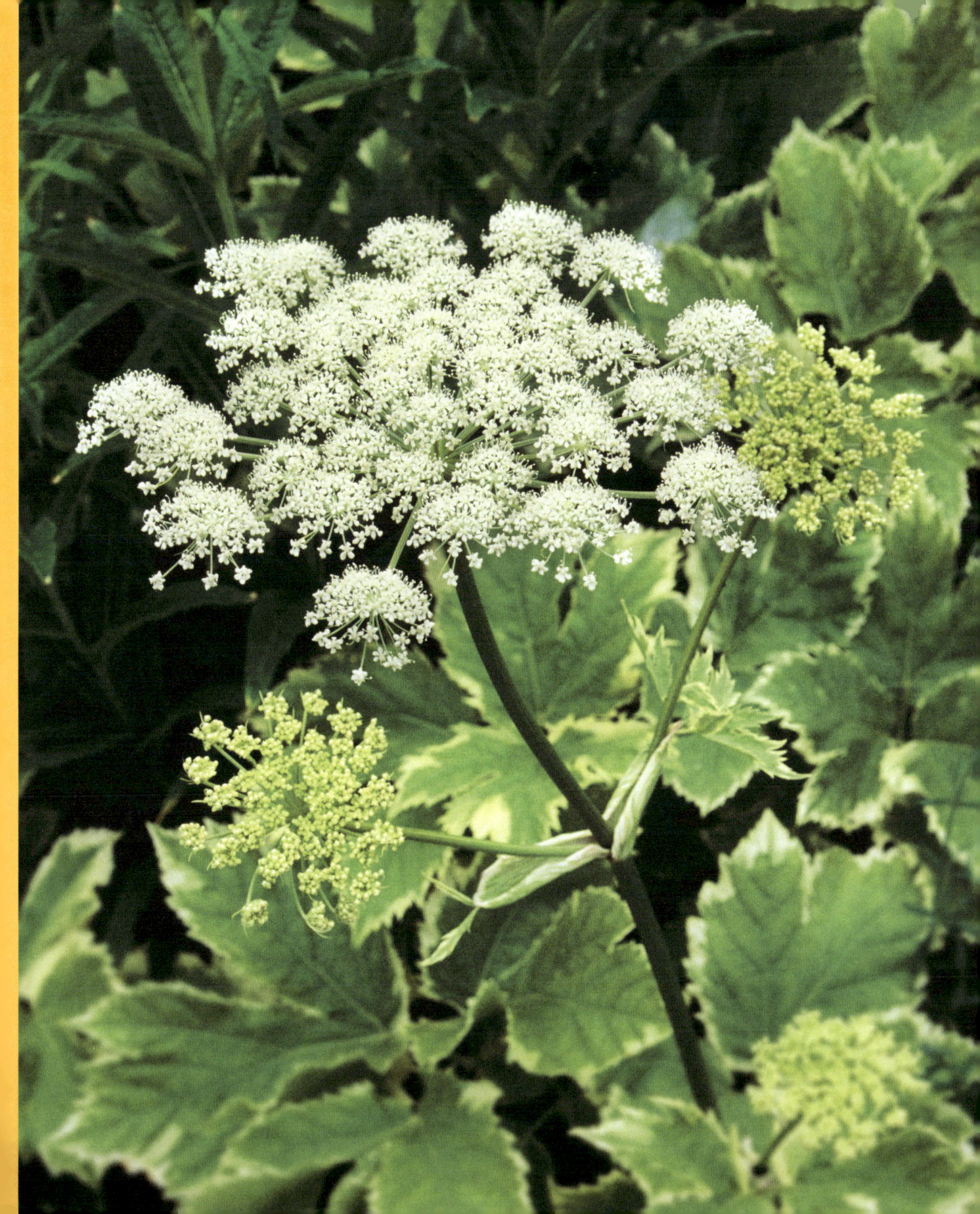

setzt war. Auf dem Ofen stand eine Rauchpfanne, auf der Meisterwurzfrüchte als Räucherwerk einen wunderbaren Geruch verbreiteten. Als der Senner das dritte Glas eingeschenkt hatte, begann er mehr mit sich und der **MEISTERWURZ** zu reden als mit mir: „Ja, die **MEISTERWURZ** gibt mir das Leben. Es gibt a gar koa Krankheit, die sie net vertreibt, bevor sie überhaupt no da ist. I bin jetzt scho a paar Jahrl über die 80 und bin seit 50 Jahr nimmer gscheit krank gwen. Koa Gripp', koa Erkältung, koa Bauchweh, koane Wind (Blähungen). Kein gar nichts, beim Mensch und bei die Viecher. An Nachbarn auf der Lärchenalm hat s' sogar bei seiner Gicht g'holfn. Und wenn i mir weh tua, **MEISTERWURZ** kimmt drauf." Während er das vierte Stamperl mit Honig mischte, fuhr er fort: „Und koane bösen Geister, weder im Hirn no in der Hütten. Brauchst di net fürchten. De halten's bei mir mit der **MEISTERWURZ** net aus. Und schloafa wirst d' wie an Engel." Das war dann auch so, trotz des schweren Gewitters, das krachend niederging. Am Morgen stand ich auf ohne Kopfweh, verabschiedete mich mit großem Dank. Ich war einem Meister der **MEISTERWURZ** begegnet. ♣

DER **MEISTER** DER **MEISTERWURZ**

Der Meister saß vor seiner Einsiedelei in den Bergen. Er erwartete wie jedes Jahr zur Sonnenwende eine Gruppe von Meisterschülern, die er durch viele Jahre begleitet hatte. Er hatte sie gelehrt, auf ihren Atem zu hören und die Stille zu lieben.

VOR ZEHN JAHREN waren sie in den Bergen gewesen und hatten das Schweigen gelernt. Sie hatten erfahren, was es heißt, sich zu versenken. Sie waren durch Wüsten gewandert und hatten in Aschrams meditiert. Sie waren zu Gast in den Klöstern Europas gewesen und waren auf dem Jakobsweg gepilgert. Er war zufrieden mit diesen Wegen, denn die Wege führten alle zu dem einen Ziel: zum inneren Frieden und zur Erleuchtung.

Eine Sorge hatte er, denn sie waren ein wenig zu eifrig. Aber er wollte ihren Eifer nicht allzu sehr bremsen, denn der Wildwuchs des Stolzes und der Eitelkeit würde von selbst absterben. Wahre Meisterschaft, die Fähigkeit das Leben zu meistern, bedurfte der Demut und der Dankbarkeit. Diese Gnadengaben wurden dann lebendig, wenn alle Kräfte des Leibes und der Seele in Einklang standen.

Die größte Herausforderung war die bleibende Achtsamkeit für das Leid, die Gebrochenheit, das Versagen, die Krankheit, für das Werden und Vergehen, für den Tod und für das Leben. Diese Achtsamkeit war die innere Weisheit, die fast alle Heiligen in den Religionen gelebt und gelehrt hatten.

Der Einsiedler wusste, dass dieser Weg genauso steinig und mühsam war wie der Anstieg seiner Schüler heute zu seiner Eremitage. Denn die Hindernisse, die unsere Seele auf dem geistlichen Weg zu überwinden hat, waren viel stärker als die größten Gesteinsbrocken auf dem Weg zu einem Gipfel. Es waren ja vor allem die Ängste und die Furcht, das eigene Ego zu lassen, um ganz in Freiheit, Gelassenheit und Freude zu leben. Der Meister schaute mit Güte und Freundlichkeit auf den Weg seiner Schüler und wusste, dass nicht er, sondern der innere Meister oder die Meisterin der eigentliche Lehrer war. Alle Übungen, alle Techniken, alle Erkenntnisse bildeten nur Werkzeuge, um die göttlichen Kräfte der Seele sich entfalten zu lassen. Je einfacher die Mittel waren, desto mehr Seelenkräfte konnten sich entfalten.

Das wollte er heute seinen Schülern zeigen und ganz erleichtert griff er unbewusst an seine Brust. Dort hing an einer silbernen Schnur ein Stück getrockneter **MEISTERWURZ.**

Er sah die kleine Gruppe den Berg heraufkommen und ging ihr entgegen. Nach der Begrüßung saßen die Schüler um den Meister und erwarteten die ersten Anweisungen für die Übungen des Tages. Aber er machte keine Anstalten, sich im Lotussitz zu versenken. Er bat sie, sich um den Tisch vor der Hütte zu setzen und begann mit seiner Unterweisung.

„Das Wichtigste für das spirituelle Leben und die Erleuchtung ist eine gute Verdauung."

Die Schüler trauten ihren Ohren nicht. Was wollte der Meister heute sagen? Wollte er über die Verdauung sprechen?

„Nur wenn wir das, was wir aufnehmen, gut kauen, einspeicheln, nicht nur schlucken und schlingen, wird uns ihr wahrer Wert geschenkt. Schaut auf das Stück Brot, das vor euch liegt, oder was es

auch immer sein mag, und schaut es andächtig an. Riecht es, schmeckt es, das Süße, das Saure, das Salzige und vor allem das Bittere. Je länger ihr es kaut, desto leichter wird es verdaut."

Seine Schüler dachten: Wovon spricht er jetzt? Spricht er vom Essen oder spricht er vom spirituellen Leben?

„Zahnweh und Zahnfleischbluten kommen oft daher, dass wir uns irgendwo verbeißen, und hindern uns, wirkliche oder geistliche Nahrung aufzunehmen. Ihr selbst aber habt in euch die Kraft des Speichels, mit dem Jesus einen Blinden geheilt hat, die Blindheit des Herzens ebenso wie die Blindheit an Leib und Seele."

Einige der Schüler fragten sich: Spricht der jetzt von unserer Blindheit? Und was meint er mit der Kraft des Speichels, der unsere Blindheit heilen kann?

„In eurem Magen muss das Verdauungsfeuer entfacht werden. Es ist wärmend und erlösend zugleich. Es kann aber auch zerstörend und verbrennend sein. In uns selbst muss ein Hungergefühl entstehen. Es ist die Sehnsucht nach geistlicher Nahrung und dabei ist es gut, immer das rechte Maß zu treffen. Es hilft unserer Seele, weder gierig und gefräßig noch magersüchtig zu werden. Auch der Magen ist ein Lehrer des spirituellen Lebens."

Seine Schüler waren verblüfft.

„Der Darm genauso wie die Nieren und die Blase scheiden, sie üben die Unterscheidung der Geister, nehmen Nahrung auf, geben Überflüssiges ab und scheiden es aus. Wenn wir unseren Leib in Balance bringen, entgiften wir unsere Seele und werden fähig, die Seelengifte auszuscheiden, die den Stoffwechsel des Leibes und der Seele gefährden. Die schlimmsten Belastungen für uns sind unsere Laster, die von den spirituellen Lehrern zu allen Zeiten beschrieben wurden.

Die ärgsten von diesen Lastern sind der Stolz, die Herzenshärte und die Traurigkeit. Für jene Laster sind spirituell Suchende, auch die geistlichen Lehrer, besonders anfällig. Schaut auf eure Gedanken und in euer Inneres. Wenn ich jetzt zu euch über ganz einfache Dinge spreche, entdeckt ihr selbst eure Ablehnung. Es ist euch zu banal, es ist vielleicht zu einfach, und dann entdecken wir unseren Hochmut, unseren Stolz, die Besserwisserei und auch die Depression. Aber diese Entdeckung muss uns dankbar machen, denn wir erkennen die eigenen Wunden und Schmerzen, die oft den Weg zur Umkehr und zur Heilung zeigen."

Es herrschte große Stille. Die Schüler begannen zu hören.

„Hört auf euren Atem, das große Geschenk der Natur und des Geistes. Er kommt und geht. Ihr braucht und könnt nichts machen. Ihr könnt nur einfach lassen. Je mehr ihr den Atem, das Feuer des Geistes lasst, desto mehr wird es euch mit Wärme erfüllen.

Doch Erleuchtung kommt nicht nur von oben, nicht nur vom Himmel, sondern auch aus der Erde. Deshalb nehmt jetzt zum Brot ein kleines Stück **MEISTERWURZ** und ihr werdet entdecken, dass sie eine große Heilerin ist, diese Wurzel, gewachsen auf den mageren Böden der Berge.

Die Alten haben uns gelehrt, dass sie nicht nur den Atem befreit, die Ausscheidung, die Entgiftung, den Stoffwechsel des Leibes und der Seele fördert, sondern den inneren Meister oder die Meisterin befreit und zur Entfaltung bringt.

Sie mildert meinen Stolz und fördert meine Demut, und viele spirituelle Lehrer tragen ein Stück der Wurzel um ihren Hals und werden beschenkt mit der Gnade der Dankbarkeit für ein gutes Leben."

Die Schüler hatten aufmerksam zugehört und waren betroffen. Einige griffen zuerst zaghaft, aber dann zuversichtlich und demütig nach der kleinen Wurzel. Sie schmeckten ihre Schärfe und Frische. Sie ließen ihre eigenen Gedanken los, gaben sich hin und wurden zu Meistern. ♣

Ein „göttliches Allheilmittel" nannte der Pharmazeut Friedrich Hoffmann diese Wurzel. Sie wurde von vielen als die „Wurzel aller Wurzeln" bezeichnet. Hildegard von Bingen lobt sie sehr: „Sie taugt gegen Fieber. Wer Fieber, welcher Art es auch sei, hat, der nehme MEISTERWURZ und zerstoße sie und gebe einen halben Becher Wein darüber, bis über die obersten Stücke. So lasse er über Nacht ziehen und gieße am Morgen wiederum Wein darüber und davon trinke er auf nüchternen Magen während drei oder fünf Tagen und er wird geheilt werden."[1] Diesen Meisterwurzwein sollten nur Erwachsene trinken. Man benötigt dazu frische, zerkleinerte Wurzeln oder Pulver aus den getrockneten Wurzeln. Einen Esslöffel MEISTERWURZ in ein Glas geben und fünf Esslöffel Weißwein darübergießen. Das Gemisch bleibt über Nacht stehen. Am Morgen wird abgegossen und getrunken. Am Abend setzt man dann wieder ein Gläschen Meisterwurzwein an. Dies sollte man mindestens drei bis fünf Tage lang trinken.

Der Meisterwurztee wird hergestellt wie jeder andere Tee auch. Einen Teelöffel MEISTERWURZ mit einer Tasse kochendem Wasser überbrühen und zehn Minuten lang ziehen lassen. Hilfreich soll auch ein Dampfbad bei Husten und Bronchitis mit MEISTERWURZ sein. Dazu gibt man ein bis zwei Esslöffel fein geschnittene Wurzelstücke MEISTERWURZ in eine hitzefeste Schüssel und übergießt sie mit einem Liter kochendem Wasser. Die dampfende Schüssel stellt man auf einen Tisch, beugt sich darüber und zieht ein großes Handtuch über Kopf und Oberkörper, damit der heiße Dampf erhalten bleibt. Den sollte man 10 bis 15 Minuten lang inhalieren. Anschließend trocknet man sich gründlich ab.

Vorsicht ist aber geboten aufgrund der Furocumarine der MEISTERWURZ. Sie können die Haut von Menschen reizen. Die getrocknete MEISTERWURZ wird auch zum Räuchern verwendet. Sicherlich müssen viele Wirkungen der Meisterwurz, die in der traditionellen Heilkunde überliefert sind, hinterfragt werden. Tatsache ist aber, dass diese Heilpflanze über Jahrhunderte hinweg von Menschen sehr hoch geschätzt wurde. Man sagte ihr nach, dass sie appetitanregend, beruhigend, entgiftend, krampf- und schleimlösend, harntreibend sowie verdauungsfördernd wirke. Die Pflanze galt auch immer wieder als jene Wurzel, die den Menschen echte geistige und geistliche Erkenntnis bringen konnte.

[1] Zitiert nach: Siegrid Hirsch/ Felix Grünberger, Die Kräuter in meinem Garten, Linz 2013, S. 478.

MEISTERWURZ

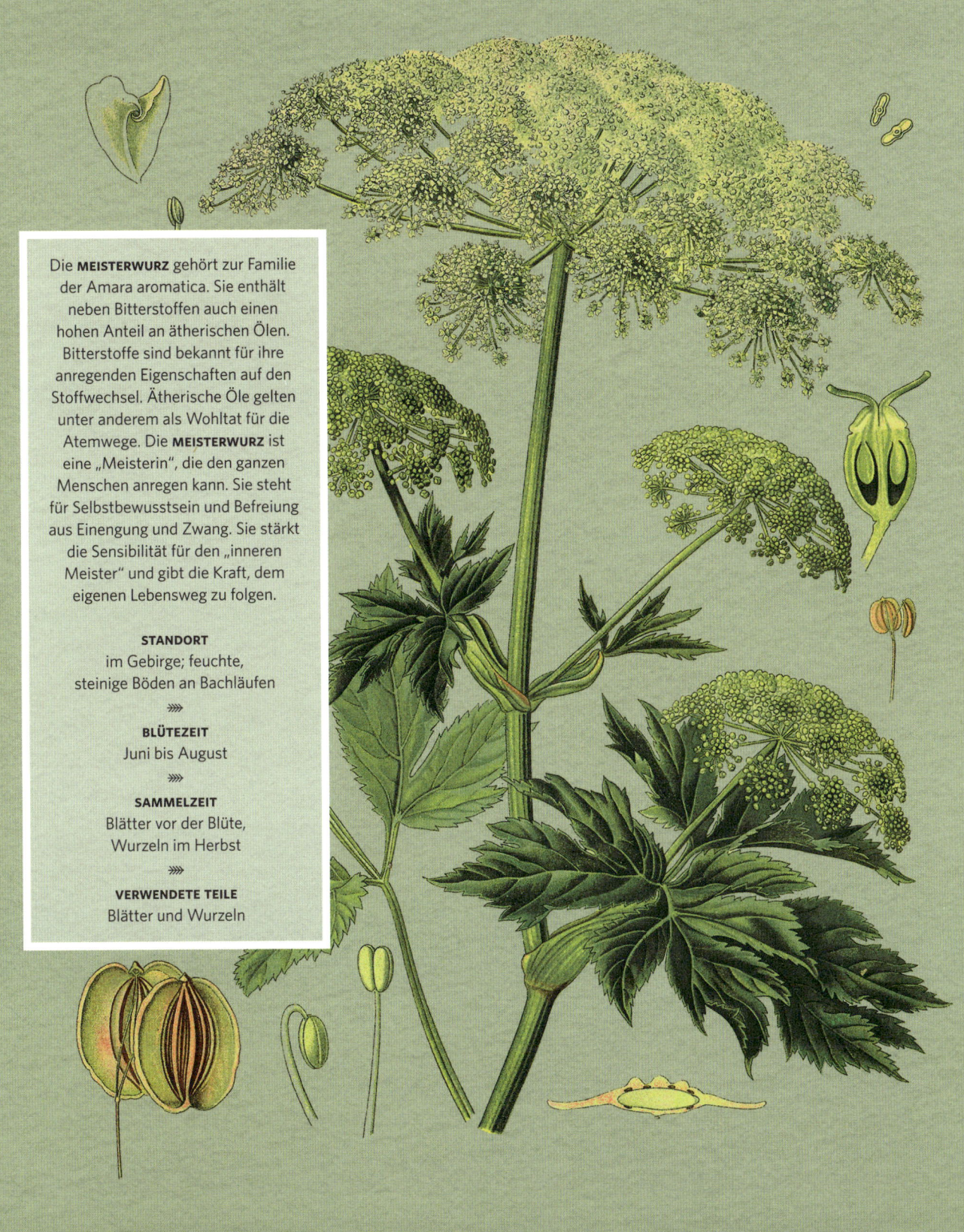

Die **MEISTERWURZ** gehört zur Familie der Amara aromatica. Sie enthält neben Bitterstoffen auch einen hohen Anteil an ätherischen Ölen. Bitterstoffe sind bekannt für ihre anregenden Eigenschaften auf den Stoffwechsel. Ätherische Öle gelten unter anderem als Wohltat für die Atemwege. Die **MEISTERWURZ** ist eine „Meisterin", die den ganzen Menschen anregen kann. Sie steht für Selbstbewusstsein und Befreiung aus Einengung und Zwang. Sie stärkt die Sensibilität für den „inneren Meister" und gibt die Kraft, dem eigenen Lebensweg zu folgen.

STANDORT
im Gebirge; feuchte,
steinige Böden an Bachläufen

⋙

BLÜTEZEIT
Juni bis August

⋙

SAMMELZEIT
Blätter vor der Blüte,
Wurzeln im Herbst

⋙

VERWENDETE TEILE
Blätter und Wurzeln

MELISSE
HERZENSWÄRME

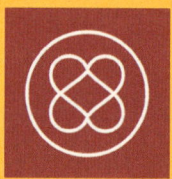

Augustinus, der spätere Erzbischof von Canterbury (geb. 546, gest. am 26. Mai 604), war als Benediktinermönch Prior des St. Andreasklosters auf dem Monte Celio in Rom, das Papst Gregor der Große in der Villa seiner Eltern gegründet hatte.

Er war ein vorbildlicher Mönch und verantwortungsvoller Prior. Deshalb wählte ihn Gregor im Jahr 597 mit 40 anderen Mönchen aus und sandte ihn nach England. Der Papst war von König Ethelbert und seiner Frau Berta gebeten worden, Mönche als Missionare auf die Britischen Inseln zu schicken. Berta war eine Tochter des Merowingerkönigs Charibert I., die Christin gewesen ist. Nur sehr zögernd nahm Augustinus im Gehorsam diesen Auftrag an und kehrte auf halbem Weg nach England wieder nach Rom zurück, um sich von dieser Aufgabe entbinden zu lassen. Zu schwierig erschien ihm jene Herausforderung. Der Papst aber ernannte ihn zum Abt und schickte ihn abermals nach England. Dort arbeitete er sehr erfolgreich, jedoch mit großer Mühe. Er organisierte die englische Kirche und kümmerte sich um soziale Belange. Er war ein fleißiger Arbeiter, der sich Tag und Nacht keine Ruhe gönnte und schließlich in einen völligen Erschöpfungszustand verfiel. Dieser Zustand, heute als „Burn-out-Syndrom" oder Ausgebranntsein bezeichnet, zeigte sich bei ihm in einer reduzierten Leistungsfähigkeit. Viele Erlebnisse und Erfahrungen hatten ihn frustriert. Er war

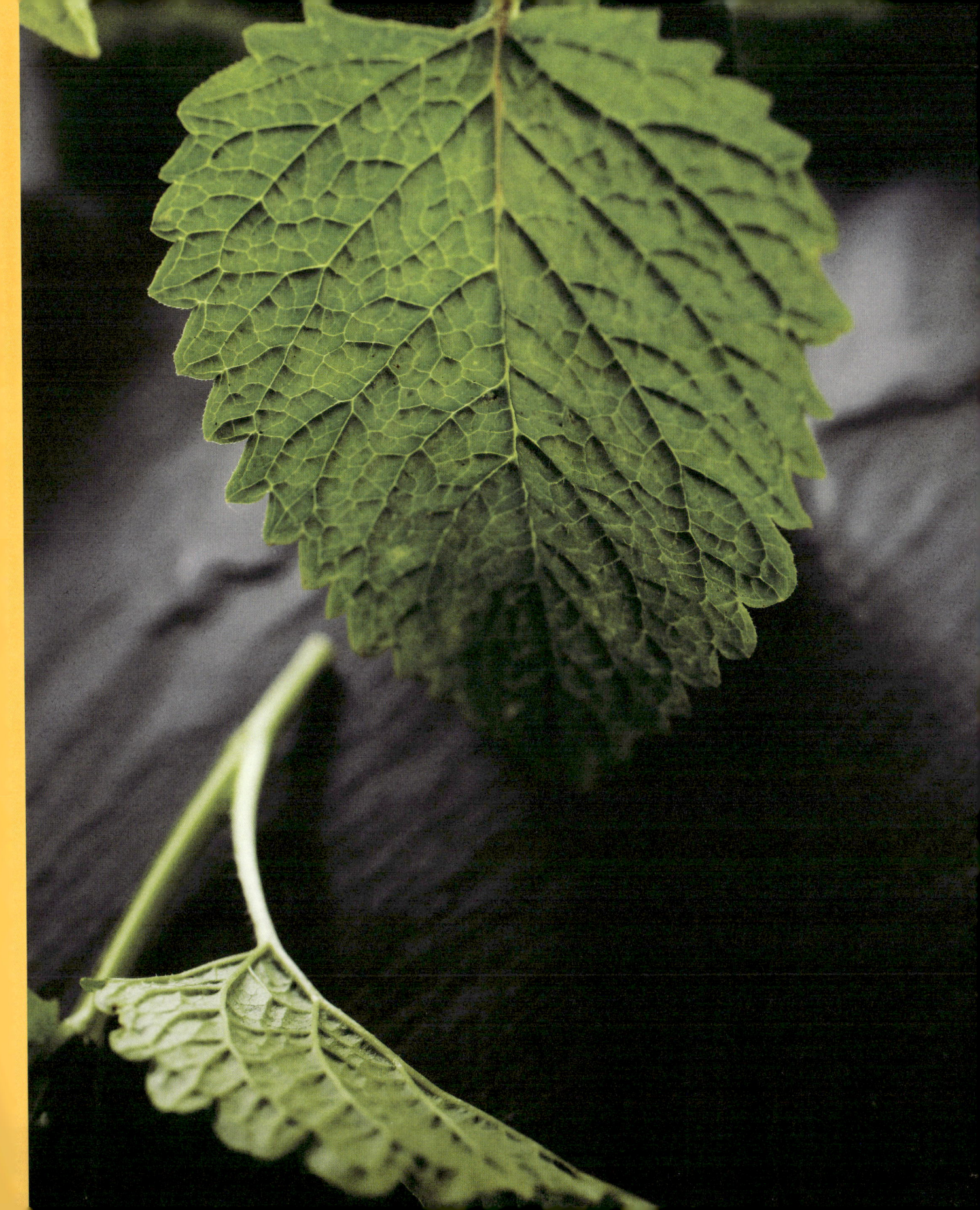

desillusioniert von seiner Aufgabe, von sich selbst und verfiel in Apathie. Es war eine körperliche, emotionale und geistige Erschöpfung, die sich aufgrund der Überlastungen zeigte. Durch den Stress konnte er die normalen Lebensaufgaben wegen verminderter Kraft nicht mehr bewältigen. In diesem Zustand der Erschöpfung und unter dem Eindruck, dass ihm alle geistigen, seelischen und physischen Energieressourcen fehlten, kehrte er heimlich nach Rom zurück, um den Papst erneut zu bitten, ihn von seiner Aufgabe zu entbinden. Er hatte das Gefühl der inneren Leere, der Beziehungslosigkeit zur Gemeinschaft der Brüder. Es bedrückte ihn das Gefühl der Wirkungslosigkeit und der verminderten Leistungsfähigkeit. ♣

ZWEI **HEILIGE** MIT **BURN-OUT**

Papst Gregor hatte sich wieder einmal in sein eigenes Kloster auf dem Monte Celio zurückgezogen, um selbst wieder zu Kräften zu kommen. Er war nicht nur ein Mann des Geistes und der Tat, er spürte auch immer wieder seine eigene Kraftlosigkeit.

DA ER SEINE AUFGABEN mit großer Gewissenhaftigkeit zu erfüllen versuchte, war er selbst oft am Ende seiner Kräfte und am Rande der Erschöpfung.

Er saß gerade im Garten, als ihm der Pförtner völlig überraschend den Besuch von Augustinus meldete. Gregor wähnte ihn in England. Es musste Gravierendes vorgefallen sein, dass Augustinus nach Rom zurückgekehrt war. Erfolglosigkeit konnte es nicht sein, denn der Papst war sehr gut informiert über das segensreiche Wirken der Mönche in England.

Als er aber Augustinus erblickte, wusste er, dass dieser an Leib und Seele krank war, schließlich kannte er diese Erkrankung aus persönlicher Erfahrung. Nachdem Augustinus von ihm den Segen erbeten und den Friedensgruß empfangen hatte, bot ihm Gregor einen Platz an. Er spürte den unruhigen Atem Augustinus'

und sah seine dunklen Augenringe, die ihm die schlaflosen Nächte eingebracht hatten. Bevor er noch zu reden begann, fasste er sich mit der rechten Hand ans Herz. Da spürte Gregor, dass dieser liebenswerte und engagierte, fleißige Mann auch Herzbeschwerden hatte. Mühsam war er angekommen und man sah, dass ihm das Gehen schwerfiel. Augustinus lächelte ein wenig, aber es war nicht ein Lächeln aus der Entspannung, sondern eher eines aus der Unruhe und Nervosität.

„Lieber Bruder, dein Kommen überrascht mich und dein Aussehen und dein Gesicht lassen mich fragen, was dich hierherführt", sagte Gregor. Augustinus antwortete, zuerst stockend und weil er sich schämte und oft nach Worten suchen musste, aber dann immer flüssiger, weil er Gregor vertraute, und schilderte ihm seine Situation.

„Heiliger Vater, ich bin in großer Not und am Ende meiner Kräfte. Ich bin ausgebrannt und habe oft keine Hoffnung mehr. Ich habe versucht, die Aufgabe, die du mir übertragen hast, nach bestem Wissen und Gewissen zu erfüllen. Doch die Herausforderungen sind für mich zu groß. Ich sehe keinen Sinn mehr in dieser Aufgabe. Natürlich gibt es Erfolge, aber genauso viele Misserfolge, trotz aller Anstrengungen und allen Einsatzes. Ich bin oft unentschlossen und kann keine Entscheidungen mehr treffen. Oft plagen mich Ängste, die mich nicht mehr schlafen lassen. Du siehst es an meinen Augen. Mein Herz ist unruhig und die Ängste lähmen mich. Ich bin nicht nur wegen des feuchten Klimas in England krank, sondern weil ich keine Widerstandskraft mehr habe. Ich habe Lähmungen in den Beinen und Krämpfe nicht nur an Händen und Füßen, sondern auch in meinem Magen.

Zudem werde ich meiner Aufgabe als Abt des Klosters nicht mehr gerecht. Ich bin reizbar und die Unruhe macht mich zu einem Menschen, der nicht mehr hören kann. Es ist so, als ob ich schon am Ende meines Lebens wäre. Du wirst solche Situationen überhaupt nicht verstehen können, aber ich schreibe sie meiner Unfähigkeit, meiner Glaubenslosigkeit und meinem mangelnden Vertrauen zu. Deshalb entbinde mich von der Aufgabe, die du mir übertragen hast. Lass mich zurückkehren in mein geliebtes Kloster als der allergeringste von den Brüdern."

Gregor hatte aufmerksam zugehört und in seinem Herzen erkannte er die große Belastung, unter der sein Bruder, den er wegen seiner liebenswürdigen, oft allzu großen Hilfsbereitschaft sehr schätzte, litt. Er beugte sich über den Tisch, auf dem Pergamente lagen, und dann antwortete er ihm: „Mein lieber Bruder, bevor wir Entscheidungen treffen, höre mir ein wenig zu. Ich will dir aus einem Buch vorlesen, das ich gerade zu schreiben begonnen habe. Es ist so etwas wie ein Vorwort und auch die Begründung für das Schreiben dieses Buches. Höre also:

Eines Tages war ich völlig niedergeschlagen von der lautstarken Zudringlichkeit einiger Leute, die bei ihren Geschäften von uns Lösungen ihrer Probleme erwarten, wofür wir gar nicht zuständig sind. Da zog ich mich in die Abgeschiedenheit zurück, die mir in meinem Kummer schon oft gutgetan hatte. Dort wurde mir der ganze Verdruss über meine Belastung deutlich und ungestört konnte ich alle Ursachen meines Schmerzes auf einen Blick erkennen.

Ich war ganz bedrückt, saß lange da und schwieg.

Da kam mein geliebter Diakon Petrus zu mir. Von früher Jugend an verband uns innige Freundschaft, und gemeinsam hatten wir uns in das Wort Gottes vertieft. Er merkte, dass schweres Leid mein Herz quälte, und fragte:

,Was ist dir denn wieder zugestoßen, dass du noch trauriger bist als sonst?'

Ich antwortete:

,Der Kummer, Petrus, den ich Tag für Tag ertragen muss, ist mir altvertraut, da ich ihn beständig fühle, und doch neu, da er beständig wächst.

Von der Arbeitslast verwundet, denke ich Unglücklicher zurück: Wie gut ging es mir doch einst im Kloster! Alles Hinfällige lag weit unter mir, hoch stand ich über allem Wandelbaren, ich dachte nur an Himmlisches; noch an den Körper gebunden, überschritt ich in der Kontemplation die Grenzen des Irdischen und gewann den Tod, den doch fast alle als Strafe empfinden, sogar lieb, weil er das Leben öffnet und unsere Mühen belohnt.

Jetzt aber muss ich mich als Seelsorger um die Menschen in der Welt und ihre Anliegen kümmern. Wie schön war früher die Ruhe! Nun aber beschmutzt mich der Staub weltlicher Geschäfte. Wenn ich mich auf viele Menschen eingelassen und in Äußerlichkeiten verloren habe, finde ich trotz meiner Sehnsucht nach Innerlichkeit nicht mehr ganz zu mir zurück. So wäge ich ab zwischen Last und Verlust; blicke ich auf das zurück, was ich verloren habe, so wird mir das noch schwerer, was ich tragen muss.

Du siehst, jetzt bin ich ein Spielball der Wellen auf einem weiten Meer, und mein Geist wird wie ein Schiff in einem heftigen Sturm hin und her geworfen. Wenn ich an mein früheres Leben denke, schaue ich gleichsam zurück und blicke voll Verlangen nach dem Ufer. Und was noch schwerer wiegt: Von den ungeheuren Fluten dahingetrieben, kann ich den Hafen, den ich verlassen habe, kaum mehr sehen.

Denn so geht es doch, wenn der Mensch innerlich verkommt: Zuerst verliert er das Gut, das er hat, wobei er noch den Verlust empfindet. Nach längerer Zeit vergisst er auch das Gut, das er verloren hat, und behält nicht einmal mehr in der Erinnerung, womit er vorher sein Leben gestaltet hat. So kommt es, wie ich vorher gesagt habe: Wenn wir ziemlich weit hinausgefahren sind, können wir den Hafen der Ruhe nicht mehr sehen, den wir verlassen haben.'"[1] Versonnen blickte Gregor auf und sah das erstaunte Gesicht von Augustinus. Der fragte: „Ehrwürdiger Vater, hast du das über mich geschrieben oder woher kennst du diesen Seelenzustand, in dem ich mich befinde?"

Gregor lächelte und sagte: „Ich kenne ihn aus eigener Erfahrung und ich kenne ihn aus der Erfahrung vieler Menschen. Ich verstehe dich sehr gut. Ich verurteile dich nicht, denn in solche Zustände verfallen wir, wenn wir unsere Herzensruhe verloren haben. Ich selbst litt früher sehr oft schrecklich unter diesen Zuständen und wünschte mir, so wie ich geschrieben habe, oft den Tod, weil ich nicht mehr wusste, was ich tun sollte. Ich weiß, es wird vielen Menschen nicht nur in der Gegenwart, sondern auch in der Zukunft ähnlich ergehen. Diese Leibseelenkrankheit überfällt aber oft die wirklich von Herzen Guten, nur ihr Herz ist unruhig, so wie Sankt Augustinus von Hippo schreibt: ‚Unruhig ist unser Herz, bis es Ruhe findet in dir, mein Gott.' Es ist also jetzt nicht die Frage, welche Entscheidung zu treffen ist, ob du deine Aufgabe, die du sehr gut gemeistert hast, weiterführst oder nicht, sondern es geht jetzt darum, dass du deine Herzensruhe wiederfindest."

Zweifelnd schüttelte Augustinus den Kopf. Er glaubte nicht mehr daran, seine Herzensruhe wiederzuerlangen, nach der er sich sehr sehnte.

Papst Gregor stand auf, er ging zu seinem Bruder und half ihm, aufzustehen.

Er stützte ihn und bat ihn, mit ihm in den Garten zu gehen. „Bleibe ein wenig hier in deinem geliebten Kloster und nimm zwei Hilfen an, die ich dir geben möchte. Dann werden wir nach einiger Zeit sehen, welche Entscheidung für deine Zukunft zu treffen ist."

An einem der Kräuterbeete blieb Gregor stehen und fragte Augustinus: „Kennst du diese Pflanze?" Er deutete auf ein dicht wucherndes, grünes Beet. Augustinus schüttelte den Kopf.

„Das ist die **MELISSE**, ein Geschenk des Himmels, die Heilung gibt für Leib und Seele. Denn sie bringt unserem unruhigen Herzen Ruhe. Sie hat die Kraft, Schlafstörungen aufzuheben. Sie nimmt die Reizbarkeit und viele andere Beschweren: die Unruhe, die schlechte Verdauung und die Appetitlosigkeit. Nimm ein Blatt der **MELISSE**, leg es auf die Zunge und du wirst spüren, dass von dieser wunderbar duftenden Pflanze, die auch die Bienen sehr gerne haben, Kraft und Frieden ausgehen."

Augustinus nahm das Melissenblatt, welches Gregor gepflückt hatte, und legte es auf die Zunge. Ein wohltuendes, erfrischendes Zitronenaroma breitete sich im Mund aus und es war ihm fast so, als ob dieses Aroma in seinen Kopf und in seinen ganzen Leib hineinwirkte. Er meinte sogar zu spüren, dass der Duft der Pflanze ihm das Atmen erleichterte. Sein verkrampftes Gesicht und seine Glieder entspannten sich. Vielleicht war es nur die wohltuende Zuwendung des Papstes, aber er spürte fast, dass seine Unruhe und seine verzweifelte, schlechte Laune vergingen.

„Nimm jeden Abend Tee von dieser **MELISSE**. Kaue, so oft du kannst, ein Blatt und am Morgen trinke auch diesen Tee. Am Abend wird er dich beruhigen und am Morgen wird er dir Kraft für den Tag geben."

Sie gingen ein paar Schritte weiter und dann fuhr Gregor fort: „Schon Dioskurides und Plinius der Jüngere empfahlen diese Pflanze als Heilkraut, wobei Plinius sogar behauptet, dass der frische Melissensaft mit Honig vermischt ein Mittel gegen Sehschwäche sei.

Aber das ist eben nur eine Hilfe, die ich dich bitte anzunehmen. Bleibe die nächsten Tage und Wochen hier im Kloster in den Krankenzimmern und halte dich genau an die Anweisungen unseres Bruders Romanus, der ein großes Geschick hat, mit Krankheiten an Leib und Seele umzugehen. Er wird dich behutsam anleiten, durch einen gesunden Tagesrhythmus wieder zur Ruhe zu kommen. Du solltest mithilfe der **MELISSE** einen guten Schlaf haben und so oft es

geht, dich hier im Garten in die Nähe des Melissenbeetes setzen und tief atmen. Bete dabei das Herzensgebet, das uns unsere geistlichen Väter gelehrt haben. Dann wird es dir möglich sein, Kraft zu finden an Leib und Seele."

Augustinus nahm zögernd, aber dankbar das Angebot von Gregor an und mithilfe von Bruder Romanus fand er zur Herzensruhe und zur inneren Kraft wieder zurück. Nach einigen Wochen erkundigte sich Gregor nach seinem Befinden. Die dunklen Augenringe waren verschwunden, Atem und Herz ruhiger geworden.

„Wenn du mich für würdig hältst, Vater, dann schicke mich wieder zurück nach England und ich werde mit deinem Willen zwei Dinge mitnehmen: die Melissenpflanze und einen heiligen Rhythmus des Tages."

Papst Gregor segnete seinen Bruder für die Reise, denn er wusste schon, dass er ihn zum Erzbischof von Canterbury ernennen würde. Es war ein Zeichen seines Vertrauens und seines Wissens, dass nach dem heiligen Paulus in der Schwäche die Kraft zur Vollendung kommt. ♣

---

[1] Zitiert nach Gregor der Große. Der hl. Benedikt. Buch II. der Dialoge lateinisch/deutsch, hrsg. im Auftrag der Salzburger Äbtekonferenz, St. Ottilien 1995, S. 97-99.

MELISSE ist eine Pflanze, die eine wunderbare Wirkung auf das Herz hat. Deshalb sollten wir es nicht übersehen, im Sommer, wenn die MELISSE gut wächst oder leicht zu erwerben ist, den Melissensaft beziehungsweise Melissensirupvorrat zu machen. Dazu brauchen wir 4 Liter abgekochtes, kaltes Wasser, 4 kg Zucker (am besten Rohrzucker), 5 Zitronen, 100 g Zitronensäure, einen großen Bund MELISSE und etwas Minze.

Wasser mit Zucker und Zitronensäure verrühren, bis alles aufgelöst ist. Die Kräuter und Zitronen dazugeben und richtig einrühren. Alles 48 Stunden lang stehen lassen und öfter umrühren, dann wird der Sud abgeseiht und in Flaschen abgefüllt. Mit Leitungs- oder Mineralwasser verdünnt, ist es ein gesundes, wohlschmeckendes Erfrischungsgetränk.

Dazu kommt noch ein Abendkräutertee. Die Mischung für diesen Tee ist 3 Teile Melissenblätter, 2 Teile Schafgarbe, 2 Teile Johanniskraut, 1 Teil Hopfen und 2 Teile Baldrian. Dieser köstliche Tee kann mit Honig gesüßt werden und ist eine wohlschmeckende, duftende Beruhigung am Abend.

Wenn jemand zu viel MELISSE im Garten hat, soll er darüber nicht traurig sein, sondern die Kräuter schneiden, in Bündeln im Schatten trocknen, aufhängen und daraus ein Melissen-Beruhigungsbad machen. Dazu nimmt man ein großes Bündel getrockneter Melissenblätter bzw. -stängel und kocht es in zwei Litern Wasser zu einem dicken Tee. Dies wird mit zwei Löffeln Sahne ergänzt, damit die Wanne leichter zu reinigen ist, und in ein Wannenbad geschüttet. Das Bad beruhigt uns vor dem Schlafengehen.

Der Name der **MELISSE** „Melissophyllon" bedeutet das Bienenblatt. Sie wird von Imkern gerne eingesetzt, um die Bienen zu besänftigen. Diese beruhigende Eigenschaft kann sie auch auf den Menschen übertragen und entfaltet sich überall dort, wo Anspannung herrscht. Daneben gilt **MELISSE** auch als Frauenkraut und bringt Wohltat im Auf und Ab der verschiedenen Zyklen und Lebensphasen. Ihrer Pflanzensignatur nach steht die **MELISSE** für Gelassenheit, Ruhe und Loslassenkönnen. Ihr Duft im Garten bezaubert und lädt zum Innehalten ein. Sie wird der Venus, der Göttin der Liebe, zugeordnet.

STANDORT
feuchte Böden,
sonnige Plätze

⋙

BLÜTEZEIT
Juni bis August

⋙

SAMMELZEIT
Blätter vor Blütebeginn

⋙

VERWENDETE TEILE
Blätter und Blüten

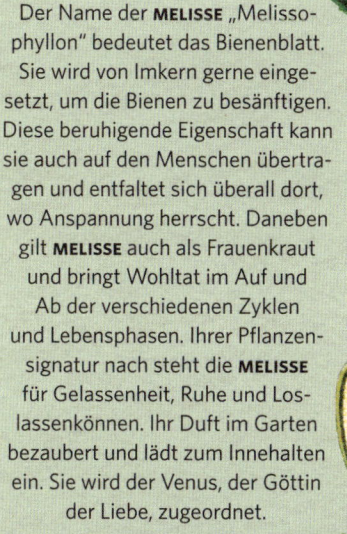

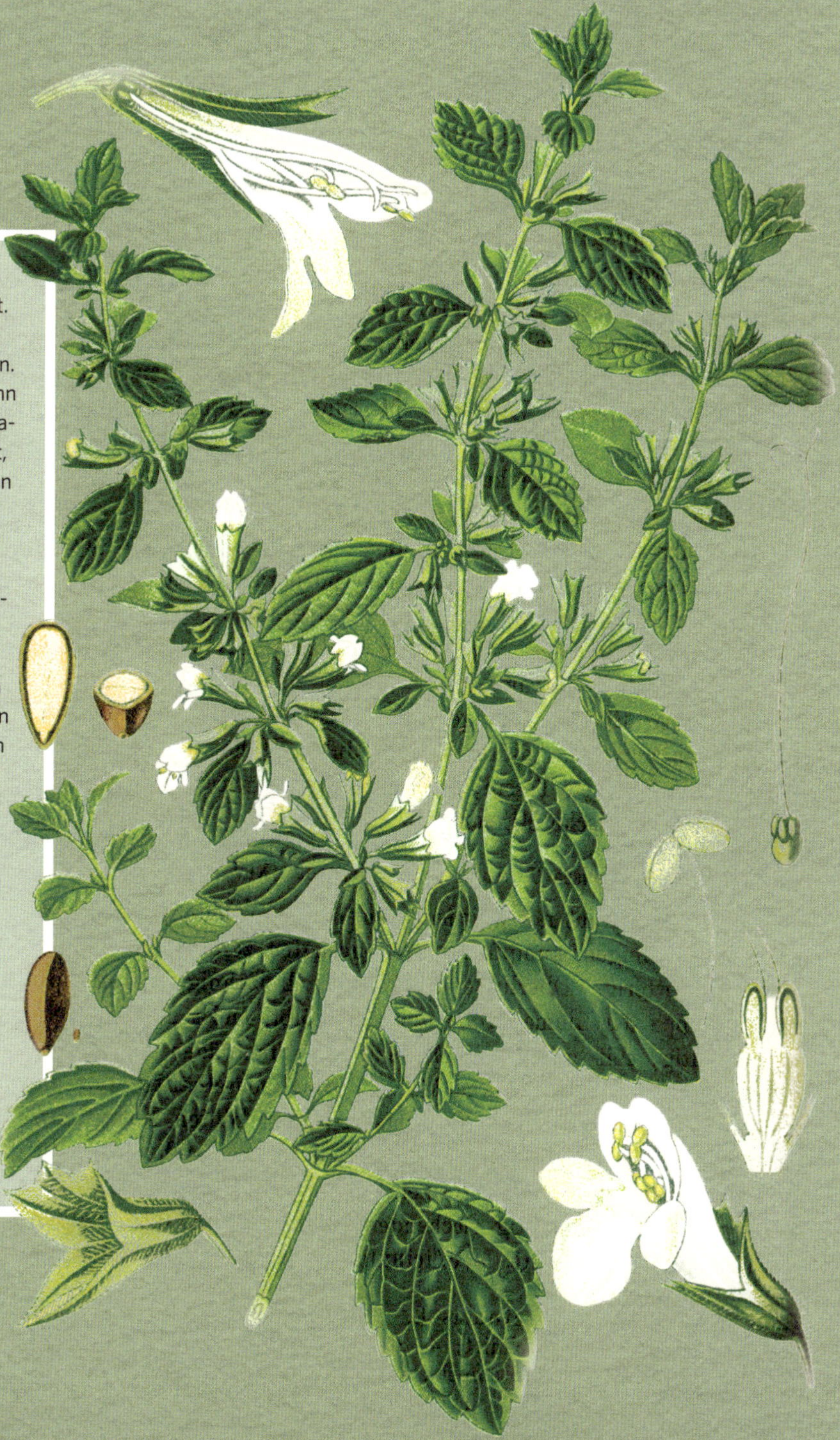

OLIVENBLATT
FOKUSSIERUNG

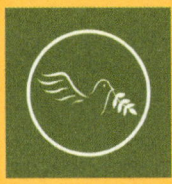

Auf der Suche nach alten Heilmitteln und Heilpflanzen lese ich oft in den heiligen Büchern der Religionen, in denen sich viele verborgene Schätze finden, wenn man die Texte aufmerksam studiert und meditiert.

Ein großes Geschenk war, als ich in der Bibel beim Propheten Ezechiel zu einer Stelle geführt wurde, die ich mit einem Mal begriffen habe: „Und an den Ufern des Flusses, der zum Heiligtum führt, wachsen allerlei Fruchtbäume, deren Laub nicht welkt, deren Früchte nie ausgehen. Jeden Monat sollen sie neue tragen, denn ihr Wasser kommt vom Heiligtum. Ihre Früchte werden als Nahrung und ihre Blätter als Arznei dienen" (Ezechiel 47,12). Das mussten Olivenbäume sein mit den Früchten, die kostbare Nahrung sind, und Blättern, die nicht welken. Ich musste nicht lange suchen, um die Bestätigung der Heilkraft der Olivenbaumblätter zu finden, die bereits den alten Ägyptern bekannt waren. Schon die Taube, die Noah aus der Arche ließ, kam mit einem Ölbaumzweig und der wunderbaren Nachricht zurück, dass das Unglück der Sintflut zu Ende ging und Frieden auf der Erde wurde (Genesis 8,11). Die Verwendung der Olivenblatttinktur bestätigte mir dann die erstaunlichen Heilwirkungen der **OLIVENBLÄTTER**. ♣

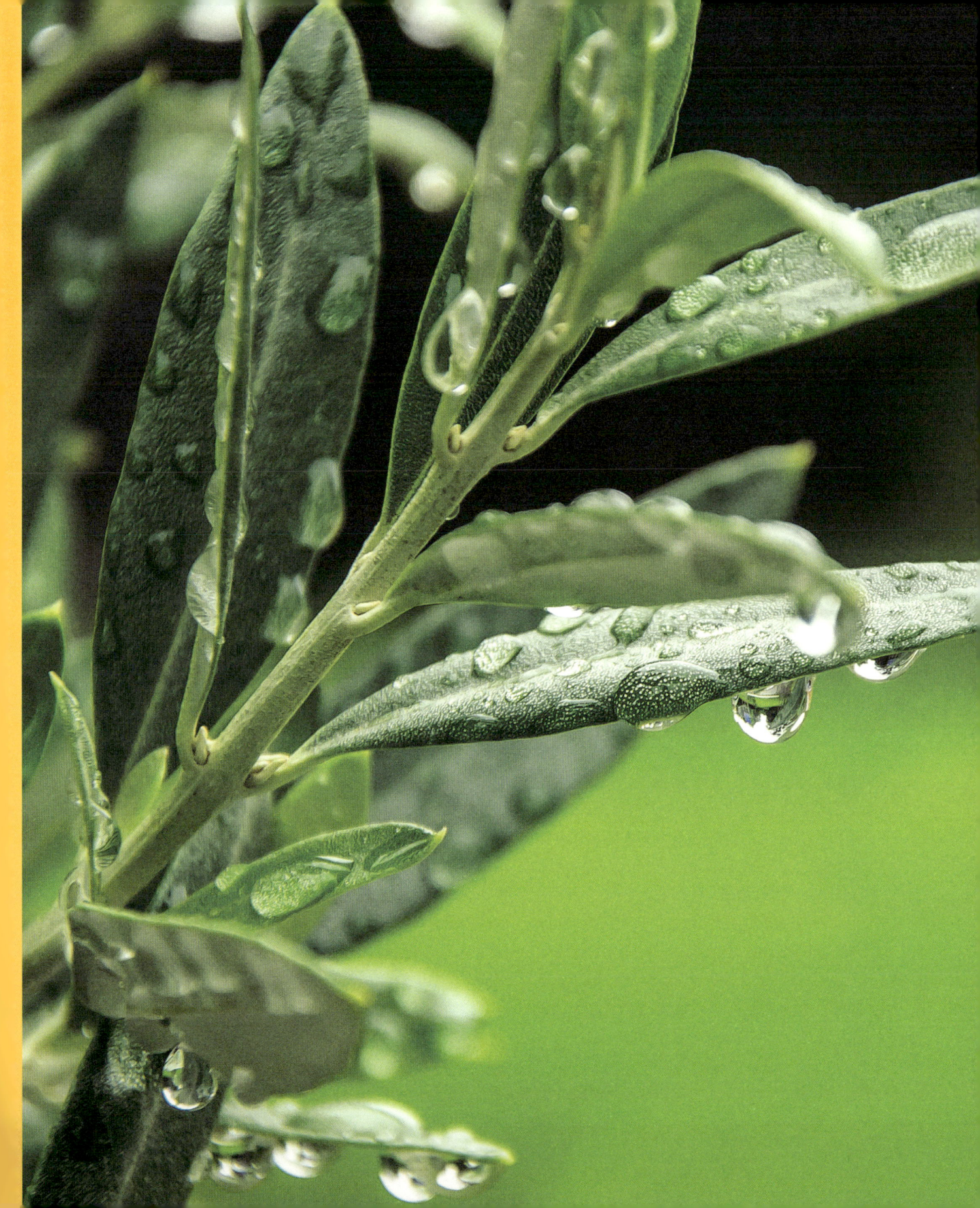

DIE **HEILUNG** DER **HEILIGEN** KATZE

Nait-sabes war einer der jüngsten Tempeldiener im Isistempel in Theben. Obwohl er erst zehn Jahre alt war, hatte ihn sein Onkel, der Oberpriester und Hüter des Lehrhauses, im Tempel wegen seiner Geschicklichkeit und Klugheit in die erste Klasse der Schüler des Heiligtums aufgenommen.

DAS WAR EINE GROSSE EHRE. Nait-sabes rechtfertigte diese Ehre durch seine Freundlichkeit, seine Hilfsbereitschaft und seinen Eifer.

Natürlich gab es auch Neider unter den anderen Tempelschülern, denn er wurde sehr bald zu den geheimsten Tätigkeiten der Priester im Tempel als Helfer zugezogen. Er war dabei, wenn die Priester aus Pflanzen und Mineralien Essenzen kochten, die dann als Heilmittel verwendet wurden, und lernte, weil er schon als Kind lesen und schreiben konnte, in den Bücherrollen, Pergamenten und Papyri der großen Bibliothek zu lesen. Er sah, wie die Priester die Leichname der Toten unter Gebeten und Gesängen präparierten, um sie dann als Mumien in kostbare Särge zu legen. Er nahm seinen Dienst sehr ernst und war glücklich, denn er hatte viele Freunde unter den Tempeldienern.

Aber er hatte auch ein Geheimnis. In der Mittagsruhezeit oder gegen Abend, wenn es im Tempel still wurde, schlich er sich in die hintersten Räume des Lehrhauses. Dort wohnte eine kleine Katze, die er sehr liebte. Mit ihr spielte er, denn die beiden waren unzertrennliche Freunde. Sie tollten mit einem Wollknäuel durch die Bibliothek, balgten sich auf dem Boden oder lagen zusammen. Er streichelte und kraulte die Katze und sie leckte seine Hände und sein Gesicht. Nait-sabes wusste sehr gut, dass das verboten war, denn Katzen waren heilige Tiere. In jeder von ihnen wohnte der Geist der Göttin Bastet. Diese Tiere durften nicht als Privateigentum angesehen werden. Eine Freundschaft mit ihnen war ein Sakrileg, eine Beleidigung der

Göttin. So schwankte Nait-sabes zwischen der Liebe zu seiner Katze und dem Gebot des Tempels.

Eines Tages schlich er sich wieder in die Bibliothek, um mit der Katze zu spielen und fand sie zu seinem großen Entsetzen schwer verwundet in der hintersten Ecke des Raumes liegen. Er sah, dass

„Nait-sabes", sprach sie, „hol aus der Essenzenkammer die Flasche mit der Olivenblattessenz und behandle mich, die Katze, denn ich wurde verletzt von deinen Neidern, um dich in eine Falle zu locken. Wenn man verrät, was du getan hast, wirst du schwer bestraft und aus dem Tempel verstoßen, denn du hast das

WÄHLE ALSO, OB DU MIR HELFEN WILLST UND DABEI ALLES, WAS DIR HEILIG IST, VERLIERST ODER DASS ICH AN DEN WUNDEN STERBEN WERDE.

die Wunde sehr tief war und blutete. Die Katze zitterte und konnte sich nicht mehr bewegen. Nait-sabes fing zu weinen an. Er streichelte seine Freundin, aber was sollte er tun? Zuerst stillte er die blutenden Wunden. Als sich die Katze wieder aufrichtete, erschrak Nait-sabes, denn vor ihm stand eine wunderbar glänzende, schwarze Gestalt mit leuchtenden Augen und einem Katzenkopf. Er wusste von den Bildern an den Wänden des Tempels, dass es die Göttin Bastet war.

Tempelgeheimnis verletzt. Wähle also, ob du mir helfen willst und dabei alles, was dir heilig ist, verlierst oder dass ich an den Wunden sterben werde."

Nait-sabes war bleich geworden. Er wusste, was das bedeutete. Er neigte sich tief zu Boden und als er sich aufrichtete, sah er die Göttin nicht mehr. Er stand auf und ging in den heiligen Vorratsraum des Tempels und steckte zitternd vor Angst eine Flasche mit Olivenblattelixier unter sein Gewand. Schnell lief er zur Katze zurück und behandelte die Wunden mit dem Elixier. Er öffnete ihr Maul und tröpfelte das Elixier ein. Obwohl er jetzt zum Dienst erscheinen sollte, blieb er bei ihr und immer wieder behandelte er die Katze und streichelte sie.

Als es Abend wurde, spürte er, dass es der Katze besser ging. Er legte sie auf seinen Schoß und wusste, dass sie nicht sterben würde. Er dachte auch nicht mehr daran, dass er selbst in großer Gefahr war, denn zwei andere Tempeldiener, die sehr neidisch auf ihn waren, hatten ihn verraten. Sie waren zum Hohenpriester des Tempels gegangen und hatten ihm erzählt, dass Nait-sabes mit einer Katze befreundet sei und auch noch den heiligen Ölbalsam gestohlen hatte, um die Katze ohne Erlaubnis der Priester zu behandeln, obwohl niemand das tun durfte.

Als der Hohepriester des Tempels die Erzählung der beiden Verräter hörte, rief er die anderen Priester zusammen. Nachdem sie die Geschichte vernommen hatten, schrien sie laut auf: „Er hat das Geheimnis des Tempels gebrochen.

Er hat die Gesetze des Heiligtums verletzt. Er wird ausgestoßen. Er ist des Todes!"

Dann gingen sie mit den beiden verräterischen Zeugen und mit Lampen in die Bibliothek und sahen, wie Nait-sabes die Katze behandelte. Er bemerkte nicht einmal ihr Kommen, sondern schaute erst auf, als der Hohepriester zu sprechen begann: „Nait-sabes, du hast das Heiligtum entweiht und die Gesetze gebrochen, gestehe deine Schuld!"

Nait-sabes stand auf, in den Armen hielt er die verwundete Katze. Tränen liefen über sein Gesicht. „Ja, ich habe die Gesetze gebrochen, ich habe jeden Tag mit dieser Katze gespielt und ich habe ihr den heiligen Öltrunk gegeben, weil sie so verletzt war. Ehrwürdiger, richtet mich, aber lasst die Katze leben."

Der Hohepriester hatte schon den Stab gehoben, um ihn über ihm zu brechen und ihn zu verurteilen. Da ging ein Beben durch den Tempel und plötzlich stand wie eine Erscheinung die Göttin Bastet zwischen den Priestern und Nait-sabes. „Rührt ihn nicht an! Er ist mein

Freund. Ich wurde verletzt von seinen Neidern, die ihn verleumdet haben, um ihn auszustoßen. Schaut die Arme dieser Verräter an. Als sie mich verfolgten und verletzen wollten, habe ich sie mit meinen Krallen und Zähnen verletzt."

Der Hohepriester sagte zu den beiden: „Zeigt eure Arme." Alle sahen die Kratz- und Bisswunden an ihren Händen und Armen.

Da brach der Hohepriester des Tempels den Stab über die beiden Verleumder und Übeltäter und stieß sie aus dem Tempel aus, denn sie waren es, die das Heiligtum entweiht hatten. Noch in der Nacht wurde eine Heiligtumsversammlung der Priester abgehalten, um zu beraten, was geschehen sollte.

Schließlich wurde Nait-sabes in die Versammlung gerufen. Er betrat den Raum, stellte sich in ihre Mitte, in den Armen die verwundete Katze, und erwartete mit Bangen den Schicksalsspruch der Versammlung. Der Hohepriester sprach: „Nait-sabes, zwar hast du das Geheimnis des Tempels gebrochen, aber du hast Leben gerettet. Die Katzengöttin selbst hat dich verteidigt und die Wahrheit ans Licht gebracht. Weil du dein Leben nicht geschont hast, sondern mutig dein Leben für das Leben anderer gegeben hast, weihen wir dich jetzt zum ersten Katzenpriester unseres Heiligtums."

Dann zogen sie ihm seine schmutzigen, blutverschmierten Gewänder aus, wuschen ihn mit dem Olivenblattelixier und salbten ihn mit heiligem Öl. Daraufhin kleideten sie ihn in feinstes Leinen, gürteten ihn mit einem goldenen Gürtel. So wurde er der erste und jüngste Katzenpriester Ägyptens und immer dann, wenn er sich im Tempel aufhielt, begleitete ihn seine Freundin, die Katze.

Die Katzen aber wurden und waren die großen Helfer der Menschen, denn sie hielten die Getreidespeicher von Mäusen und Ratten frei und sie waren eine Freude für alle Kinder, die mit ihnen spielen konnten. ♣

Wenige wissen, dass nicht nur die Oliven und das Olivenöl, sondern auch die **OLIVENBLÄTTER** seit urdenklichen Zeiten von den Menschen als Heilmittel verwendet wurden. Das **OLIVENBLATT** ist dabei in Vergessenheit geraten, doch es enthält nach neuen Untersuchungen mehr Antioxidantien als das Olivenöl. Menschen, die heutzutage das Olivenblattextrakt nehmen, sprechen von erstaunlichen Eigenschaften. Es soll nicht nur blutdrucksenkend wirken und den Kreislauf stützen, sondern verleiht auch Erleichterungen bei vielen anderen Erkrankungen.

Es ist etwas schwierig, einen Olivenblatttee selbst herzustellen, denn nur selten bekommen wir **OLIVENBLÄTTER**, die nicht gespritzt sind. Deshalb sollte man sich zuverlässige Quellen der **OLIVENBLÄTTER** suchen. Es gibt aber eine Vielzahl von Olivenblattextrakten in Apotheken und Reformhäusern zu kaufen. Seit den Zeiten der Pharaonen hatten die Blätter des Olivenbaums durch alle Epochen der Geschichte einen festen Platz unter den Medikamenten der Naturheilkundigen. Verständlicherweise finden wir **OLIVENBLÄTTER** unter den Heilmitteln im Behandlungskanon der mittelalterlichen Klosterärzte wieder. Besonders wertgeschätzt hat das **OLIVENBLATT** die heilige Hildegard von Bingen, die unter anderem Beschwerden des Verdauungstraktes mit dem Tee der **OLIVENBLÄTTER** behandelte. Auch in neuerer Zeit wird das **OLIVENBLATT** eingesetzt, beispielsweise verabreichten britische Ärzte an Malaria erkrankten Patienten einen Tee aus Olivenblättern. Die Wirkung wurde auf die bittere Substanz Oleuropein zurückgeführt, einer der wichtigsten Wirkstoffe der **OLIVENBLÄTTER**. Er schützt den Olivenbaum vor Schädlingen und Bakterien und macht ihn dadurch robust und widerstandsfähig. Manche behaupten, dass das Olivenblattextrakt eine natürliche Alternative zu Antibiotika sei. Hier müssen erst Langzeitstudien den Beweis dafür bringen.

Der Tee wird am besten folgendermaßen hergestellt: Für eine Tasse brauchen wir einen Teelöffel voll kleingehackter **OLIVENBLÄTTER**. Man sollte sie über Nacht oder 24 Stunden lang kalt ansetzen und noch einmal 12 Stunden lang heiß stehen lassen. Die **OLIVENBLÄTTER** geben nur sehr langsam ihre Wirkstoffe ab. Wenn man sich Olivenblatttee zubereitet, kann man ihn auch mit Ringelblumen mischen.

OLIVENBLATT

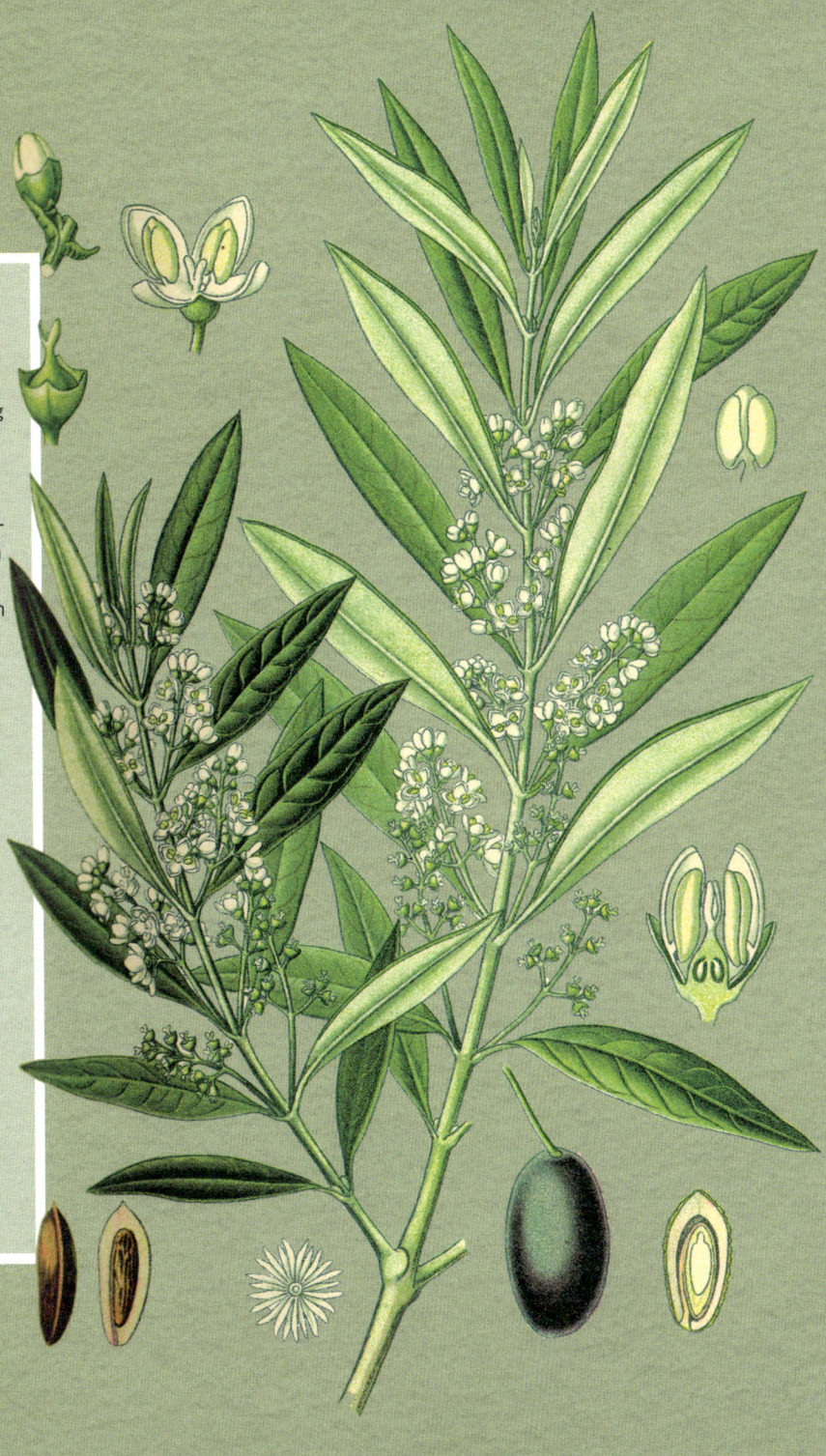

Der Olivenbaum gilt in den Mittelmeerländern, wo er beheimatet ist,
als wahres Lebenselixier. Im alten
Ägypten soll das **OLIVENBLATT** oder
sein Presssaft bei der Mumifizierung
der Pharaonen verwendet worden
sein, um Pilz- und Mikrobenbefall
abzuwenden. Die hochwertigen Inhaltsstoffe und antioxidativen Eigenschaften des **OLIVENBLATTES** werden
von alters her hoch geschätzt.
Das **OLIVENBLATT** kann in Situationen
der Überforderung wohltuend sein,
um die Kraftreserven wieder auf-
zuladen. Es lädt dazu ein, die vielen
Aktivitäten, die zu Erschöpfung
geführt haben, auf ihre Wichtigkeit
zu überprüfen und auch einmal
Nein zu sagen.

STANDORT
mediterrane Pflanze;
sonnige Plätze

⫸

BLÜTEZEIT
Mai und Juni

⫸

SAMMELZEIT
Blätter im Frühjahr;
Blüten im Juni

⫸

VERWENDETE TEILE
Blätter, Blüten und Früchte

RINGELBLUME
VERBINDENDE KRAFT

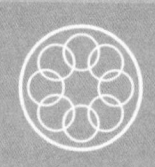

Während meiner psychotherapeutischen Ausbildung leitete mich meine Lehrerin an, durch imaginative und meditative Übungen heilende und schmerzende Erfahrungen meines Lebens in mein Bewusstsein zu holen und mit diesen Bildern zu arbeiten und Wege der Heilung zu finden.

Ich bin gerne mit anderen Menschen zusammen und ich leide darunter, wenn Kommunikation und Austausch zwischen Menschen verhindert wird oder nicht gelingt. Als ich wieder einmal an so einem Schmerz rührte, führte mich meine Lehrerin in der Imagination auf eine Blumenwiese. Als ich erzählte, dass ich mir vorkomme, als ob ich in einer Badewanne mit lauter gelben Blüten bade, erkannte ich sehr deutlich, dass es lauter **RINGELBLUMEN** waren. Und es war mir, als ob meine verwundete Haut und meine verletzte Seele durch das wohltuende Bad geheilt wurden. Im anschließenden Gespräch erinnerte ich mich dann an eine Situation aus meiner Kindheit. Die meisten Kinder des Kindergartens hatten ein Ekzem und entzündliche Stellen an der Haut bekommen. Der Kindergarten war geschlossen und das gemeinsame Spielen verboten worden, weil man wohl befürchtete, dass die Krankheit ansteckend war, sehr zum Leidwesen von uns Kindern. Wir konnten ja nicht verstehen, warum Miteinanderspielen krank machen sollte. Die Mütter und Großmütter griffen damals nach einem alten Heilmittel. Sie machten aus den **RINGELBLUMEN** einen Absud und setzen uns Kinder

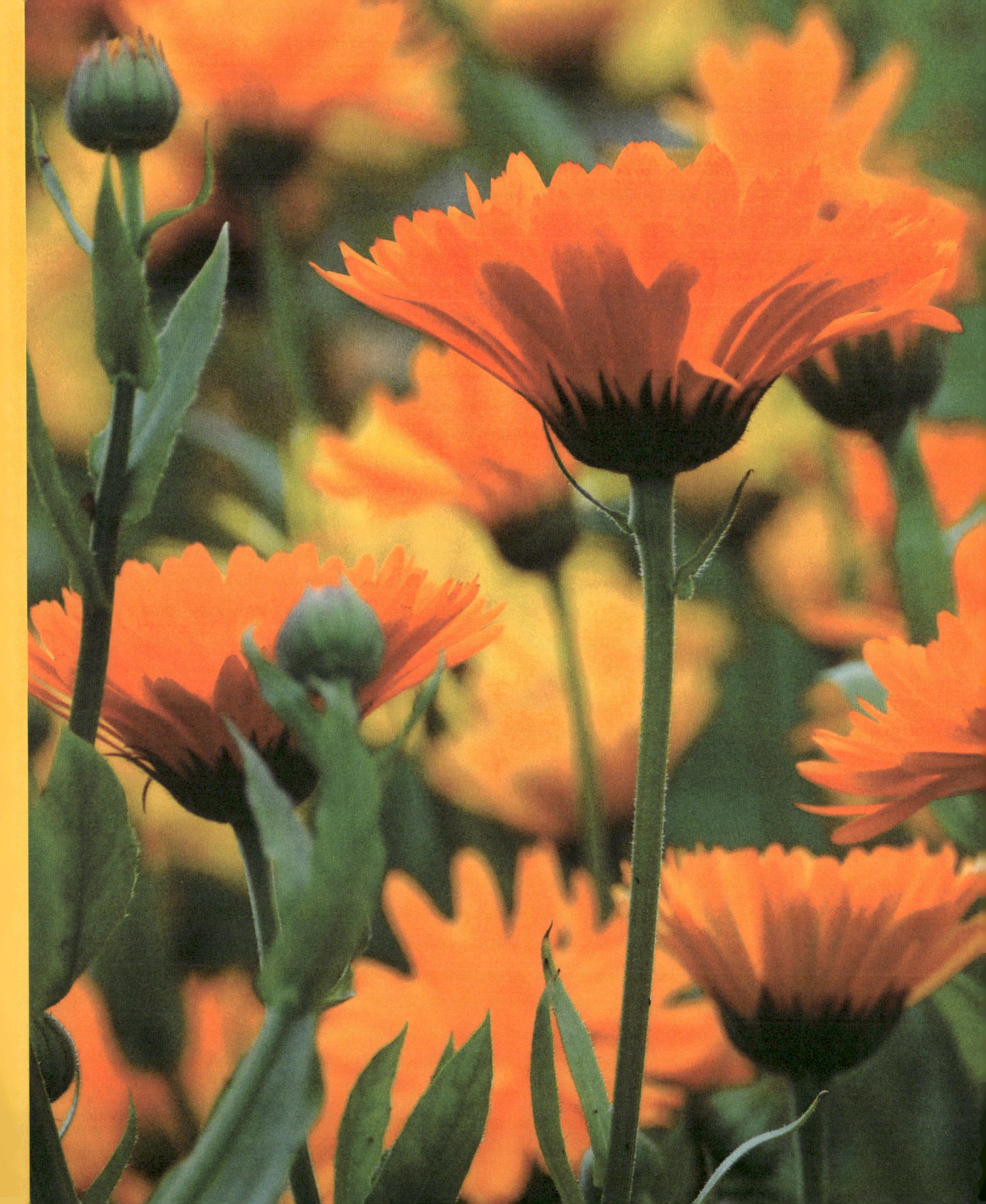

in eine kleine Badewanne mit dem Absud im Badewasser. Um mir dieses Baden angenehmer zu machen, streute meine Großmutter **RINGELBLUMEN** auf das Badewasser. Ich badete in einem „Meer" von **RINGELBLUMEN**. Nicht nur mir, sondern auch anderen Kindern ging es bald besser und wir wurden gesund. Ich glaube sogar, dass wir nach dem Bad mit Ringelblumensalbe eingecremt wurden. Tief in meinem Inneren aber wurde das Bad im „Ringelblumenmeer" gespeichert als heilend für Leib und Seele. Ich freue mich deshalb sehr, wenn ich höre, dass Mütter Ringelblumenöl oder -salbe wieder vermehrt benützen, nicht nur für ihre Kinder, sondern auch für sich selbst, denn ich bin der festen Überzeugung, dass **RINGELBLUMEN** Wunden an Leib und Seele heilen können. ♣

MITEINANDERSPIELEN HILFT, WUNDEN ZU HEILEN

Es war zu einer Zeit, in der viele meinten, die Welt würde nicht mehr lange bestehen. Man hörte immer wieder von Erdbeben und Wirbelstürmen, von Überschwemmungen und Seuchen, die zahllose Menschen hinwegrafften.

ES GAB UNRUHEN UND KRIEGE, schreckliche Verwüstungen, Mord und Totschlag erschütterten die Menschen. Aber sie schienen ganz normal zum Leben zu gehören.

Doch die Angst lähmte die Menschen. Noch mehr aber verunsicherte viele die Haltung der Interesselosigkeit, der Geldgier, der Beziehungslosigkeit. Jeder wollte immer nur mehr haben und das meist auf Kosten anderer. Die Reichen wurden immer reicher, die Armen immer ärmer.

Es gab scheinbar keinen Ausweg aus diesem Dilemma. Die Mächtigen schienen gewissenlos die Ohnmächtigen zu unterdrücken. Die Hoffnung, die Zuversicht und die Freude in den Menschen waren verloren gegangen. Niemand glaubte an Rettung in einer solch verzweifelten Situation. Die Menschen teilten nicht mehr ihr Leben miteinander, schon gar nicht die Not, sondern sie fühlten sich hilflos. Oft hatte es diese Zeiten gegeben, doch die Menschen fanden Erklärungen für dieses Elend, nur Auswege schien es keine zu geben.

Aber wenn die Not am größten ist, so sagt man, ist Gottes Hilfe am allernächsten. Es war also zu dieser Zeit, als sich die Engel des Himmels auf den Weg machten, um mit den Menschen gemeinsam eine Lösung zu suchen, die die Wunden der Beziehungslosigkeit und der Rücksichtslosigkeit heilen konnte. Diese Wunden waren ja nicht nur äußerlich zu sehen, sondern sie waren auch im Inneren des Menschen.

So suchten also Engel und Menschen nach einem Ort, an dem sie eine Lösung finden konnten. Aber der war wirklich schwer zu finden.

Einer der ganz kleinen Engel wagte sich gar nicht in den Kampf und die Auseinandersetzung der Großen hinein. So suchte er Trost, wo er am leichtesten zu finden war.

Mitten in dem Durcheinander und Chaos sah er eine kleine Gruppe von Kindern spielen. Er setzte sich ein wenig abseits und schaute ihnen zu. Da hörte er, wie sie ein Lied sangen:

„Ringel, Ringel, Reihe,
wir sind der Kinder dreie,
wir sitzen unterm Hollerbusch,
und machen alle husch, husch, husch.“

Immer wieder sangen die Kinder dieses Lied. Sie fassten sich dabei an den Händen und tanzten im Kreis herum und bei „husch, husch, husch" hockten sie sich ganz schnell auf den Boden. Immer wieder sangen die Kinder ihr Lied und immer wieder huschten sie im Kreis.

So entstand unmerklich, aber doch deutlich sichtbar auf dem Boden ein wunderbares Muster. Die Ringe, welche die Kinder gebildet hatten, wenn sie sich auf den Boden setzten, formten sich zu

DIE KINDER SPÜRTEN, DASS SIE MITEINANDER SPIELEN WOLLTEN UND MUSSTEN. SIE WOLLTEN EINE GEMEINSCHAFT BILDEN.

einem Kreis aus Kreisen, und die Kreise verbanden sich so wie die Kinder, die sich an den Händen fassten.

Als der kleine Engel dieses Spiel sah, wusste er, dass dieses kleine, einfache Lied und das Tun der Kinder eine Lösung für ein menschliches Dilemma sein konnten.

Die Kinder spürten, dass sie miteinander spielen wollten und mussten. Sie wollten eine Gemeinschaft bilden. Sie wollten sich an den Händen fassen, sie wollten sich gemeinsam bewegen. Sie bildeten für sich selbst einen Kreis und sie bildeten diesen Kreis miteinander.

Der kleine Engel, der all dies sah, ahnte, dass er den Menschen genau dies wieder beibringen musste. Er war so fasziniert und so glücklich, dass er sich in die Mitte des Kreises setzte, den die Kinder mit ihrem Spiel gebildet hatten. Sie waren in der Zwischenzeit an einen anderen Platz gegangen. Damit er sich alles merken konnte, dachte er, dass es wohl eine Blume geben musste, eine Blume, eine Ringel-Ringel-Reihe-Blume, und er zeichnete mit seinen Fingern wunderschöne, gelb-orange Blumen aneinander, die sich berührten.

In diese Blüten legte er wunderbare Kräfte hinein, die seitdem alle Menschen von der **RINGELBLUME** kennen. Sie heilt Verletzungen der Haut und Entzündungen, sie löst Krämpfe und sie gibt uns innere und äußere Energie. Dass sie nicht nur den Körper heilen konnte, sondern auch die Seele, stellte sich sehr bald heraus. Sie konnte Ängste lindern. Sie half bei Kopfschmerzen. Fast alle Verletzungen konnte sie heilen. Sie nahm den Menschen die Schlaflosigkeit und die innere Unruhe und war Balsam für die Wunden. Deshalb wird die **RINGELBLUME** nicht nur als Tee oder Tinktur, sondern vor allem als Salbe und als heilendes Öl verwendet.

Allen, die diese Blume annahmen, wurde innerer Friede und Hoffnung geschenkt, denn diese Blume bewirkte, dass die Menschen spürten, sie müssten miteinander und nicht gegeneinander leben. Dieses Heil der menschlichen Seele kommt immer noch aus der **RINGELBLUME**. ♣

Es gibt wohl keine andere Salbe, die im allgemeinen Gebrauch der traditionellen Heilweisen beliebter ist als die Ringelblumensalbe. Sie findet Anwendung bei einer Vielzahl von Hautproblemen, bei Hautrissen, Verletzungen, Ausschlägen und Warzen. Das Positive daran ist, dass man die Ringelblumensalbe zudem mit einfachsten Mitteln selbst herstellen kann. Ich empfehle für das Herstellen der Salbe kalt gepresstes Olivenöl. Es kann aber auch Sonnenblumenöl dafür herangezogen werden. Früher wurde dazu Schweineschmalz verwendet. Die Ringelblumenblüten werden in Öl eingelegt und bei niedriger Hitze erwärmt. Nach etwa 30 Minuten kann der Sud etwas abkühlen. Es ist gut, ihn mindestens 24 Stunden (besser sind sogar 48 Stunden) lang stehen zu lassen. Anschließend wird das Ölextrakt mit den Ringelblumenblüten noch einmal erwärmt und dann durch ein Leinentuch abgeseiht. Die Blüten werden ausgepresst. Dem Ölgemisch sollte dann reines Bienenwachs (zehn Prozent) zugefügt werden. Wenn sich das Bienenwachs aufgelöst hat, kann man die Salbe in kleine Gläser füllen. Manche fügen ein paar Tropfen Vitamin E Acetat hinzu, das verhindert, dass das Olivenöl zu schnell ranzig wird. Vorsicht ist geboten bei Bienenwachsallergien.

Mein Tipp: Man kann abgezupfte Ringelblumenblütenblätter auch für Suppen oder Kuchen zum Färben hernehmen. Die RINGELBLUME gibt nicht nur eine wunderbare Farbe, sondern ist zudem ein hilfreiches Heilmittel.

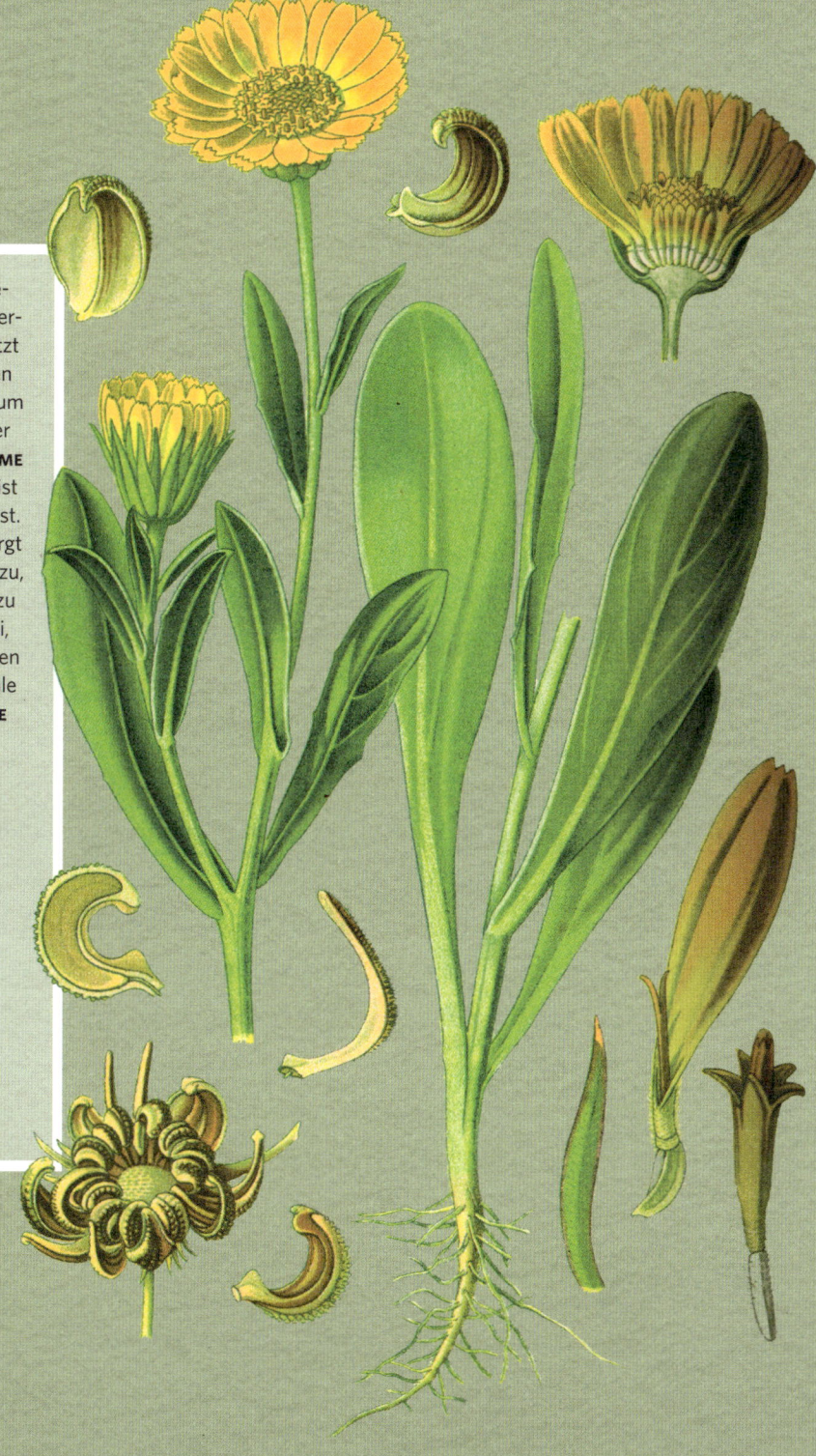

Die **RINGELBLUME** ist eine der bekanntesten Pflanzen in der Kräutertradition. Sie wird gerne eingesetzt als Unterstützung bei allen Arten negativer Einflüsse von außen (zum Beispiel Hitze, Kälte, Schlag oder Stoß). Das Wesen der **RINGELBLUME** ist die mütterliche Fürsorge. Sie ist Balsam für Körper, Seele und Geist. Sie umhüllt, beschützt und versorgt auf sanfte Weise und befähigt dazu, diese Fürsorge auch annehmen zu können. So unterstützt sie dabei, seelische Verletzungen verarbeiten zu können. Gedanken und Gefühle kommen durch die **RINGELBLUME** wieder ins Fließen.

STANDORT
sonnige,
normale Gartenböden

⋙

BLÜTEZEIT
Juni bis Oktober

⋙

SAMMELZEIT
Juni bis Oktober

⋙

VERWENDETE TEILE
Blüten

ROSMARIN
KLARHEIT UND KRAFT

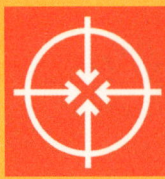

In alten Klosterbibliotheken liegen viele Schätze verborgen, die oft niemand kennt und findet. Manchmal sind es lose Blätter und Bruchstücke, manchmal entdeckt man ein Pergament, das in späteren Zeiten zum Binden eines Buches verwendet wurde, in einem Buchdeckel verborgen, weil der Buchbinder den Wert des Pergaments nicht mehr richtig einschätzen konnte oder die Schrift schon unleserlich geworden war.

Ich habe durch Zufall so eine Schrift zu Gesicht bekommen. Sie war wahrscheinlich nicht einmal das Original, sondern die Abschrift einer Abschrift. Es handelte sich vielleicht um einen Brief des bekannten Reichenauer Mönchs und späteren Abtes Walahfrid Strabo (808–849), den er im Auftrag seines Abtes Erlebald (Abt in der Reichenau von 823 bis 838) an den Abt von Metten geschrieben hat. Der erste Abt von Metten, der selige Utto, war ein Reichenauer Mönch. Es ist anzunehmen, dass es zwischen den beiden Klöstern Kontakte gegeben hat. Der Abt des niederbayerischen Klosters Metten fragte scheinbar an, was es mit einer Pflanze auf sich hat, die Rosmarinus genannt wurde, deren Samen oder Setzlinge aber von der Reichenau stammen mussten und die im Klostergarten in Metten gediehen. Ich habe mich bemüht, die Schrift so gut es ging in Erinnerung zu behalten, muss aber dazu sagen, dass mir vielleicht manches entfallen und manches dazu eingefallen ist. ♣

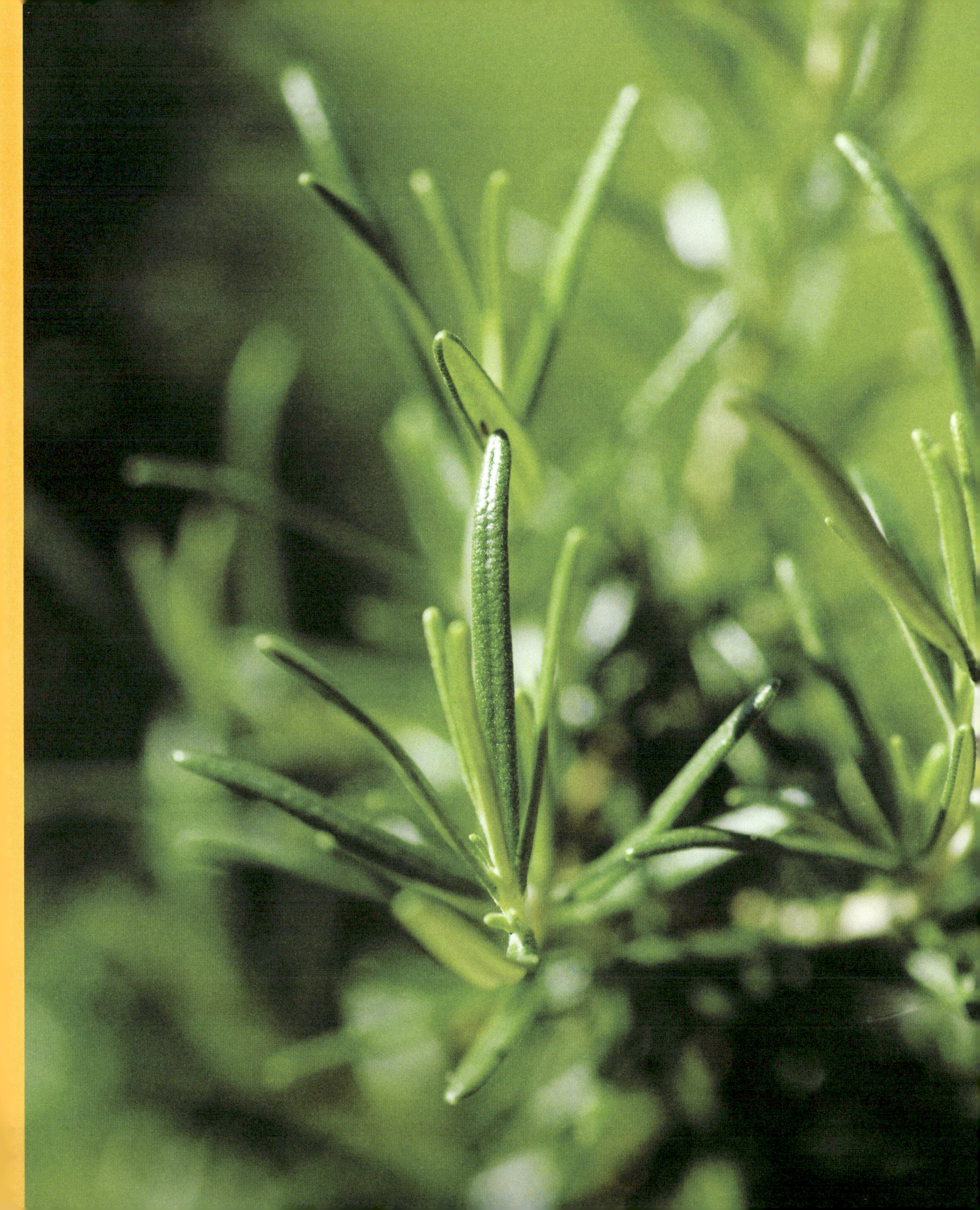

VOM **MORGENLAND** INS **ABENDLAND**

Ehrwürdiger Abbas, Gruß und Segen Dir und Deinen Brüdern im ehrwürdigen Kloster des heiligen Michael an der Donau. Im Auftrag unseres ehrwürdigen Vaters Erlebald versuche ich Dir alles zu schreiben, was ich über Herkunft, Wirkung und Pflanze des Rosmarins erfahren konnte.

ICH HABE MICH REDLICH BEMÜHT, alles in Erfahrung zu bringen, um Dir nicht nur ein Bild der Pflanze und ihrer Heilwirkungen zu vermitteln, sondern auch alles über die Herkunft des **ROSMARINS** zu sagen, der in unserem Klostergarten prächtig gedeiht und heilsam ist für Leib und Seele. Das meiste, das ich erfahren konnte, stammt von unserem Bruder Jakobus, dem Spanier, der dabei war, als der **ROSMARIN** zu uns kam. Er ist mittlerweile schon ein ehrwürdiger Greis, doch voller Kraft und innerer Stärke, und er sagt, dass ihn der **ROSMARIN** am Leben erhält.

Die Geschichte aber beginnt im Jahr des Herrn 796, als unser König Karl, gelobt sei sein Andenken, der spätere Kaiser, eine Gesandtschaft an den mächtigen Kalifen Harun al-Rashid im Morgenland ausrüstete, um mit ihm in freundschaftlichen Kontakt zu kommen.

Zu dieser Gesandtschaft gehörte auch der Kaufmann Isaak aus Sevilla. Er war ein Vertrauter des Königs Karl und ein gelehrter Mann, der nicht nur der deutschen, sondern auch der hebräischen, der lateinischen, der griechischen und der arabischen Sprache mächtig war. Er war der Vater unseres Bruders Jakobus. Der König hatte durch ein Dekret verfügt, dass Bruder Jakobus, der auch aller Sprachen kundig war, die Gesandtschaft an den Hof des Kalifen als Helfer, Dolmetscher und Kundschafter begleiten sollte.

Dem Wunsch und Befehl des Königs wurde entsprochen. Die königliche Gesandtschaft wurde auf das Prächtigste ausgerüstet, mit Pferden, Wagen und kostbaren Geschenken für den Herrscher des Morgenlandes. Begleitet wurde sie von einer großen Anzahl bewaffneter

Ritter. Der Zug sammelte sich in Konstanz und begann die Reise nach der Schneeschmelze des Jahres 796. Von vielen Menschen bestaunt, zog die Gesandtschaft durch Italien und setzte mit dem Schiff von Bari aus über nach Korfu, Kreta und Zypern, über das Mare Nostrum, und ging in Tyrus an Land. Sie wurde von einer prächtigen Abordnung des Kalifen mit 500 berittenen Soldaten in Empfang genommen, die sie bis zum Palast des Kalifen begleitete.

Dort wurde sie mit großem Gepränge empfangen und auf ganz hervorragende Weise aufgenommen. Die Gesandtschaft führte Verhandlungen, um diplomatische Beziehungen zwischen dem Morgenland und dem Frankenreich aufzubauen. Der Kalif nahm mit großem Wohlwollen die Geschenke des Königs an und gab seinerseits der Delegation kostbarste Geschenke an den König Karl mit, unter anderem eine kunstvolle Wasseruhr mit Stundenschlag und einem beeindruckenden mechanischen Uhrwerk. Dazu kam eine große Menge an kostbaren Spezereien, Weihrauch und Ladanum. Das merkwürdigste Geschenk jedoch war ein seltsames Tier aus Indien, größer als sechs Ochsen auf einmal, mit einer langen Nase, ein Indischer Elefant. Die Morgenländer riefen den Elefanten beim Namen: „Abul Abbas". Dieses Tier trug dann auch bei der Rückreise einen Teil der Geschenke des Kalifen.

Bruder Jakobus aber sah sich im Morgenland um. Sein Interesse galt den kostbaren, seltenen, heilsamen Pflanzen, deren Samen er in kleinen Säckchen sammelte und sie für die Heimreise sicherte. Es gelang ihm auch, die Freundschaft des Hofmedicus, des Leibarztes des Kalifen, zu gewinnen. Dieser war ein Jude, dessen Sprache Hebräisch Bruder Jakobus ja von Kindheitsbeinen an gut kannte.

Der Hofmedicus Elijas machte ihn auf eine Pflanze aufmerksam, die später Rosmarinus genannt wurde, und pries deren Vorzüge auf das Allerhöchste. Es schien schier unglaublich zu sein, was man sich über diese wunderbare Pflanze im Morgenland erzählte. Manches hat sich Bruder Jakobus notiert, doch das meiste merkte er sich. Der Hofmedicus

Elijas zeigte Jakobus, wie man aus dem Samen des **ROSMARINS** Pflanzen zieht. Sie brauchen große Wärme, da sie Kinder der Sonne und des Lichtes sind. Er gedeiht auch hier im Kloster auf der Reichenau am besten an der Südseite der Kirche. Je größer die Wärme ist, desto besser wächst er. Eines der merkwürdigsten Dinge, die man sich über ihn erzählt, ist, dass diese Pflanze nicht nur den Lebenden hilft, gesund zu bleiben, sondern dass man im Morgenland auch den Toten ein Zweiglein des **ROSMARINS** mit ins Grab wirft, um ihnen eine gute Reise zu geben.

Nach den Anweisungen von Bruder Jakobus, die er vom Hofmedicus des Kalifen erhalten hat, verwenden wir den **ROSMARIN** auf ganz vielfältige und wunderbare Weise. Am liebsten nimmt ihn unser Koch als Gewürz in der Küche.

Oft kocht er die Rosmarinzweige in Wasser, das wir dann trinken, oder wir verwenden jenes Wasser als Arm- und Fußbad. Das wirkt sehr belebend. Wir haben erfahren, dass diese Pflanze eine der wenigen Heilkräuter ist, die matte und müde Menschen stärken können. Wenn das Blut zu langsam in den Adern fließt und das Herz zu langsam schlägt oder auch stolpert, dann wird der **ROSMARIN** hilfreich sein. Aber nicht nur äußer-

lich wird er verwendet. Er stärkt den Magen und den Darm, beseitigt üble Winde und reinigt das Innere des Körpers.

Er stärkt vor allem unsere Nerven. Wir setzen ihn ein bei schweren Schmerzen des Kopfes und der Glieder. Manchmal nutzen wir auch den **ROSMARIN** eingelegt in Wein. Das ist eine große Stärkung für den Leib und die Seele. Man kann ihn äußerlich und innerlich verwenden. Überall wirkt er belebend, heilend und schmerzlindernd. Denk aber immer daran, dass diese Pflanze eine große Kraft hat und dass sie vor allem dann wirksam ist, wenn sie mit Maß angewendet wird.

Wir haben die Erfahrung gemacht, dass der **ROSMARIN** fast bei jeder Krankheit hilfreich werden kann. Er hemmt Entzündungen, löst Krämpfe und stillt den Schmerz. Manche nehmen ihn bei Beschwerden des Atems oder bei Appetitlosigkeit und Magenschwäche. Auch wenn die Verdauung Schwierigkeiten macht, wird er verwendet. Besonders hilfreich – und davon gibt Bruder Jakobus jetzt Zeugnis – ist er bei schmerzenden Gelenken sowie bei nervösen Herz- und Kreislaufbeschwerden. Jeder Schwäche- und jeder Erschöpfungszustand kann durch **ROSMARIN** geheilt werden. Bruder Jakobus schwört darauf, dass er auch der Haut guttut und sogar den Haarausfall verhindert. Diese Eigenschaft ist allerdings nicht so wichtig für Mönche, die ja eine Tonsur tragen, sondern eher für junge, eitle Frauen. Es klingt fast so unglaublich wie ein Märchen, wie tief greifend diese Pflanze wirken kann.

Besonders lehrreich sind die Geschichten, die Jakobus über die Rückreise der Gesandtschaft erzählte und wie sie während dieser Reise den heilsamen Nutzen des **ROSMARINS** erleben durfte. Nicht nur die Reisenden, auch der Elefant war durch den beschwerlichen Marsch durch die Wüsten des Morgenlandes erschöpft und krank geworden. Einige hatten sich kleine Verletzungen zugezogen, die sich allmählich entzündeten. Manche litten an Fieber. Und eines Morgens war Abul Abbas nicht mehr zu bewegen, aufzustehen.

Da kam Bruder Jakobus wieder die Erinnerung an das, was Elijas ihm von der Wirkung des **ROSMARINS** erzählt hatte. Er hatte im Reisegepäck einen Sack voll getrockneter Rosmarinzweige. Und so kochte er den **ROSMARIN** nicht nur in Wasser, sondern auch in Wein. Er behandelte die Wunden der Reisegefährten und des Elefanten und gab ihnen Rosmarinblätter zu kauen. Und als er ihnen den Rosmarinwein einflößte, erholten sie sich sehr schnell. Aber weder die Reisegefährten noch der Elefant waren in den folgenden Wochen bereit, am Morgen wieder aufzustehen, ehe sie nicht einen Schluck Rosmarinwein bekamen. Mitunter wurden sie dadurch so fröhlich, dass sie anfingen, (nicht nur fromme) Lieder zu singen. Und der Elefant trompetete dazu mit seiner langen Nase. Bruder Jakobus schreibt diese Wirkung nicht nur dem Wein, sondern vor allem dem **ROSMARIN** zu, wenngleich auch der Wein eine gewisse Bedeutung dabei hatte.

Manchmal verwenden wir die Rosmarinblätter sogar getrocknet und mischen sie in den Weihrauch, wenn wir große Gottesdienste feiern. Mittlerweile nehmen wir das Kraut auch für den Schmuck der Toten.

Geht sorgsam mit der Rosmarinpflanze um. Im Winter soll man die Blätter nicht ernten, sondern der Pflanze Ruhe gönnen. Erst wenn im Frühsommer und Sommer die Blätter neu ausgetrieben haben, sind sie zu ernten.

Eine merkwürdige Geschichte erzählt Bruder Jakobus. Ich habe diese

Fürsorge der alten Amme wuchs das Kind heran. Es war ein wunderbares Mädchen und lernte durch die Amme sehr schnell lesen und schreiben. Schon von Kindheit an half es ihr, die Kranken und Alten zu versorgen und war so der

SIE TRUG ABER STETS EINEN ZWEIG ROSMARIN IN IHREM HAAR, ALS ERINNERUNG AN DEN FUNDORT, WO SIE ALS NEUGEBORENES AUFGEFUNDEN WORDEN WAR.

nicht mehr erlebt, aber viele unserer Brüder kennen diese Begebenheit.

Vor vielen Jahren wurde unter den Rosmarinstauden vor unserem Hospiz ein neugeborenes Kind gefunden, das dort abgelegt wurde. Unsere alte ehrwürdige Amme, eine Witwe, die seit vielen Jahren in unserem Kloster wohnt, die Gott dient und die Kranken, Pilger und Siechen in unserem Kloster versorgt, fand dieses Kind und nahm es auf Geheiß des Abtes in ihre Obhut. Da es unter dem Rosmarinstrauch gefunden worden war, nannte sie das Kind Rosa-Maria. In der

Sonnenschein in unserem Hospiz. Als Rosa-Maria älter wurde, war sie die unentbehrliche Helferin der Amme. Mit ihrem Lächeln zauberte sie oft ein Lächeln auf die Gesichter der Alten und Kranken. Sie trug aber stets einen Zweig **ROSMARIN** in ihrem Haar, als Erinnerung an den Fundort, wo sie als Neugeborenes aufgefunden worden war.

Da begab es sich, dass ein schwer verletzter, junger Mann, wahrscheinlich aus edler Abkunft, in das Hospiz gebracht und von der alten Amme und ihrer Helferin Rosa-Maria gepflegt wurde. Der junge Mann entflammte in Liebe zu dem Mädchen und als er wieder gesundet war und sein Vater ihn zurück auf seine Burg holen wollte, bat er ihn, er möge für ihn beim Abt um die Hand der Rosa-Maria anhalten.

Unser ehrwürdiger Abt wollte dem nicht zustimmen und erzählte dem Vater von der Geschichte des Mädchens. Er sagte ihm, dass man bei dem Kind ein kleines, goldenes Medaillon mit einem merkwürdigen Zeichen gefunden habe. Als der Vater des jungen Mannes dieses goldene Zeichen sah, erbleichte er, denn es war Teil seines eigenen Wappenzeichens. Nicht mehr ganz gut zu erkennen, aber doch deutlich genug, und er erzählte dem ehrwürdigen Abt, dass so, wie es aussah, Rosa-Maria ein uneheliches Kind von ihm sei. Daraufhin sagte der Abt, dass es ja dann nicht möglich wäre, seinem Sohn Rosa-Maria zur Frau zu geben. Aber der Ritter erwiderte, sein Sohn sei gar nicht sein wirklicher Sohn, sondern ein Adoptivsohn.

Schließlich willigten der Abt und die Amme ein und so fand Rosa-Maria einen wunderbaren Mann. Dieser sagte, die Liebe zu Rosa-Maria habe mit dem Duft des **ROSMARINS** begonnen. Bruder Jakobus ist fest davon überzeugt, dass der Rosmarinduft die Liebe zwischen Männern und Frauen entfacht und entfaltet. Deshalb rät er den Mönchen, Rosmarinzweige nicht in ihr Haar oder in ihre Kutte zu stecken.

Ehrwürdiger Vater, ich bin am Ende meiner Geschichte angelangt. Verzeih mir meine Geschwätzigkeit. Aber ich wollte Dir unbedingt alles berichten, was ich über den **ROSMARIN** weiß. Sei gesegnet in Deinem Tun und sei gesegnet mit der Kraft des **ROSMARINS**, den uns Gott geschenkt hat, damit wir Menschen heilen können.

Gruß und Segen
(Unterschrift unkenntlich) ♣

ROSMARIN gehört zu den beliebtesten Mittelmeerpflanzen in unserer Küche. Alle Teile des **ROSMARINS** sind aromatisch und sollten ihren Weg in Suppen, Fleisch, Geflügel, Fisch und Gemüsegerichte, in Marinaden, Soßen und Salate finden. Die Blüten sind eine wohlschmeckende Garnierung für Süßspeisen. **ROSMARIN** zählt nach der Überlieferung zu jenen Heilpflanzen, die den Kreislauf dort ankurbeln, wo es nötig ist, und die ihn sanft zurückhalten, wenn es keinen Mangel auszugleichen gilt. Besonders hilfreich ist Rosmarinwein. Dazu nimmt man 20 g frisches Rosmarinkraut, das man in 0,7 l guten Weißwein einlegt und sieben Tage lang bei Zimmertemperatur stehen lässt und danach abseiht. Zwei Gläschen pro Tag darf man sich genehmigen. Diese geben uns Lebensimpulse. Eine weitere Wohltat ist ein Rosmarinbad bei Erschöpfung. Zwei Handvoll Rosmarinzweige werden in zwei Litern Wasser abgekocht und als Badezusatz verwendet. Vorsicht ist geboten beim Rosmarinbad am Abend. **ROSMARIN** kann abends ein richtiger Muntermacher sein. Deshalb ist zu dieser Zeit ein Melissenbad vorzuziehen.

Schon im Altertum wurde **ROSMARIN** im Mittelmeerraum hoch geschätzt. Er war der Göttin Aphrodite geweiht und symbolisierte die Liebe und die Schönheit. Zweige des **ROSMARINS** wurden kleinen Kindern in die Wiege gelegt, um sie zu schützen, und auch in Brautsträußen steckt oft noch heute ein Rosmarinzweig. In den ersten nachchristlichen Jahrhunderten wurde der **ROSMARIN** von Mönchen in Mitteleuropa eingeführt und galt in den Klöstern als wichtige Pflanze gegen allerlei Unpässlichkeiten. Er steht für Antriebskraft, Lebensfeuer, Begeisterungsfähigkeit und geistige Beweglichkeit. Er soll das fehlende innere Feuer zurückbringen.

STANDORT
mediterrane Pflanze; überwintert bei uns nur mit Winterschutz

≫

BLÜTEZEIT
Frühsommer

≫

SAMMELZEIT
vor und nach der Blüte

≫

VERWENDETE TEILE
Blätter

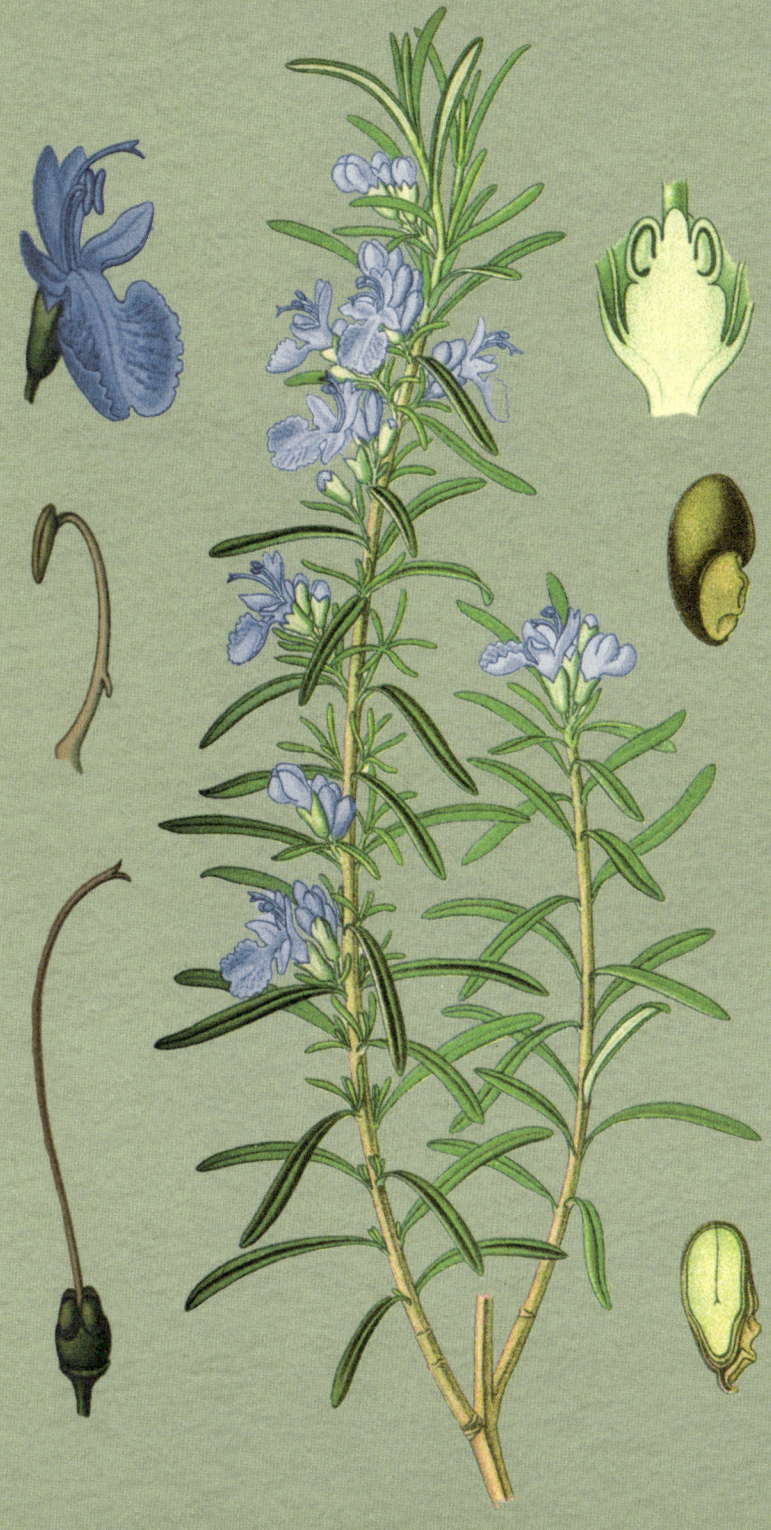

SALBEI
KLÄRENDE KRAFT

Wenn man als Mönch sich mit Heilkunde beschäftigt, stößt man immer wieder auf das Wissen und die Weisheit der Altvorderen, die sich mit den gleichen Fragen und Herausforderungen auseinandergesetzt haben. Gott sei Dank sind uns einige ihrer Erkenntnisse überliefert worden.

Nicht alle sind so bekannt wie der bereits erwähnte „Jahrtausendgärtner" Walahfrid Strabo von der Insel Reichenau. Er hat uns ein wunderbares Lehrgedicht über den Garten und seine Heilpflanzen hinterlassen, den „Hortulus". Darin beschreibt er nicht nur Pflanzen, sondern auch ihr Wesen. Er wollte nicht nur Nutzen und Heilwirkung, sondern auch ihre Schönheit und Symbolkraft schildern. Beeindruckt war ich immer von der Beschreibung der ersten Pflanze seines Gartens, vom **SALBEI**:

„Leuchtend blühet Salbei ganz vorn am Eingang des Gartens,
Süß von Geruch, voll wirkender Kräfte und heilsam zu trinken.
Manche Gebresten der Menschen zu heilen, erwies sie sich nützlich.
Ewig in grünender Jugend zu stehn, hat sie sich verdienet.
Aber sie trägt verderblichen Zwist in sich selbst, denn der Blumen
Nachwuchs, hemmt man ihn nicht, vernichtet grausam den Stammtrieb.
Lässt in gierigem Neid die alten Zweige ersterben."[1]

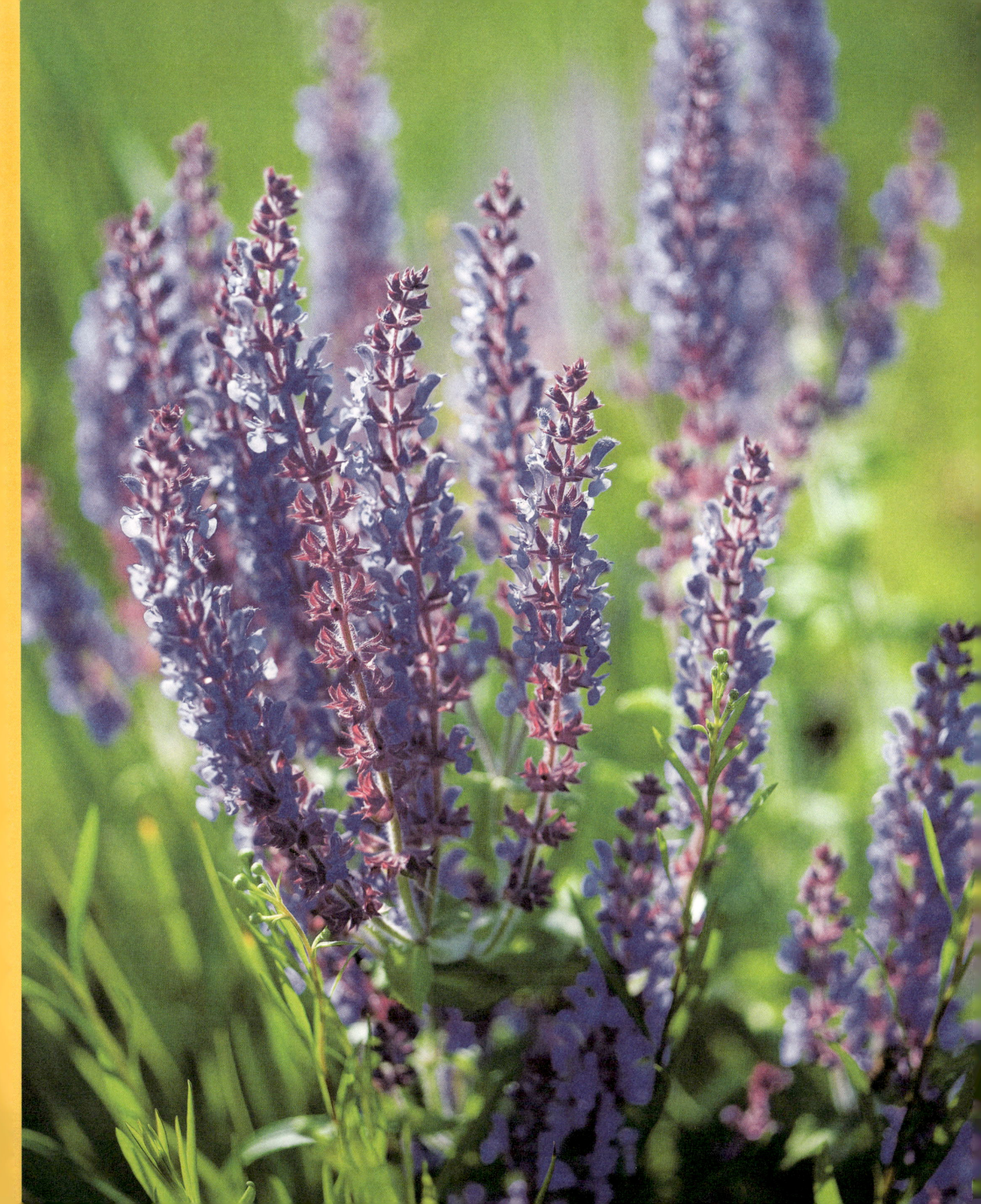

Dieses Gedicht lehrte mich sehr viel über die Sicht und Einsicht, die man über Heilpflanzen gewinnen kann, denn es geht nicht nur um Heilwirkung, sondern um ein Bild menschlichen Zusammenlebens. Aus der deutschen Übersetzung lässt sich nur ein neidvoller Generationenkonflikt herauslesen. Liest man den lateinischen Urtext genauer, dann ist es auch möglich, die Lösung des Generationenkonflikts dadurch anzustreben, indem die Kraft der jungen Triebe nicht zurechtgestutzt, sondern nutzbar gemacht wird. ♣

[1] Zitiert nach: Des Walahfrid von der Reichenau Hortulus. Die Gedichte über die Kräuter seines Klostergartens vom Jahre 827. Wiedergabe nach des ersten Wiener Druckes vom Jahre 1510, Reichenau 1974.

REBELLION IM KRÄUTERHIMMEL

Im Himmel war bei der Generalversammlung der Kräuterengel – man verzeihe den Ausdruck – der Teufel los. Die sonst so gesitteten Engel waren sich ordentlich in die Federn geraten.

ZUM HUNDERTTAUSENDSTEN MAL hatten sie wie immer die Vorzüge einiger Pflanzen gehört, von den jeweiligen Pflanzenengeln, die natürlich ihre Heilpflanze über alles lobten. Aber viele waren dabei wie immer eingeschlafen oder wütend geworden. Dann begann die Generaldebatte und es ging hoch her:

„Das ist doch der allerletzte Schmarren, jetzt haben wir schon so oft den Johanniskrautengel gehört. Nur weil das Johanniskraut die Pflanze des Jahres ist, sollen wir alles noch einmal anhören."

„Kein Mensch, kein Engel, kein Schwein kann sich das alles über eine Pflanze merken, wofür, wie oft, warum und alles mit 500 Inhaltsstoffen."

„Wir machen uns und auch die Menschen total verrückt. Wenn einer über die Wiese oder durch den Wald geht, braucht er eine tausendseitige Pflanzenkunde, weil er Bärlauch nicht vom Maiglöckchen unterscheiden kann und sich dann vergiftet."

„Ich lass mir mein Maiglöckchen nicht schlechtmachen! Es sind Dummköpfe, die Maiglöckchen essen. Diese Blumen sind da wegen ihres herrlichen Duftes."

„Bärlauch ist ganz leicht am Geruch zu erkennen."

„Ja, und dann knofeln alle beim Singen."

„Es gibt zu viele Pflanzen. Wir müssen ein paar ausrotten."

„Kommt gar nicht infrage, das tun die Menschen schon alleine. Denkt nur an die Arnika."

„Wir müssen das Ganze ordentlich in ein System bringen, in eine große Pflanzendatei, mit Wirkung und Inhaltsstoffen."

„Aber die Pflanzen sind lebendige Wesen. Man kann sie nicht wie Waschpulver beschreiben und gebrauchen."

„Esoterische Fantasien sind das alles. Das glaubt uns doch sowieso keiner mehr. Halten wir uns endlich einmal an die harten Fakten."

„Harte Fakten! Wer weiß wirklich, was alles in einer Pflanze steckt. Die haben ein Eigenleben und entwickeln sich weiter."

Der Erzengel Raphael, der oberste aller Kräuterengel, merkte, dass ihm die Leitung der Versammlung entglitt. Im Präsidium neben ihm waren die Erzengel Michael und Gabriel. Michael hätte beinahe sein Flammenschwert gezogen,

Sie schüttelten nur die Köpfe und wackelten mit ihren Pflanzensträußen. Maria wäre fast der große Kräuterkorb entfallen, weil sie ja für so viele Pflanzen zuständig war.

Dem Josef verwelkte seine Lilie in der Hand und der heilige Rochus verzichtete auf die Wundmittel und rief seinen Hund, dass er ihm die Wunden lecken sollte. Elisabeth brachte ihren Rosenstrauß in Sicherheit, damit er nicht wegrationalisiert wurde. Die heiligen Ärzte Kosmas und

JEDES WESEN DIESER SCHÖPFUNG – ENGEL, MENSCHEN, TIERE UND PFLANZEN – IST EINMALIG UND HAT SEINE EIGENE AUFGABE UND BESTIMMUNG UND IST EIN TEIL DES GANZEN.

um die Streithähne auseinanderzubringen. Dem Erzengel Gabriel, dem Meister des guten Wortes und der Botschaft, hatte es die Sprache verschlagen. Das war noch nie vorgekommen.

Auf der Ehrentribüne saßen als Beobachter die Heiligen, die in irgendeiner Weise auch mit Pflanzen zu tun hatten.

Damian überlegten, ob sie noch weiter mit Pflanzen heilen sollten. Der alte Noah pfiff seine Taube mit dem Olivenzweig zurück und flüsterte ihr ins Ohr, dass sie sich die Ölbaumblätter nicht madigmachen lassen sollte.

Das Chaos wurde immer größer. Es drohte ein Tumult, vielleicht sogar eine

Rauferei, was seit Ewigkeiten nicht mehr vorgekommen war. Das letzte Mal war das bei der leidigen Geschichte mit Luzifer gewesen. Aber dieses Problem hatte Michael mit seinem Flammenschwert gelöst, wenigstens für den Himmel. Leider trieb sich der Kerl jetzt andernorts herum und machte Scherereien.

Da erscholl zuerst leise, dann immer mächtiger aus der allerhöchsten Etage des Himmels der anschwellende Chor der Cherubim und Seraphim und zeigte allen an, dass der Allmächtige, der Barmherzige in die Versammlung eintrat. Es wurde ganz still und nach einer Weile erhob sich Gabriel und alle wussten, dass er im Auftrag des Höchsten eine Botschaft zu verkünden hatte:

„Hört! Eure Anliegen werden erhört. Den Streit können wir nicht durch neuen Zwist lösen. Dadurch entstehen nur neue Wunden. Jedes Wesen dieser Schöpfung – Engel, Menschen, Tiere und Pflanzen – ist einmalig und hat seine eigene Aufgabe und Bestimmung und ist ein Teil des Ganzen. Keines von diesen Wesen ist überflüssig oder schädlich. Ihr Engel sollt fähig werden, diese Zusammenhänge begreifbar zu machen. Deshalb hat es dem Allmächtigen in seiner Barmherzigkeit gefallen, zur Heilung aller Wunden an Leib und Seele der ganzen Schöpfung ein neues Heilkraut zu geben, das für fast alle Leiden hilfreich ist. Wir nennen diese Pflanze Salvia, die Heilende, die Stärkende. Sie soll in tausend Arten auf der ganzen Erde gedeihen, jeweils für die Menschen, die an diesem Ort wohnen. Jeder von euch wird sie mit sich tragen, zu seiner eigenen Pflanze hinzunehmen und bekannt machen."

Es war ihnen, als ob ein Hauch von Salbeiduft, von Salbeiöl, von Salbeiatem über sie ausgegossen wurde. Die Engel waren verblüfft. Sie vergaßen ihren Streit und stimmten ein in den tausendfachen Chor, und in ihren Herzen und Gedanken nahmen sie den SALBEI in sich auf und spürten seine wunderbaren Heilkräfte. Von nun an gab es die Salbeipflanze auf der ganzen Erde. In jeweils eigener Art wurde sie die Urpflanze der Heilung und brachte großes Glück über die ganze Welt. ♣

SALBEI ist ein universales Lebens- und Heilmittel. Er wird vor allem in der Küche verwendet. Besonders wohlschmeckend ist **SALBEI** zu Fleisch und Fisch. Klassische Anwendung des **SALBEIS** ist Saltimbocca, Kalbsschnitzel mit Salbeischinken und Käse. Eine wirklich großartige Speise ist ein Salbeikartoffelgratin mit Parmesan. Dazu nimmt man 500 g Kartoffeln, die geschält und in Scheiben geschnitten werden. Ein Stück Butter, viel **SALBEI**, je nach Größe 12 bis 20 Blätter, 3 Knoblauchzehen, die gehackt werden, 250 ml Geflügelbrühe, 150 ml Sahne, gehobelter Parmesan, Salz und Pfeffer und eventuell ein wenig Chilischoten. Die Kartoffelscheiben werden leicht gesalzen und in einer Gratinform verteilt. Die Butter erhitzen, Knoblauch und **SALBEI** in Stückchen anschwitzen, mit der Brühe und der Sahne aufgießen, mit reichlich Pfeffer und etwas Chili würzen. Die Kartoffelscheiben werden mit der Soße vermengt. Darüber den Parmesan hobeln und darauf verteilen. Im Ofen zuerst bei 200 Grad 50 Minuten lang backen und dann noch einmal 15 Minuten lang bei niedriger Temperatur garen. Die Kruste sollte oben nicht ganz hell sein.

SALBEI sollte man zu vielen Gelegenheiten verwenden. Allerdings ist darauf zu achten, dass man ihn eher sparsam einsetzt, weil sein charakteristischer Geschmack sonst andere Nuancen überdeckt. Damit er sein volles Aroma behält, sollte man frische Salbeiblätter erst ganz am Schluss zum Essen hinzufügen. Doch auch getrocknet verliert er nichts von seinem hervorragenden, leicht scharfen Geschmack.

FRITTIERTE SALBEIBLÄTTER: Dazu braucht man 20 große Salbeiblätter. Ein Glas dunkles Weißbier, zwei Esslöffel Mehl und eine Prise Salz mit dem Schneebesen verquirlen. Die Blätter werden in das Öl-Bier-Gemisch getaucht und dann in eine heiße Ölpfanne gelegt, bis sie goldbraun werden. Nach dem Backen auf einer Küchenrolle abtropfen lassen und leicht salzen.

HASELNUSS- (ODER PINIEN-)PESTO: Dazu brauchen wir eine Handvoll gezupften **SALBEI**, eine Handvoll gezupfte, glatte Petersilie, einen halben Frühlingslauch, 50 g Haselnüsse oder Pinienkerne, 70 ml Olivenöl, je einen Teelöffel Honig und Tomatenmark, je eine Prise Salz und Pfeffer. Haselnüsse oder Pinienkerne werden in einer Pfanne angeröstet. Alle Zutaten kommen in einen Mixer, bis sich eine feine, cremige Masse ergibt. Dieses Pesto ist hervorragend als Brotaufstrich, aber auch als Beilage zu Geflügel, Entenbrust oder Nudeln geeignet.

Traditionell wurde **SALBEI** schon lange von den Benediktinermönchen in heimischen Klostergärten angebaut und seine positiven Eigenschaften gerne genutzt. Allgemein bekannt ist er zum Beispiel als Tee zum Gurgeln. Er gilt als wohltuend und ausgleichend für den Seelenfrieden. Das Wesen des **SALBEIS** ist eher nach innen gerichtet. So hilft er in Phasen der Orientierung bei der Besinnung auf innere Werte, erleichtert die Akzeptanz in neuen Lebenssituationen und die Empfänglichkeit für die Vorteile einer Neuorientierung. Er wirkt reinigend auf das Gefühlsleben und trägt dazu bei, emotionale Blockaden zu lösen.

STANDORT
nährstoffreicher,
sonniger Boden

⋙

BLÜTEZEIT
Juni bis August

⋙

SAMMELZEIT
Juni bis Oktober

⋙

VERWENDETE TEILE
Blätter ganzjährig und
Blüten während der Blütezeit

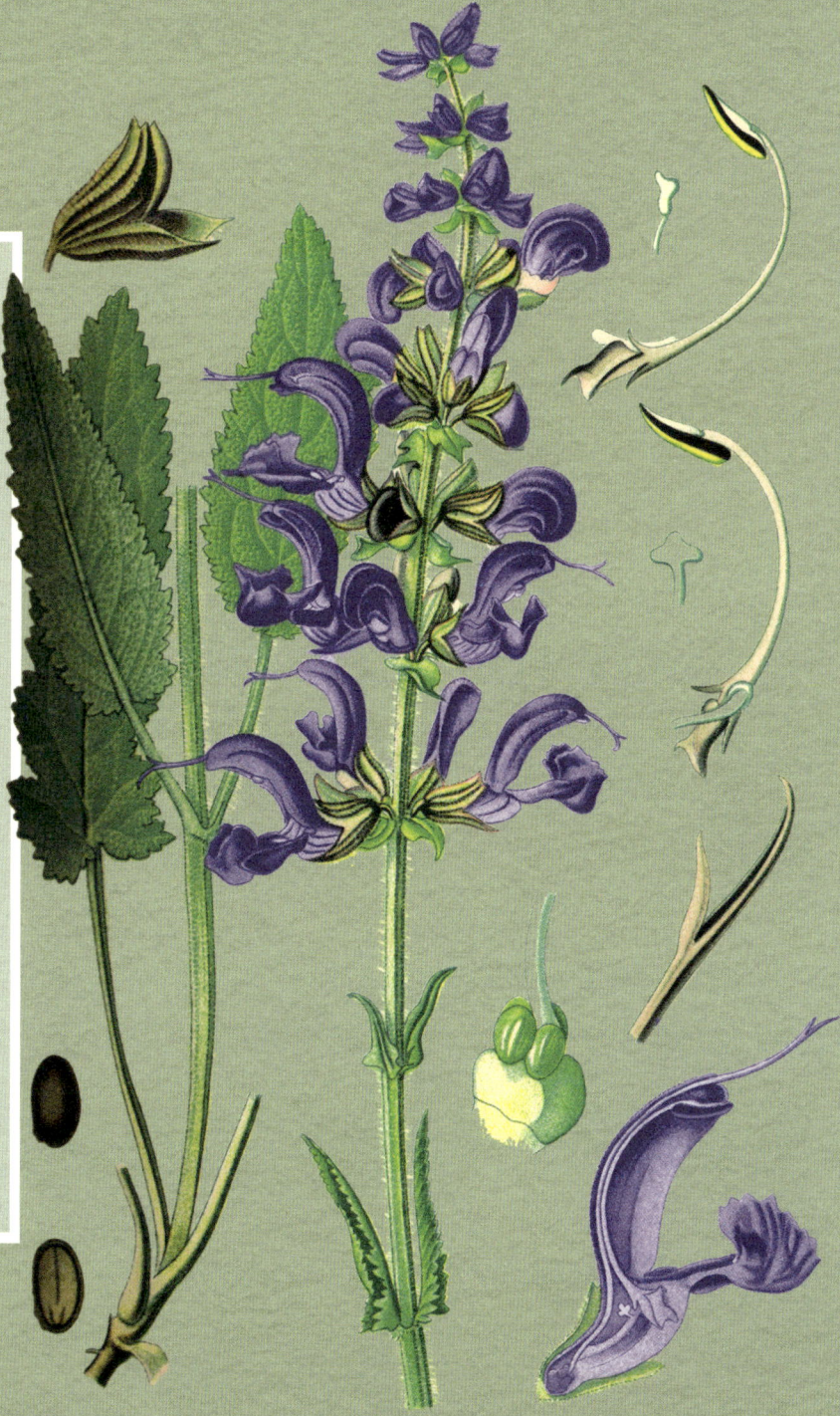

SCHAFGARBE
HEILUNG INNEN UND AUSSEN

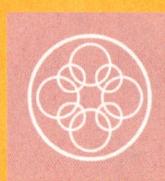

Ich mochte die Kriegserzählungen der Veteranen nicht. Zu aufgebläht und übertrieben kamen sie mir vor. Nur einem hörte ich gerne zu. Er erzählte von den Erfahrungen in russischer Gefangenschaft und dem Leid, das er und viele andere erleiden mussten.

Aber er berichtete auch von den guten Dingen, vom Zusammenhalt der Männer, wie sie sich gegenseitig geholfen und einander Mut gemacht haben. Sie mussten unter schlimmsten Bedingungen Bäume fällen. Oft hatte sich einer verletzt. Und da die medizinische Versorgung überhaupt nicht oder nur gering vorhanden war, starben manche an diesen Wunden. Bis ein Apotheker auf den Gedanken kam, die Wunden mit Schafgarbenkraut zu behandeln, das wirklich Wunder gewirkt haben soll. Später erfuhr ich dann, dass diese Pflanze auch Soldatenkraut genannt wurde, weil verletzte Soldaten damit ihre Wunden versorgt hatten. Es scheint so gewesen zu sein, dass es sowohl äußerliche und innere Wunden als auch Wunden der Seele heilen konnte. Ich habe es später selbst oft erlebt. Nicht nur Menschenwunden heilen durch die **SCHAFGARBE**, sondern auch Wunden der Tiere. Deshalb wird die **SCHAFGARBE** auch in die Kräuterbüschel am Hohen Frauentag (15. August) gebunden und gesegnet. ♣

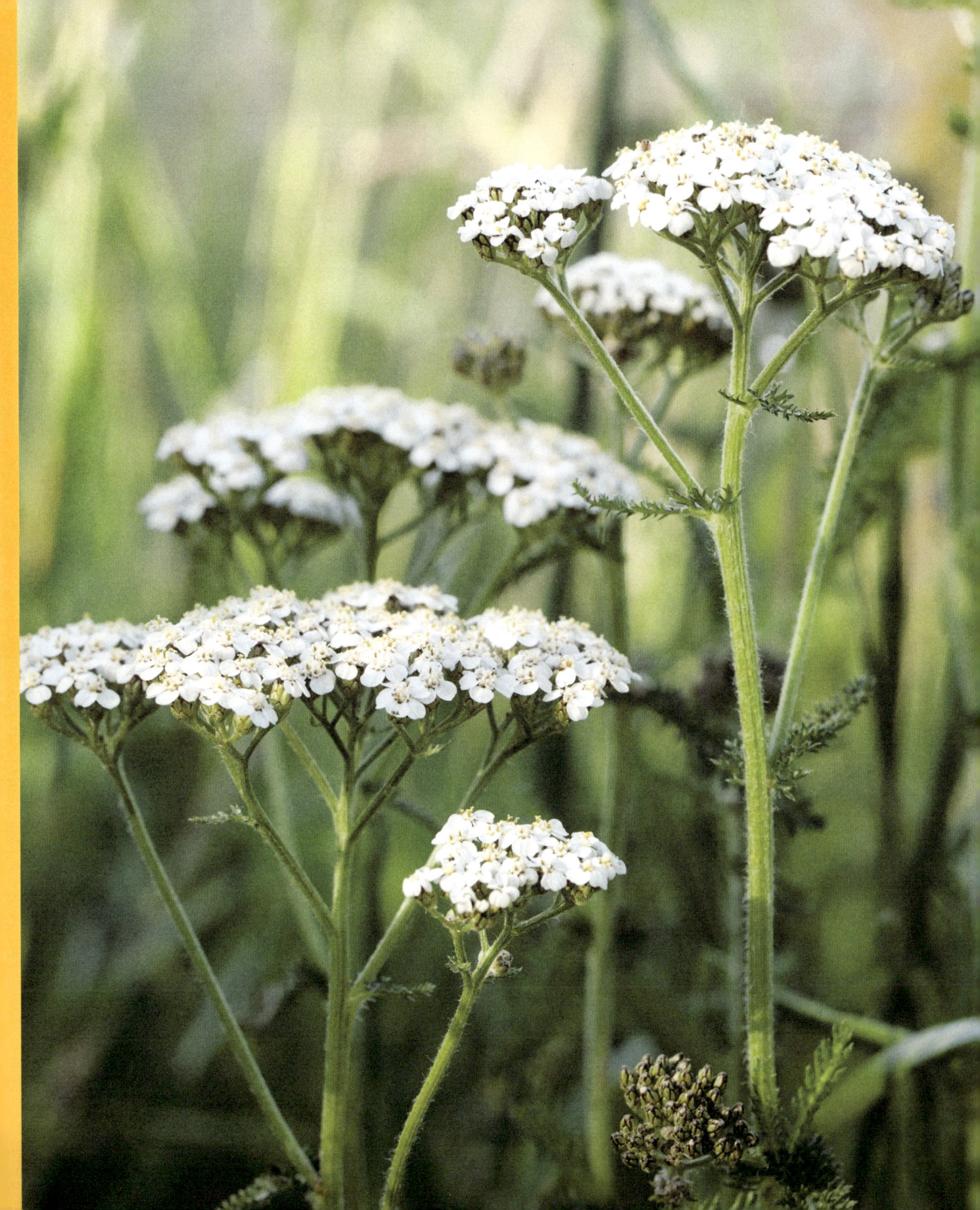

DIE **WUNDE** DES **THERAPEUTEN**

Josef, mein Freund, ein ausgezeichneter Psychotherapeut, der nicht nur durch sein Wissen, sondern durch seine Intuition, Menschenfreundlichkeit sowie Diskretion ein wirklicher Seelenarzt war und ist, suchte immer wieder einmal seinen geistlichen Lehrer auf, um sich mit ihm auszutauschen und Rat zu holen, denn er wusste, dass jeder Suchende immer wieder selbst Orientierung und Hilfe braucht.

ER WOLLTE SICH FÜR EXERZITIEN in die Einsamkeit der Berge zurückziehen und ersuchte ihn um Begleitung. Doch sein Freund hatte gerade in dieser Woche keine Zeit, denn er war mit einem Seminar beschäftigt. Er wollte ihn trotzdem begleiten und ihm für jeden Tag der Woche in den Bergen einen Brief schreiben, für jeden Tag einen, den er öffnen, lesen und darüber meditieren sollte. Die ersten sechs Tage gingen ohne große Aufregung vorbei. Sie waren aber wohl eine Vorbereitung für den siebten Tag. In den Erfahrungen der Tage spürte Josef viele Gedanken und Ereignisse, die ihn auch sonst bewegten. Doch am siebten Tag war alles anders. Josef öffnete das Kuvert und dort stand der Satz: „Schau ins Blaue des Himmels! Nicht in die Sonne."

Es war ein strahlend blauer Sommersonntag. Josef legte sich auf eine Bank in einer Bergwiese. Die Sonne wärmte ihn und er schaute ins tiefe Blau des Himmels – nicht in die Sonne. Es war ein Blau in allen Schattierungen, vom lichten Hellblau bis ins tiefe Dunkelblau. Es war vor allem azurblaues Licht des Firmaments, in dem sich das Blau der Berge und die Wiesen zu spiegeln schienen. Während er schaute, hatte er das Gefühl, dass diese Farbe ihn umfloss und tief in ihn hineinsank. Er fühlte diese Lebenskraft des Äthers, die ihm Balance, Mitte und Ausgewogenheit schenkte.

Er musste wohl eingeschlafen sein, denn als er erwachte, griff er in die Gräser, die um ihn herum waren, und seine Hand umfasste einen Schafgarbenstängel mit einer rosa Blüte. Josef hatte das Gefühl, dass diese Blüte, obwohl sie rosa war, das ganze Blau des Himmels, all seine heilsame Kraft aufgenommen hatte.

Diese Blüte brachte er seinem Freund. Noch bevor Josef seine Geschichte erzählen konnte, lächelte sein Freund und sagte: „Du hast das Blau des Himmels mitgebracht, denn die **SCHAFGARBE** enthält als tiefstes Geheimnis ein kostbares blaues Öl. Es ist die gesammelte Essenz der Kraft des Himmels und der Erde, die Balance, Ausgewogenheit und Objektivität schenkt. Die **SCHAFGARBE** kann viele leibseelischen Wunden und Krankheiten heilen, innerlich und äußerlich. Sie gibt Balance in verschiedensten schwierigen Lebenssituationen. Die **SCHAFGARBE** macht das Kleinmütige groß und heilt Verletzungen und Wunden aus dem Inneren heraus. Deshalb ist sie auch heilsam für Magen und Darm.

In einer solchen Situation braucht man die Kraft der Unterscheidung, um zu erkennen, wann und wofür das Große gebraucht wird und wann das Kleine. Wenn man im Konflikt ist, nicht weiß, was man tun soll, und dieser Konflikt länger anhält, wird man unfähig für die Verbindung von Groß und Klein. Das schlägt nicht nur auf die innere Haut, den Magen und den Darm, sondern auch auf die äußere Haut. Die **SCHAFGARBE** ist hier das Mittel, dass wir wieder zu Kräften kommen, denn sie bringt die inneren Bewegungen wieder ins Fließen. Sie kann körperliche und seelische Blockaden auflösen. In Krisensituationen bringt sie uns den Mut und gibt uns Entschiedenheit zu handeln, aber immer der Situation angemessen, nicht nur einfach Kraft.

Die **SCHAFGARBE** ist eine der wenigen Pflanzen, deren Blüte Tag und Nacht geöffnet ist. Sie nimmt das Licht der dunklen Nacht genauso auf wie das helle Licht des Tages. Sie ist eine Pflanze, die mit dem geringen Boden ebenso zufrieden ist wie mit dem fetten. Sie hat wirkliche heilende Kräfte für Leib und Seele, denn sie achtet das Kleine und das Große und bringt die Dinge und Fragen wieder in Balance und in Beziehung. Wie immer du sie anwendest, als Tee, als Bad, als Tinktur oder das azurblaue Schafgarbenöl, sie zeigt Maß, Mitte und Balance. Früher hatte die **SCHAFGARBE** den Namen ‚das Heil der Welt‘. Dieses Heil der Welt ist dir begegnet mit dem Blick in den Himmel und durch die Berührung mit dieser kleinen, wunderbaren Pflanze. Nimm sie nicht nur als Erinnerung, sondern immer auch als Helfer mit. Nicht nur du wirst heilen, sondern auch andere." ♣

Die meisten verwenden von der **SCHAFGARBE** lediglich die Blüten als Tee. Gegebenenfalls stellen sie aus der **SCHAFGARBE** auch einen Sirup her. Aber es gibt noch eine Vielzahl anderer Anwendungen, etwa Schafgarbenrührei. Dafür brauchen wir für vier Personen 200 g **SCHAFGARBE**, junge Blätter und Blüten, 8 Eier, 50 ml Milch, Salz und Pfeffer, Butter oder Öl, ein wenig Petersilie oder Schnittlauch zur Garnierung. Die Schafgarbenblätter und -blüten müssen gewaschen und von den mittleren Rippen befreit werden.

Die Blätter in kaltem Wasser langsam zum Kochen bringen, nach einer Viertelstunde vom Herd nehmen, abgießen, die Eier mit der Milch verquirlen und würzen. Butter oder Öl in einer Pfanne erhitzen und die Schafgarbenblätter bei niedriger Temperatur ein paar Minuten lang anbraten. Die Eier hinzugeben und unter ständigem Rühren stocken lassen. Nicht allzu fest stocken, dann behält diese Speise eine cremige Konsistenz. Dazu eignet sich ein Butterbrot mit Tomaten.

Im Zusammenhang mit der **SCHAFGARBE** ist es gut, auch noch einmal auf einen Tee hinzuweisen, der uns allgemeines Wohlbefinden gibt. Dazu brauchen wir je zwei Handvoll Rotkleeblüten, Brennnessel- und Zitronenmelisseblätter, 100 g Blätter von der **SCHAFGARBE**, 100 g Thymian, 150 g Minze, 100 g Fenchel, 150 g Majoran, 120 g Salbei, 100 g Blätter und Blüten vom Holunder und 100 g Ringelblumen. Dies alles wird gut getrocknet und in eine Dose gefüllt. Der Tee ist wirklich ein Labsal.

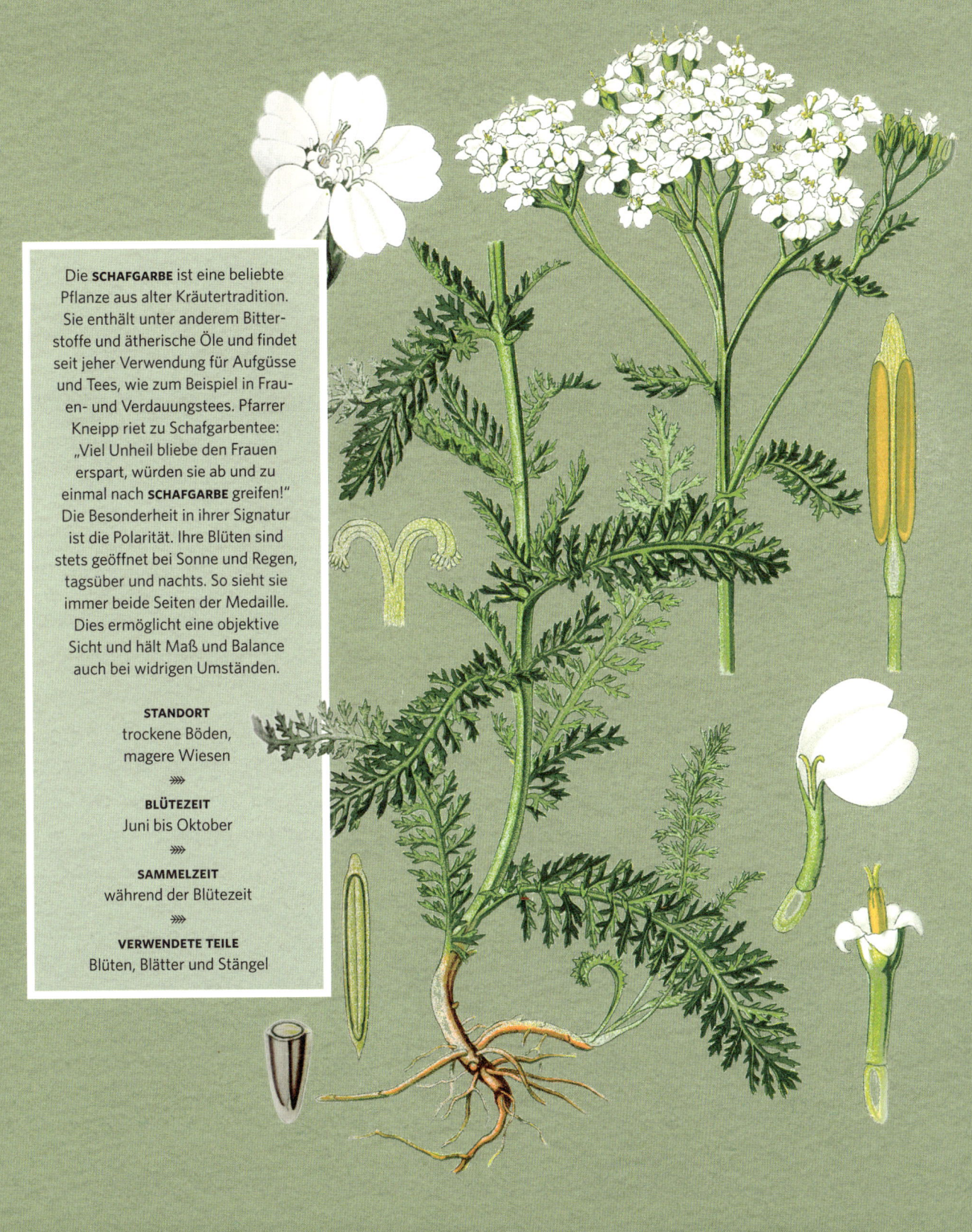

Die **SCHAFGARBE** ist eine beliebte
Pflanze aus alter Kräutertradition.
Sie enthält unter anderem Bitterstoffe und ätherische Öle und findet
seit jeher Verwendung für Aufgüsse
und Tees, wie zum Beispiel in Frau-
en- und Verdauungstees. Pfarrer
Kneipp riet zu Schafgarbentee:
„Viel Unheil bliebe den Frauen
erspart, würden sie ab und zu
einmal nach **SCHAFGARBE** greifen!"
Die Besonderheit in ihrer Signatur
ist die Polarität. Ihre Blüten sind
stets geöffnet bei Sonne und Regen,
tagsüber und nachts. So sieht sie
immer beide Seiten der Medaille.
Dies ermöglicht eine objektive
Sicht und hält Maß und Balance
auch bei widrigen Umständen.

STANDORT
trockene Böden,
magere Wiesen

⫸

BLÜTEZEIT
Juni bis Oktober

⫸

SAMMELZEIT
während der Blütezeit

⫸

VERWENDETE TEILE
Blüten, Blätter und Stängel

SONNENHUT
BEHÜTEND

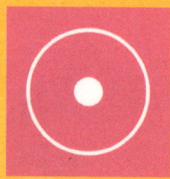

In unserem Klostergarten machen wir viele merkwürdige und wunderbare Erfahrungen mit Pflanzen, nicht nur wenn wir sie als Heil- und Nahrungsmittel verwenden. Sie lehren uns auch manches über unser Zusammenleben mit anderen Menschen und Lebewesen.

Der **SONNENHUT** hat mich gelehrt, dass nicht jeder mit jedem zusammenleben kann, dass es Zuneigungen und Abneigungen gibt, dass manche Pflanzen andere mögen und manche nicht. Manche wachsen gerne in großen Pflanzenverbänden und einige sind Einzelgänger. Der **SONNENHUT** liebt kleine Gruppen, aber keine Massenbeete, und er mag vor allem keine Giftpflanzen. Er liebt es, wenn er gebraucht wird. Da gedeiht er am besten und er verkümmert, wenn er missachtet und übersehen wird. Für mich ist er ein Zeichen und ein Lehrer der Bezogenheit aller Lebewesen aufeinander, und so gut er kann, hilft er, das Zusammenleben zu erleichtern, weil er, wie mir scheint, nicht nur den Einzelnen, sondern auch eine Gemeinschaft stärken kann. ♣

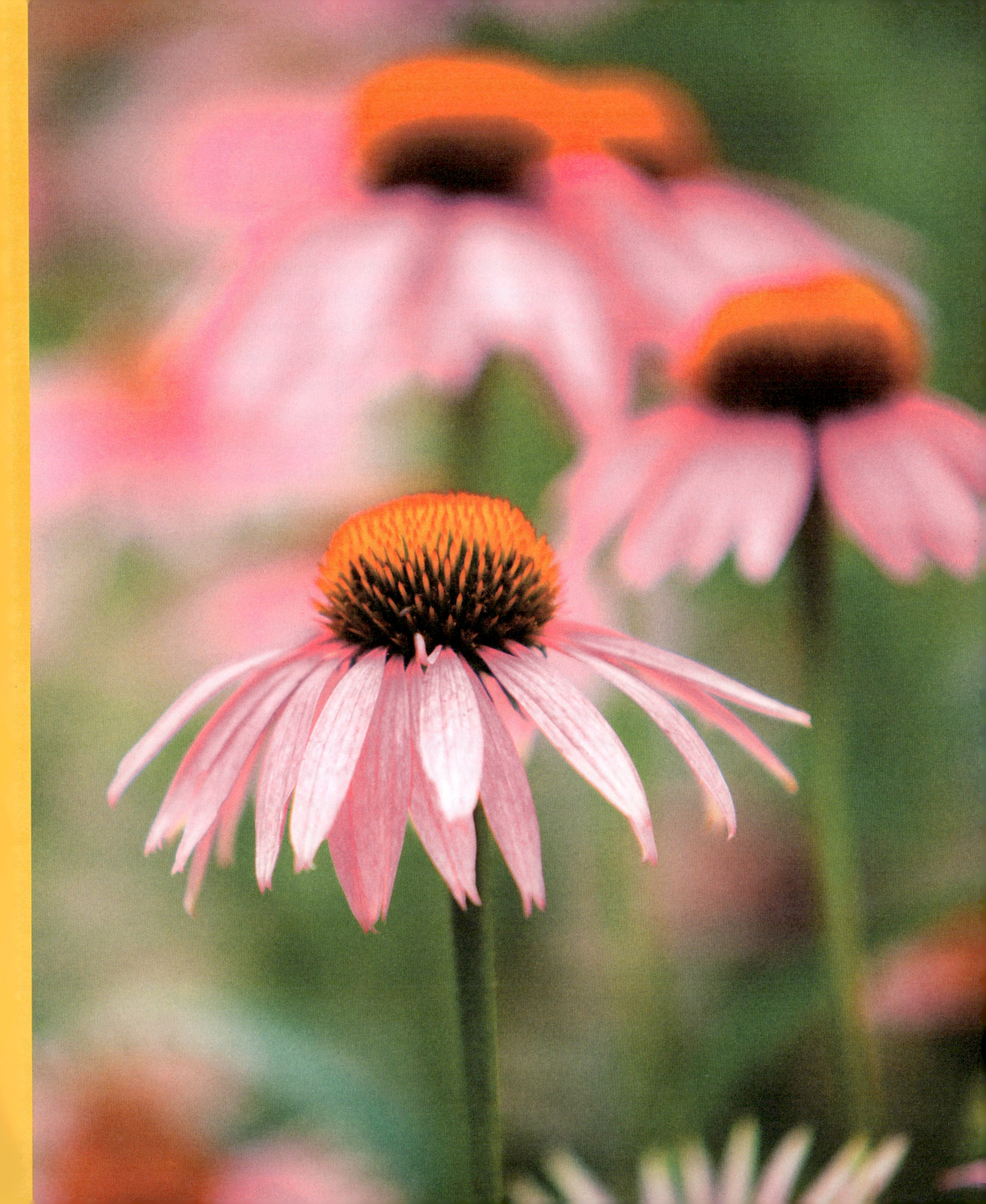

DER **SEGEN** DES **MANITUS**

Es ist schon sehr lange her. In einem Wigwam der Algonkinindianer am Fuß der Rocky Mountains hatten sich die alten Frauen und Männer des Stammes versammelt, die nach der großen Seuche, dem großen Sterben, übrig geblieben waren.

DER ALTE SCHAMANE ROTE SONNE und der Sohn des Häuptlings Weiße Feder hatten zu einer wichtigen Versammlung gerufen, denn das Leben des Stammes war bedroht, diesmal nicht durch Kriege und Raubzüge, sondern durch inneren Zerfall und Krankheit.

Das Unglück war schleichend gekommen. Der alte Schamane hatte es kommen sehen. Er wusste, dass der große Geist, Gitschi Manitu, den Stamm verlassen und Matschi Manitu die Herrschaft übernommen hatte. Gitschi Manitu war die große Kraft, die in allen Dingen lebt. Er war die Summe aller heiligen Kräfte, die Ursache und der Beweger aller irdischen und himmlischen Wirkungen. Er war die Weltenseele, das allumfassende Geheimnis des Lebens, das nur die Geistseele wahrnehmen konnte. Gitschi Manitu beschützte die Menschen. In guten

Tagen formte er mit seinen Händen und mit seinen Herzen neue Wesen, denen er den Atem einhauchte. Niemand hatte ihn je gesehen, aber alle wussten, dass er in allen Wesen lebte. Er hatte auch einen Gegenspieler, Matschi Manitu, den Zerstörer, den Verwirrer, dieser war genau das Gegenteil von Gitschi Manitu. Er machte sich überall dort breit, wo die Menschen ihre ursprüngliche Bestimmung verloren hatten und nicht mehr ihrem Herzen folgten, sondern anderen Bewegungen.

Der alte Schamane Rote Sonne begann mit leiser Stimme zu sprechen: „Gitschi Manitu ist weit entfernt. Er ist vor uns geflüchtet. Wir haben schlechte Geschäfte gemacht und alte Pferde für junge ausgegeben. Die Felle, die wir zum Tausch angeboten haben, waren schlampig gearbeitet mit vielen Löchern. Wir haben mehr Büffel getötet, als wir nötig hatten. Das viele Fleisch hat uns verdorben und das Fleisch ist verdorben, sodass die Geier die Kadaver fressen mussten."

Er machte eine kleine Pause und fuhr dann fort: „Wir sind fett geworden und träge. Die heiligen Pfeifen haben wir nur noch geraucht, um in einen Rausch zu kommen, nicht, um die Weisheit Manitus zu hören und zu sehen. Weil Gitschi Manitu geflohen ist, wurden auch die Squaws träge und ihre Ge-

kräftig mit. Es wurde mehr Maisbier getrunken, um sich zu berauschen, als es gut war, und dann sind die Krankheiten gekommen. Das Fieber raffte viele hinweg. Die Wunden heilten nicht mehr. Alle innere Kraft war verloren. Deshalb haben wir euch zusammengerufen, um Gitschi Manitu anzurufen. Er möge wiederkommen."

Er nahm eine der Trommeln von der Wigwamwand und begann langsam und dann immer stärker zu trommeln. Ande-

WIR SIND VERDORBEN WORDEN UND HABEN KEINE LEBENSKRAFT MEHR, KEINEN WIDERSTAND, WEDER GEGEN FEINDE NOCH GEGEN KRANKHEIT.

burten waren schwer. Das Feuer des Geistes ist erloschen. Nur noch zum Kochen von Speisen wird es benutzt. Wir sind verdorben worden und haben keine Lebenskraft mehr, keinen Widerstand, weder gegen Feinde noch gegen Krankheit. Matschi Manitu hatte ein leichtes Spiel mit uns und alle im Stamm halfen

re schlossen sich dem Trommeln an. Einige wiegten sich im Tanz. Lange hatten sie schon kein heiliges Feuer mehr entfacht. In der Mitte des Wigwams war die Feuerstelle, aber sie war nur sehr dürftig. Immer mehr Trommler schlossen sich an. Immer mehr Tänzer wiegten sich im Kreis. Rote Sonne nahm die Friedenspfeife und legte Glut hinein, denn der große Geist manifestiert sich zuerst im Feuer.

Dann flammte das Feuer auf. Es waren violette, tiefrote Flammen. Alle starrten gebannt auf das Feuer. Die Flammen, die nach oben schlugen, waren wie die Bilder einer roten Pflanze, die aber schnell wieder in sich zusammenfiel. Doch die

ner, dass Gitschi Manitu wie ein Pflanzengeist aus dem Feuer stieg und mit ihnen tanzte. Sein Gesicht war braun wie Büffelleder. Er trug einen dunkelroten, violetten Federschmuck. Es waren nicht die weißen oder schwarzen Adlerfedern. Der Feuerfederschmuck war wie eine Krone um sein Gesicht. Es schien so, als ob sich plötzlich das ganze Zelt mit dem

PLÖTZLICH IN IHRER TRANCE SAHEN DIE MÄNNER, DASS GITSCHI MANITU WIE EIN PFLANZENGEIST AUS DEM FEUER STIEG UND MIT IHNEN TANZTE.

Männer ließen nicht nach mit ihrem Trommeln und mit ihrem Tanz. Aus den Flammen kletterten plötzlich kleine Igel, die einen Kreis um das Feuer bildeten, als ob sie sich dem Tanz anschließen wollten. Dann sprühten aus dem Feuer auch noch Funken, die wie Bienen und Hummeln sich auf die Igel setzten, so als wollten sie ihren Nektar saugen.

Der Trommeltanz schwoll weiter an. Plötzlich in ihrer Trance sahen die Män-

roten Federschmuck füllte. Einige von denen, die tanzten und trommelten, hörten eine Stimme, die sagte: „Das ist euer Bruder. Das ist eure Schwester. Ich heile eure Wunden."

Aber unter den versammelten Indianern waren auch Zweifler. Zwei zeigten sich besonders beunruhigt, denn sie konnten nicht glauben, dass Gitschi Manitu unter ihnen war. Sie wollten auch ihr Leben nicht ändern. Sie wollten weiter Bier trinken und viel Fleisch essen. Es waren die Lebenszweifler. Sie standen auf und wollten ins Freie stürzen. Doch der Flammengeist packte sie und sie selbst wurden durch die Flammen zu Feuer.

Wieder hörten sie eine Stimme, die ein wenig holprig übersetzt ein Lied war:

„Nicht töten aus Lust,
nicht fressen aus Frust,
tanzend Leben teilen,
werden Wunden heilen."

Niemand wusste den genauen Wortlaut, aber verstehen konnten sie ihn alle.

Langsam verstummten die Trommeln und die Lieder, und das Feuer begann zu verlöschen. Stumm saßen die Männer um das Feuer und waren tief bewegt von den Erfahrungen, die sie gemacht hatten. Sie wussten das Bild nicht zu deuten, denn sie hatten verlernt, auf ihre Traumbilder zu achten. Auch der Schamane Rote Sonne wusste keine Antwort.

Da hob sich die Decke, die den Eingang des Zeltes verschloss, und ein klei-ner Junge stand im Eingang. Er war eines der Kinder, die die große Seuche überlebt hatten, und in der Hand hielt er eine Blume, eine Pflanze, die sie von früher schon kannten, aber deren Bedeutung und Gebrauch sie verlernt hatten. Sie sahen die wunderbare Blüte. In der Mitte hatte sie einen Blütenkopf, der aussah wie ein Igel und der golden glänzte. Um diesen mittleren Blütenstand herum waren purpurne Blütenblätter, die aussahen wie Federn.

Nun erkannte der Schamane Rote Sonne, dass es die Heilpflanze war, die Gitschi Manitu ihnen wieder geschenkt hatte. Die Indianer wussten, dass ihnen der große Geist einen Weg der Stärkung und der Heilung gezeigt hatte.

Am nächsten Morgen machten sich alle auf den Weg, um diese wunderbare Pflanze zu suchen und zu sammeln. Der Stamm wurde wieder gesund an Leib und Seele. Es war die Heilpflanze, die später in Europa Echinacea purpurea, Roter **SONNENHUT**, genannt wurde. ♣

Der **SONNENHUT** ist ein altes, indianisches Heilkraut, das auch im indianischen Totenkult eine wichtige Rolle spielte. Es war eine Pflanze des Alltags, die das Leben der Indianer von der Geburt bis zum Tod begleitete. Für die ersten Siedler Amerikas galt diese Heilpflanze als ein Wundermittel bei Schlangenbissen, Verletzungen und Wunden. Deshalb ist es sinnvoll, den **SONNENHUT** im Garten selbst anzubauen. Aus Sonnenhutblütenblättern und auch aus den Wurzeln können Tees, Tinkturen und Essenzen gemacht werden. In der frischen Pflanze ist mehr an heilenden Inhaltsstoffen und an Heilkraft enthalten als in den getrockneten Pflanzenteilen. Um das Immunsystem anzukurbeln, sollte man entweder zwischen den Mahlzeiten eine Tasse Sonnenhuttee trinken oder Sonnenhuttropfen einnehmen. Der **SONNENHUT** gilt für viele als Mittel zur Stärkung der Abwehrkräfte und auch zur Wundbehandlung. Vorsicht bei Korbblütlerallergien.

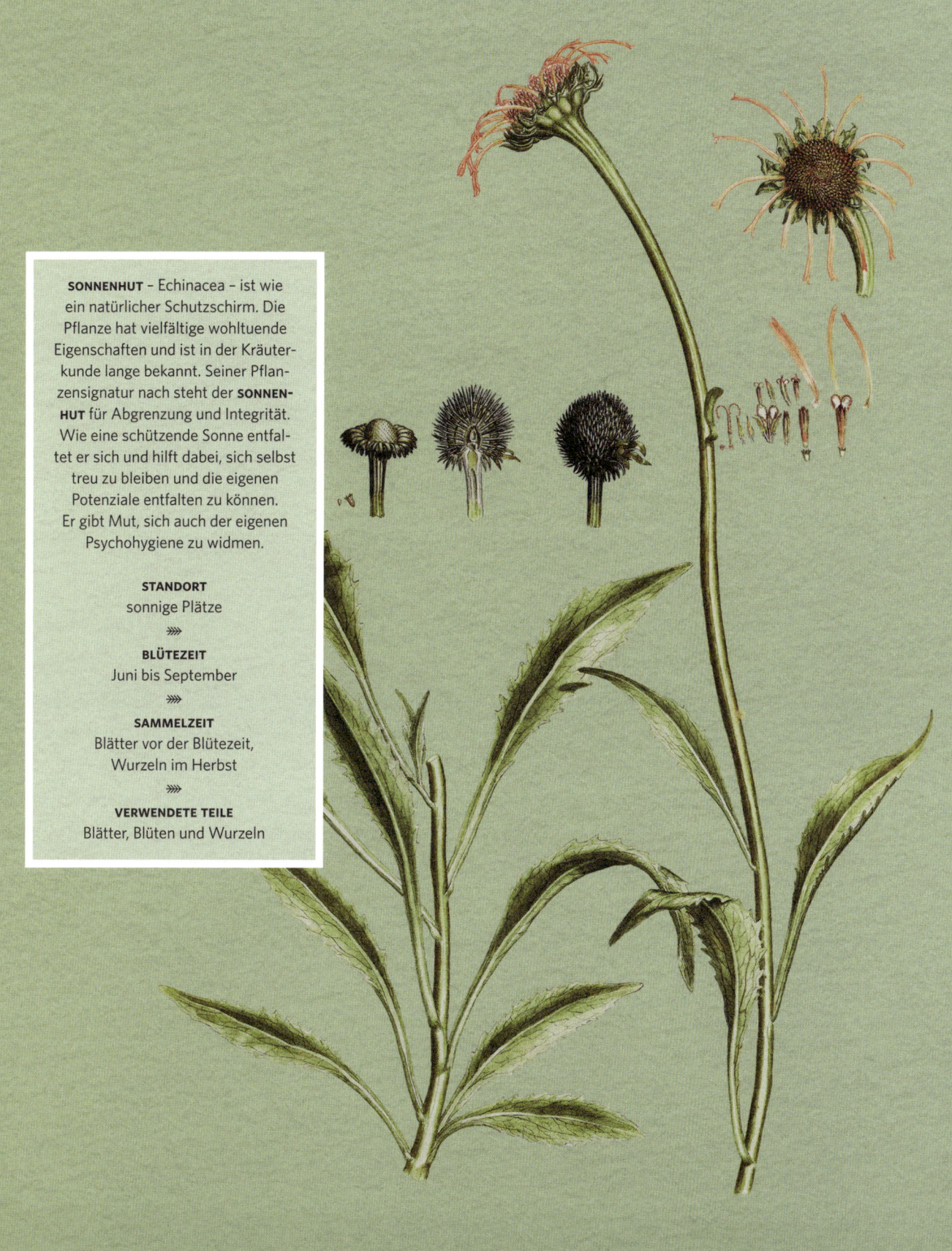

SONNENHUT – Echinacea – ist wie ein natürlicher Schutzschirm. Die Pflanze hat vielfältige wohltuende Eigenschaften und ist in der Kräuterkunde lange bekannt. Seiner Pflanzensignatur nach steht der **SONNENHUT** für Abgrenzung und Integrität. Wie eine schützende Sonne entfaltet er sich und hilft dabei, sich selbst treu zu bleiben und die eigenen Potenziale entfalten zu können. Er gibt Mut, sich auch der eigenen Psychohygiene zu widmen.

STANDORT
sonnige Plätze
⋙
BLÜTEZEIT
Juni bis September
⋙
SAMMELZEIT
Blätter vor der Blütezeit,
Wurzeln im Herbst
⋙
VERWENDETE TEILE
Blätter, Blüten und Wurzeln

STORCHSCHNABEL
INTEGRITÄT

> **Während meiner psychotherapeutischen Ausbildung in einer Selbsterfahrungsgruppe machte mich meine Lehrerin Ruth Cohn auf eine merkwürdige Entdeckung aufmerksam.**

Immer dann, wenn bei mir in einer schwierigen Lebenssituation, mit Angst, Schock oder Schrecken, das Bild einer Standuhr – manchmal auch im Traum – auftauchte oder der Stundenschlag einer Uhr zu hören war, konnte ich mich schnell vom Schrecken erholen. Der Schock wich und ich fand leichter wieder zu meiner inneren Ruhe und Kraft zurück. Ruth Cohn ermunterte mich, auf die Suche nach der Erfahrung zu gehen, die diese Kraftquelle speiste. Trotz vieler Mühen, Imaginationen und der Traumarbeit fand ich zunächst keine Spur. Als ich meine Mutter fragte, ob ich als Kind eine besondere Erfahrung mit Standuhren gemacht hatte, konnte sie mir auch zuerst keine Antwort geben. Aber dann erzählte sie mir eine Geschichte aus meiner Kindheit, die ich lange vergessen hatte. ♣

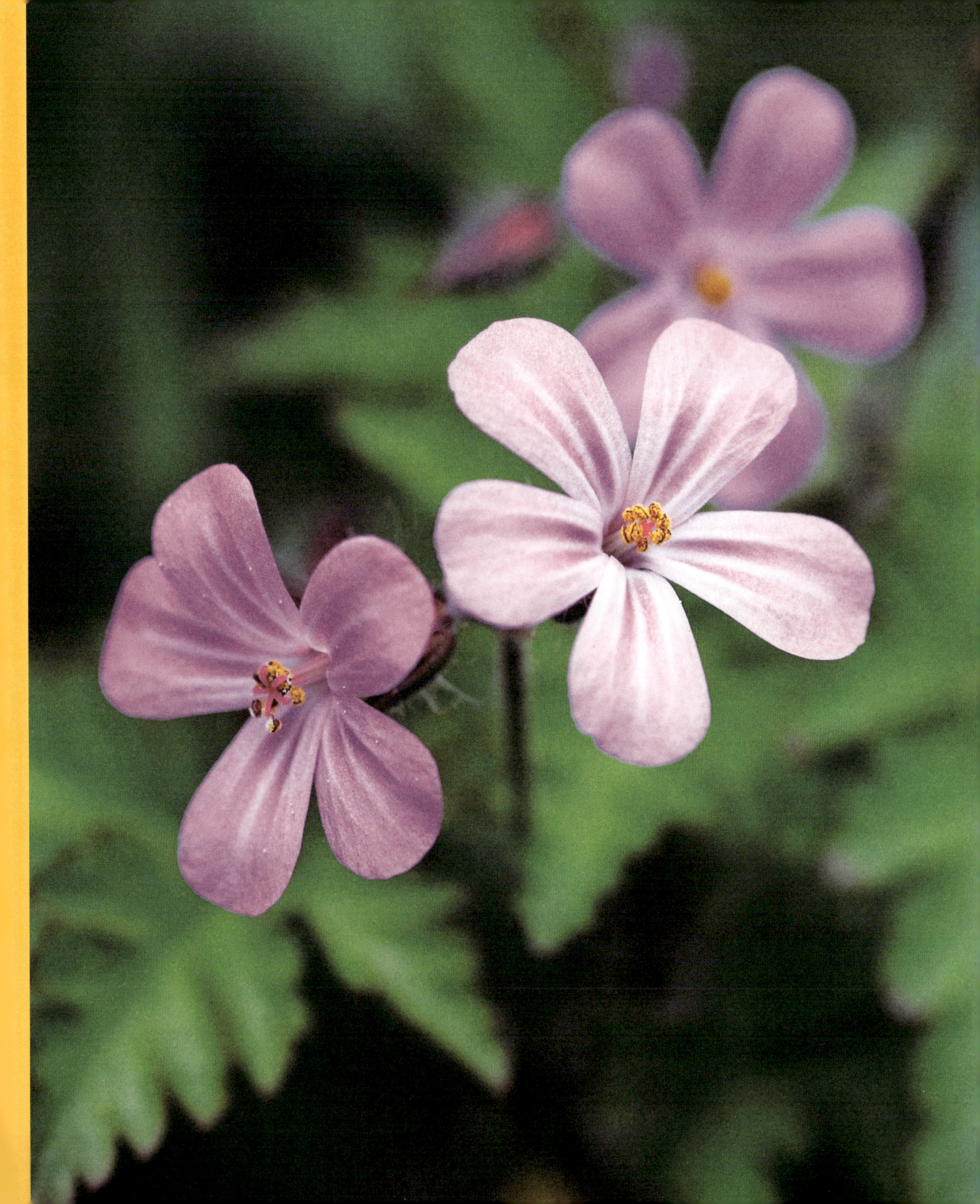

DIE **HEILUNG** DES **SCHRECKENS**

Ich muss etwa fünf Jahre alt gewesen sein, da ereignete sich bei uns in der Familie jeden Tag das „gleiche Drama", wie die Mutter sagte. Vor dem Abendessen etwa um sechs Uhr zog ich meine Großmutter in eine Küchenecke oder in ihre Stube und bettelte:

„GROSSMUTTER, ERZÄHL mir die Geschichte vom Wolf und den sieben Geißlein." Gespannt lauschte ich der Geschichte. Ich kannte jedes Wort und korrigierte die Großmutter, wenn sie irgendetwas vergaß. Wenn dann der Wolf die sechs Geißlein gefressen hatte, legte ich meinen Kopf an ihre Brust oder auf ihren Schoß und wir beide weinten herzzerreißend. Nach einer Weile beruhigten wir uns und die Großmutter sagte den erlösenden Satz: „Aber das siebte Geißlein hatte sich im Uhrkasten versteckt und erzählte seiner Mutter alles, was geschehen war und wie alle anderen Geißlein gerettet werden konnten." Wir kennen die Geschichte.

Vater, Mutter und alle im Haus schimpften die Großmutter. Sie solle mich nicht jeden Tag so verrückt machen oder gescheitere Geschichten erzählen.

Doch ich wollte immer nur diese eine Geschichte hören und wir fanden auch immer einen heimlichen Platz im Haus, wo wir unsere Lebensgeschichte „zelebrieren" konnten.

Als ich diese Erzählung von meiner Mutter hörte, tauchte der Uhrkasten in meiner Erinnerung auf, den ich damals in meiner kindlichen Fantasie gesehen hatte, und die Geschichte. Durch die immer neue Wiederholung der Geschichte habe ich gelernt, auch schlimmste Schock- und Schrecksituationen zu meistern, wenn irgendwo ein Uhrkasten auftauchte. Dann kam die unbewusste Erinnerung, dass es auch in ganz ausweglosen Situationen einen Ausweg oder eine Lösung geben kann. Meiner Großmutter war das sicher nicht bewusst, aber sie ahnte es vielleicht, dass sie mich mit der Wiederholung der Geschichte stärken konnte für mein ganzes Leben, denn in der Geschichte durchlebten wir gemeinsam Leben und Tod.

Ich erzähle diese Geschichte im Zusammenhang mit dem **STORCHSCHNABEL**, denn da ist noch eine andere zweite „Großmuttergeschichte", die eigentlich ganz kurz ist.

Bereits als Kind lernte ich Anna Scherm kennen, eine äußerst kräuterkundige, alte Frau, die Schwester meines Heimatpfarrers Karl Scherm. Von beiden lernte ich schon vieles über Heilpflanzen. Der einprägsamste Satz von ihr aber lautete: „Beiß in den Storchenschnabel." Der **STORCHSCHNABEL** wuchs bei uns überall im Dorf, an den Straßenrändern, in den Gärten, auf den Feldern. Jedes Mal, wenn ein Unglück geschah, wenn jemand in Schockstarre geriet, bei großen und kleinen Unfällen, in seelischer oder körperlicher Not, hörte ich von ihr den Satz: „Beiß in den Storchenschnabel."

Wir taten es alle und entdeckten, dass dieses wunderbare Heilkraut half, nicht nur Schock und Schrecken zu überwinden, sondern heilend war für Wunden an Leib und Seele. Ich erlebte es als Kind an mir und anderen, wenn wir mit dem Fahrrad gestürzt waren oder wenn sonst ein Schock uns gelähmt hatte. Das Märchen vom Wolf und den sieben Geißlein und der **STORCHSCHNABEL** hatten für mich eine ähnliche, fast gleiche Wirkung. Später erfuhr ich dann, wie sehr der **STORCHSCHNABEL** in der Tradition der Naturheiler geschätzt wurde, und ich bin froh, dass ich seine Wirkung von Kindesbeinen an erfahren durfte.

Hildegard von Bingen empfiehlt für geschwächte und geschockte Menschen ein Pulver aus Minze, Raute und **STORCHSCHNABEL**, ebenso wie Paracelsus. Beide sagen, dass diese Kräuterkombination das Herz stärken und fröhlich machen könne. Sie soll Wunden schließen, Blutungen stillen, Melancholie, Traurigkeit und Schockzustände vertreiben, ähnlich wie es die Notfalltropfen von Eduard Bach tun, die ebenfalls der Reinigung und der Stärkung dienen. ♣

ANWENDUNG

Dass der **STORCHSCHNABEL** ein Verwandter der Geranie ist, zeigen die kleinen, hübschen Blüten. Anders als die Geranie riecht er jedoch ziemlich herb, sodass er auch Stinkender **STORCHSCHNABEL** oder Ruprechtskraut genannt wird. In der Heilkunde wird der **STORCHSCHNABEL** bei Hautproblemen und bei Verdauungsstörungen verwendet. Er soll auch als Mittel gegen Schockerfahrungen hilfreich sein. Anwendbar ist der **STORCHSCHNABEL** als Tee, den man sich aus dem Storchschnabelkraut aufbrüht. Jederzeit griffbereit und bequem einsetzbar ist der **STORCHSCHNABEL** als Tinktur, Wein oder Pulver.

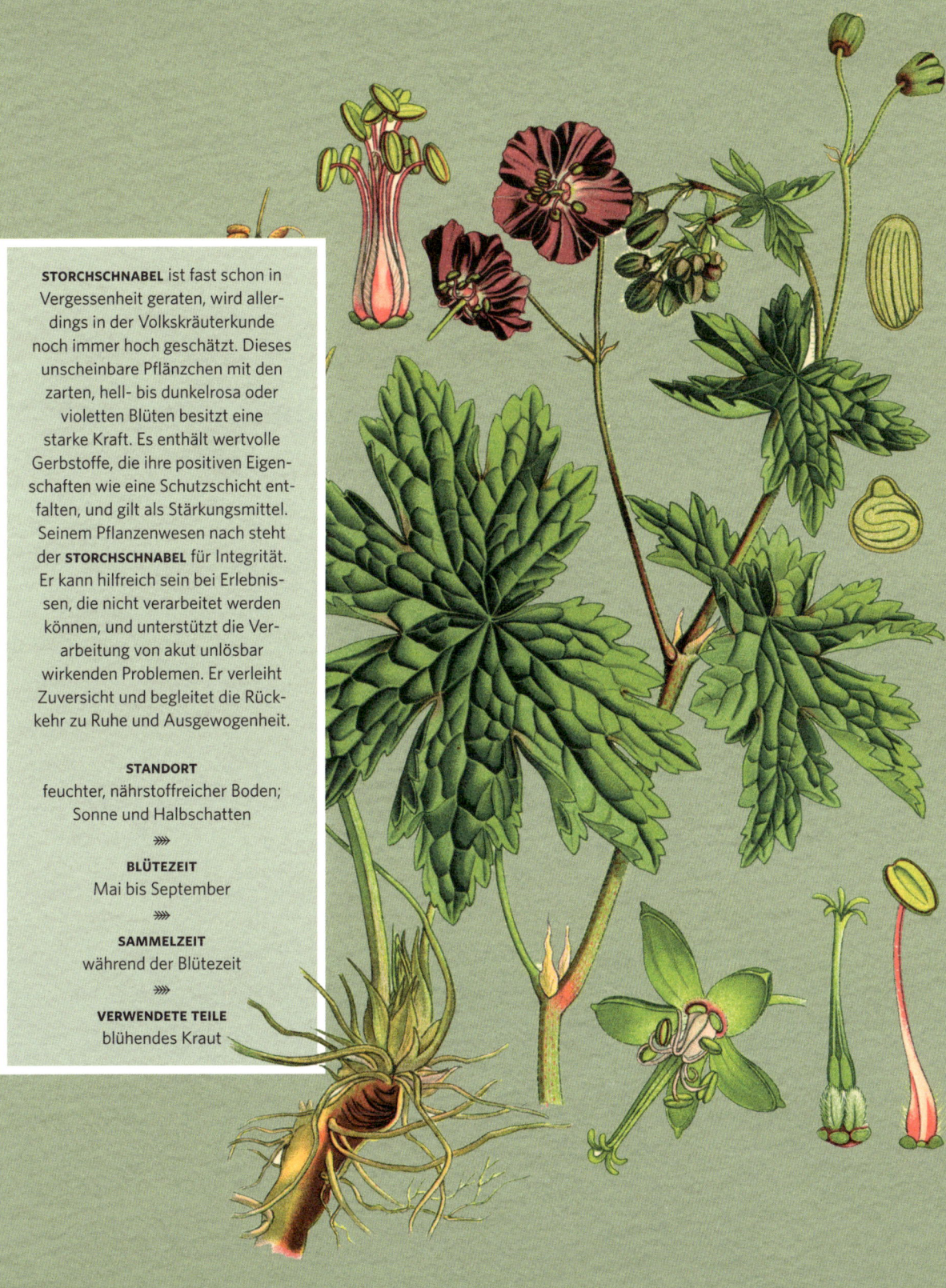

STORCHSCHNABEL ist fast schon in Vergessenheit geraten, wird allerdings in der Volkskräuterkunde noch immer hoch geschätzt. Dieses unscheinbare Pflänzchen mit den zarten, hell- bis dunkelrosa oder violetten Blüten besitzt eine starke Kraft. Es enthält wertvolle Gerbstoffe, die ihre positiven Eigenschaften wie eine Schutzschicht entfalten, und gilt als Stärkungsmittel. Seinem Pflanzenwesen nach steht der **STORCHSCHNABEL** für Integrität. Er kann hilfreich sein bei Erlebnissen, die nicht verarbeitet werden können, und unterstützt die Verarbeitung von akut unlösbar wirkenden Problemen. Er verleiht Zuversicht und begleitet die Rückkehr zu Ruhe und Ausgewogenheit.

STANDORT
feuchter, nährstoffreicher Boden;
Sonne und Halbschatten

⫸

BLÜTEZEIT
Mai bis September

⫸

SAMMELZEIT
während der Blütezeit

⫸

VERWENDETE TEILE
blühendes Kraut

THYMIAN
LEBENSGLUT

> **Heute, wenn ich mich ein wenig erkältet habe und ein leichtes Halsweh sich ankündigt, mache ich mir einen starken Absud aus Thymian und Salbei.**

Mit dem ich dann sehr oft gurgle, bis sich die aufkommende Halsentzündung gelegt hat. Und dabei muss ich jedes Mal lächeln, weil ich mich an die „Thymianzuckerl" meiner Kindheit erinnere. Auch damals musste ich mit heißem Thymian-Salbeiwasser gurgeln, das ich überhaupt nicht mochte. „Gibt's denn da nichts anderes? Es ist bitter und heiß und speib'm muss ich auch." Aber mein Protest half nichts, bis sich eine alte Nachbarin erbarmte und mir am nächsten Tag „Thymianzuckerl" brachte – schmackhafte, süße, kleine Herzen. Sie schmeckten auch ganz stark nach THYMIAN und Salbei, doch sie waren köstlich zu lutschen. Halsweh war also überhaupt kein Problem mehr. Sogar wenn ich kein Halsweh hatte, ging ich zur Nachbarin und bat sie um die Thymianzuckerl, „damit des Halsweh net kommen kann".

Später wollte ich dann das Rezept herausfinden, aber die Nachbarin hat es mit ins Grab genommen. Wahrscheinlich hat sie einige Tage lang sehr viel THYMIAN und Salbei zusammen mit etwas Pfefferminze und Zitronensaft in einem dicken, karamellisierten Zucker-Honig-Sirup aufgelöst, das Ganze mit einem Geliermittel vermischt, in kleine Formen gefüllt und trocknen lassen. Die Zuckerl hatten eine ähnliche Konsistenz wie heutige Gummibärchen. Ich kann Kinder verstehen, die so etwas lieben … ♣

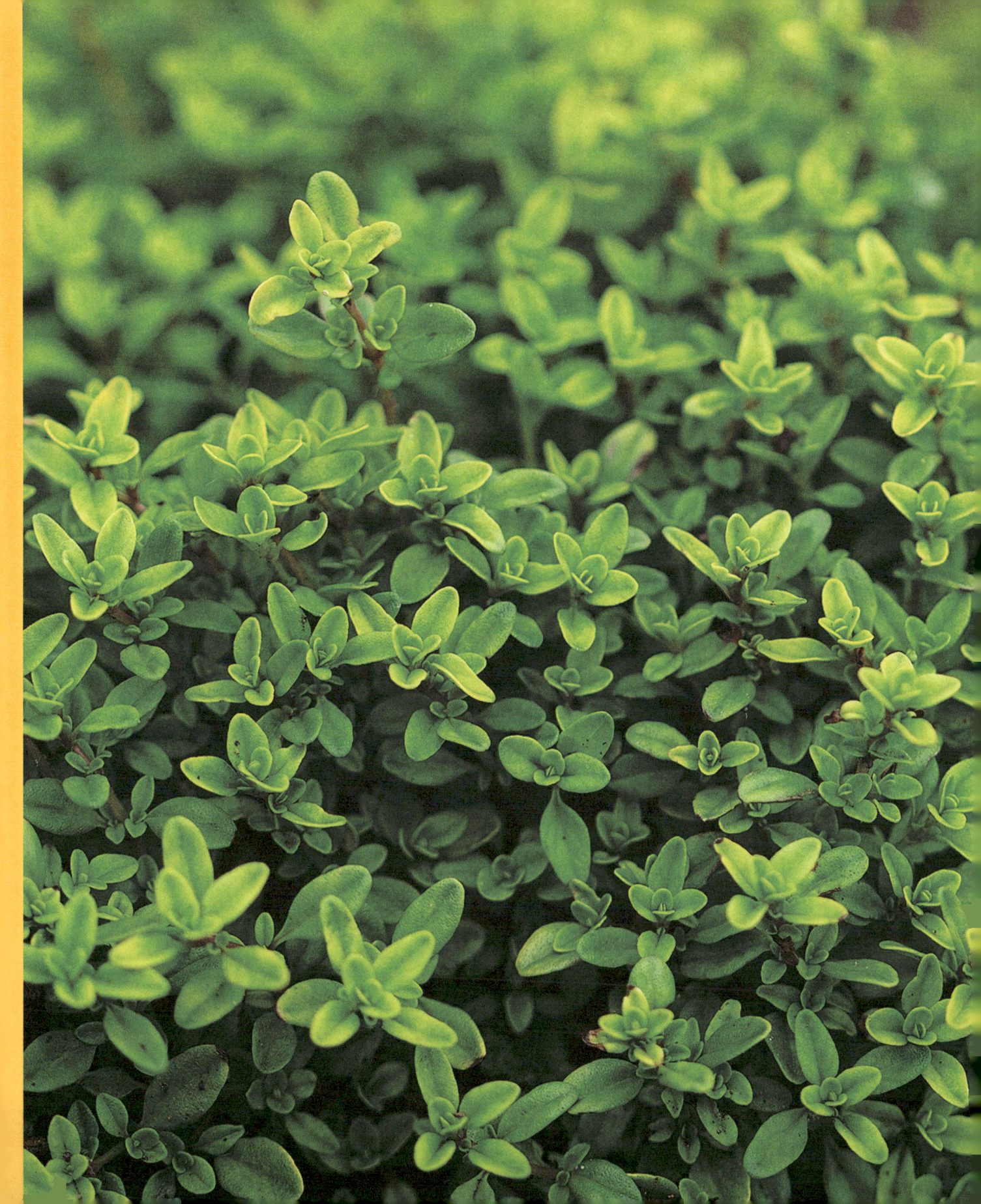

DIE HEILENDE **GLUT** AUS DER **ERDE**

In den tiefsten Tiefen der Erde, ganz nahe an ihrem glühenden Herzen, gibt es das Reich der Thymiden. Niemand hat dieses Reich je betreten oder gesehen. Man kann es nur ahnen oder einatmen und man erkennt es an den heilsamen Auswirkungen.

DIESES REICH IST ÄHNLICH wie die Thymusdrüse in Menschen, Tieren und Vögeln und vielen anderen Lebewesen. Sie ist vor allem wichtig für Kinder. Von Anfang an war sie da und ist der Impulsgeber und die Kraftquelle für Wachstum, sie stärkt das Immunsystem. Jeder Organismus braucht diese Thymusdrüsen, um ein gut funktionierendes Immunsystem aufzubauen und Widerstandskräfte zu entfalten.

Genau diese Aufgabe hat das Reich der Thymiden im Organismus der Erde und der Schöpfung. Dort lernen die Abwehrkräfte der Erde und des Lebens, sich gegen Angriffe von außen zu schützen. Sie verbünden sich mit allen Wesen, vor allem mit den Geistwesen, um die Erde zu schützen, um Krankheiten zu lindern und allen Teilen der Erde Schönheit und Kraft zu schenken. Das tun sie auf ganz eigenartige Weise. Sie atmen die Kraft des Universums, den Äther, ein und verwandeln ihn durch die Glut der Erde in einen großen Energiefluss, der die ganze Erde durchströmt und ununterbrochen das Immunsystem der Erde und der Menschen erneuert. Im Gegensatz zur Thymusdrüse erneuert sich das Reich der Thymiden in jedem Augenblick, da es ununterbrochen neu gebildet wird durch den Äther und die Glut der Erde.

So wie die Thymusdrüse aktiviert werden kann, durch leichtes, rhythmisches Klopfen auf das Brustbein, so wird das Reich der Thymiden aktiviert durch das Gehen über die Erde. Es muss ein ganz sanftes Gehen sein, genauso wie das Klopfen auf das Brustbein sehr sanft und maßvoll geschehen muss. Deshalb ist es nicht verwunderlich, dass rhythmisches Gehen und Laufen nicht nur die Kräfte der Erde aktiviert, sondern auch ein wichtiges Heilmittel für den Menschen und alle Lebewesen darstellt.

Hellsichtige haben das Reich der Thymiden beschrieben als drei quadratische Kristalle, die durch einen unsichtbaren Lichtkreis miteinander verbunden sind. Manche meinen, dass diese Kristalle hart sind wie Edelsteine, denn mitunter funkeln sie dunkelgrün wie ein Smaragd, violett wie ein Amethyst oder weiß und glänzend wie ein Dolomit, meist aber dunkelrot wie ein Rubin. Am Funkeln und Leuchten dieser Kristalle erkennt man das Ein- und Ausatmen der Erde. Aber für uns ist das Atmen der Erde nur schwer spürbar, denn jeder Atemzug dauert unendlich lange.

Uns Menschen scheint es so, als ob sich die Erde nie bewegt, außer in ihrer Bahn um die Sonne und der Drehung um die eigene Achse. Doch auch das nehmen wir nicht bewusst wahr. Es geschieht ganz einfach und ununterbrochen. Bei jedem Ausatmen der Erde kommt ein kleiner Hauch des Thymidenreiches, der Lebenskraft an die Erdoberfläche, und dort wächst dann meist der THYMIAN. Wenn wir in der unberührten, freien Natur sind, spüren wir, dass das Atmen befreit und Kraft gibt. Mit etwas Glück riechen wir diesen Atem der Erde im vielfältigen Duft der Pflanzen und Bäume.

Beeindruckend wird dieser Erdatem beim Einatmen des Thymiandufts. Jene kleine Pflanze scheint alle Kraft des Äthers und der Erde in sich zu vereinen. THYMIAN hat alle heilenden Kräfte in sich, die ein Mensch braucht, um gesund zu bleiben. Die Wirkung ist so vielfältig wie die Hunderten von Arten des THYMIANS auf der ganzen Welt. ♣

THYMIAN ist ein wahrer Tausendsassa. Sowohl aus der Geschichte als auch aus den Erfahrungen der Gegenwart wissen wir, dass es kaum ein Einsatzgebiet gibt, bei dem **THYMIAN** nicht heilsam sein kann. Seine größte Stärke liegt in seiner Wirkung auf die Atemorgane, ganz gleich, ob es um Erkältungen mit Husten, um Bronchitis, um Reizhusten, Halsentzündungen oder Heiserkeit geht. Aber auch das Verdauungssystem kann gestärkt werden, gleich, ob es sich um einfache Magenbeschwerden, Blähungen oder Durchfall handelt. Auch in der Frauenheilkunde wurde er eingesetzt, bei Störungen in der Menstruation oder in den Wechseljahren. In der Tradition wurde **THYMIAN** Wirkungen bei Schlaflosigkeit und bei Albträumen zugeschrieben. Sogar bei einem Kater nach starkem Alkoholgenuss setzte man ihn ein. Aber **THYMIAN** fand nicht nur innerlich, sondern auch äußerlich bei Verstauchungen und Verrenkungen oder Quetschungen und Gliederschmerzen Anwendung. Alle Erkrankungen, die die Harmonie im Körper betreffen, ob Verdauung, Atmung oder die Psyche, hat man mit dem **THYMIAN** behandelt. **THYMIAN** wird als Gewürz, Tee oder Badezusatz verwendet. Es gibt fast kein Einsatzgebiet, wo **THYMIAN** nicht hilfreich sein kann. Es ist wirklich so, als ob er die gesamte Kraft des Lebens in sich entfaltet. **THYMIAN** ist ein niedriger Zwergstrauch, dessen verholzte Zweigstängel viele behaarte, zarte Blätter tragen und blassviolette Blüten bilden. Ihm wird eine wunderbare Hilfe nachgesagt. Er gilt als ein natürliches Antibiotikum. Er enthält ein ätherisches Öl, dessen Bestandteile (Thymol und Carvacrol) wachstumshemmend gegen Keime wie Bakterien und Pilze wirken. **THYMIAN** soll zähen Schleim lösen und ist hilfreich, wenn wir unter Erkältungshusten leiden. Das Thymianöl bietet einen Schutz gegen Bakterien und Viren. Man sollte **THYMIAN** aber auf jeden Fall als Gewürz in der Küche haben, denn seine Wirkung wird als desinfizierend, entzündungshemmend, krampflösend, schmerzstillend und schweißtreibend beschrieben. Achten Sie beim Einsatz von Thymian stets auf das Maß. Für Thymiantee, der besonders bei Entzündungen empfohlen wird, nimmt man einen Teelöffel Thymianblättchen und übergießt diese mit kochendem Wasser. Er darf fünf bis zehn Minuten lang je nach Geschmack ziehen und kann mit Honig gesüßt werden. Wenn man zu viel **THYMIAN** hat, lässt sich daraus auch ein Thymianbad bereiten: Eine Handvoll Thymiankraut und -blüten in einem Liter Wasser kochen, ins Badewasser gießen oder als Wickel anwenden.

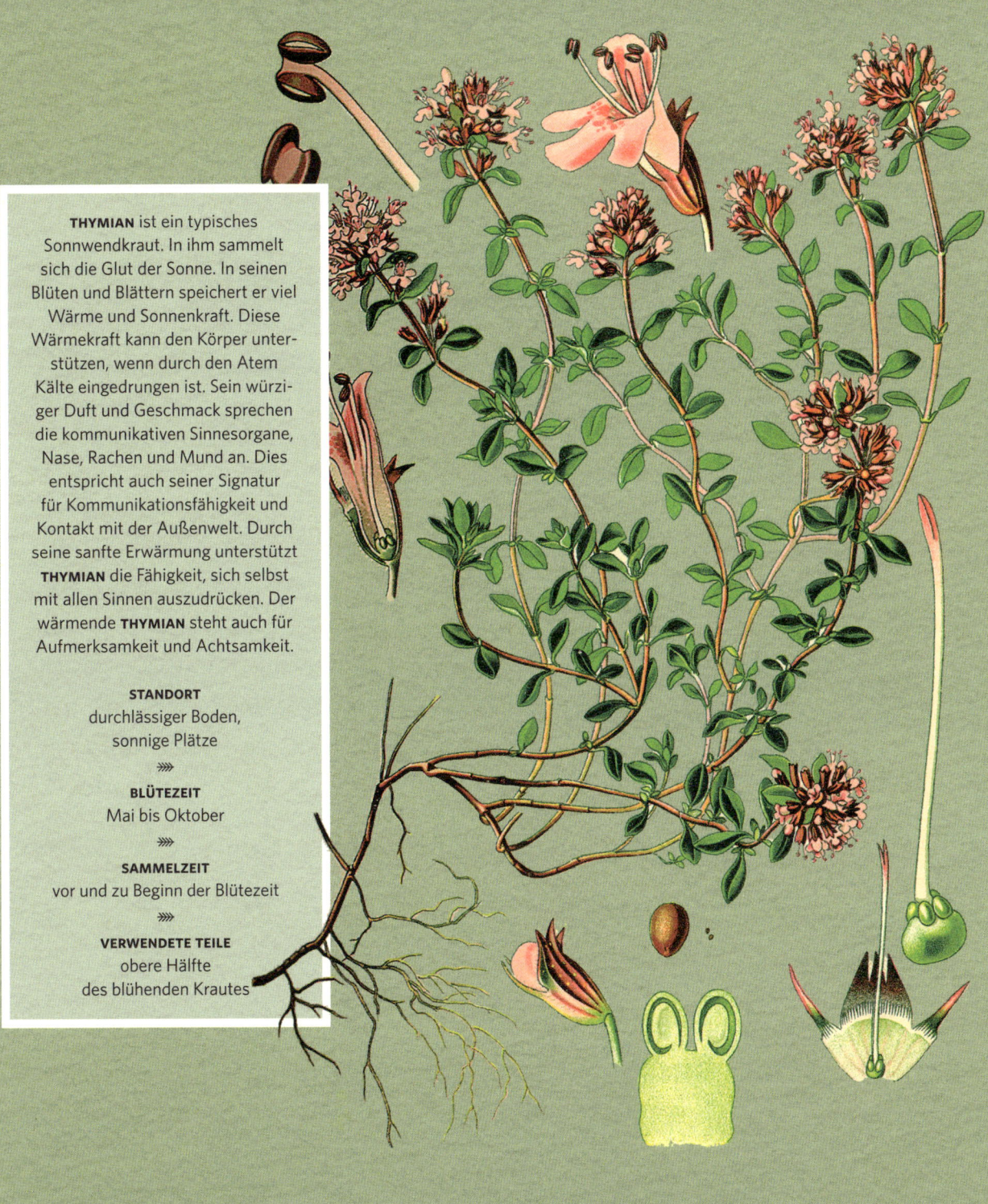

THYMIAN ist ein typisches Sonnwendkraut. In ihm sammelt sich die Glut der Sonne. In seinen Blüten und Blättern speichert er viel Wärme und Sonnenkraft. Diese Wärmekraft kann den Körper unterstützen, wenn durch den Atem Kälte eingedrungen ist. Sein würziger Duft und Geschmack sprechen die kommunikativen Sinnesorgane, Nase, Rachen und Mund an. Dies entspricht auch seiner Signatur für Kommunikationsfähigkeit und Kontakt mit der Außenwelt. Durch seine sanfte Erwärmung unterstützt **THYMIAN** die Fähigkeit, sich selbst mit allen Sinnen auszudrücken. Der wärmende **THYMIAN** steht auch für Aufmerksamkeit und Achtsamkeit.

STANDORT
durchlässiger Boden,
sonnige Plätze

⋙

BLÜTEZEIT
Mai bis Oktober

⋙

SAMMELZEIT
vor und zu Beginn der Blütezeit

⋙

VERWENDETE TEILE
obere Hälfte
des blühenden Krautes

YSOP
DYNAMISCHE KLARHEIT

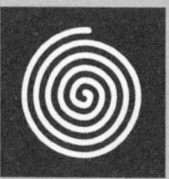

Manchmal stehen wir verwundert vor einer Heilpflanze, weil wir sie nur aus Büchern kennen. Wir sind ratlos, wie wir mit den vielen Wirkungen und Wirkstoffen umgehen sollen, die für diese Pflanze beschrieben sind.

Dabei verlassen uns der Mut und das Vertrauen, uns an die Erfahrungen mit dieser Pflanze zu wagen. Am leichtesten gelingt es uns, wenn wir selbst Erfahrungen mit der Pflanze machen oder wenn wir sie mit einem Menschen, einer Erkrankung oder dem Gesundwerden in Beziehung setzen können. Ich glaube, dass es Menschen gibt, die einem Pflanzentyp wirklich entsprechen. ♣

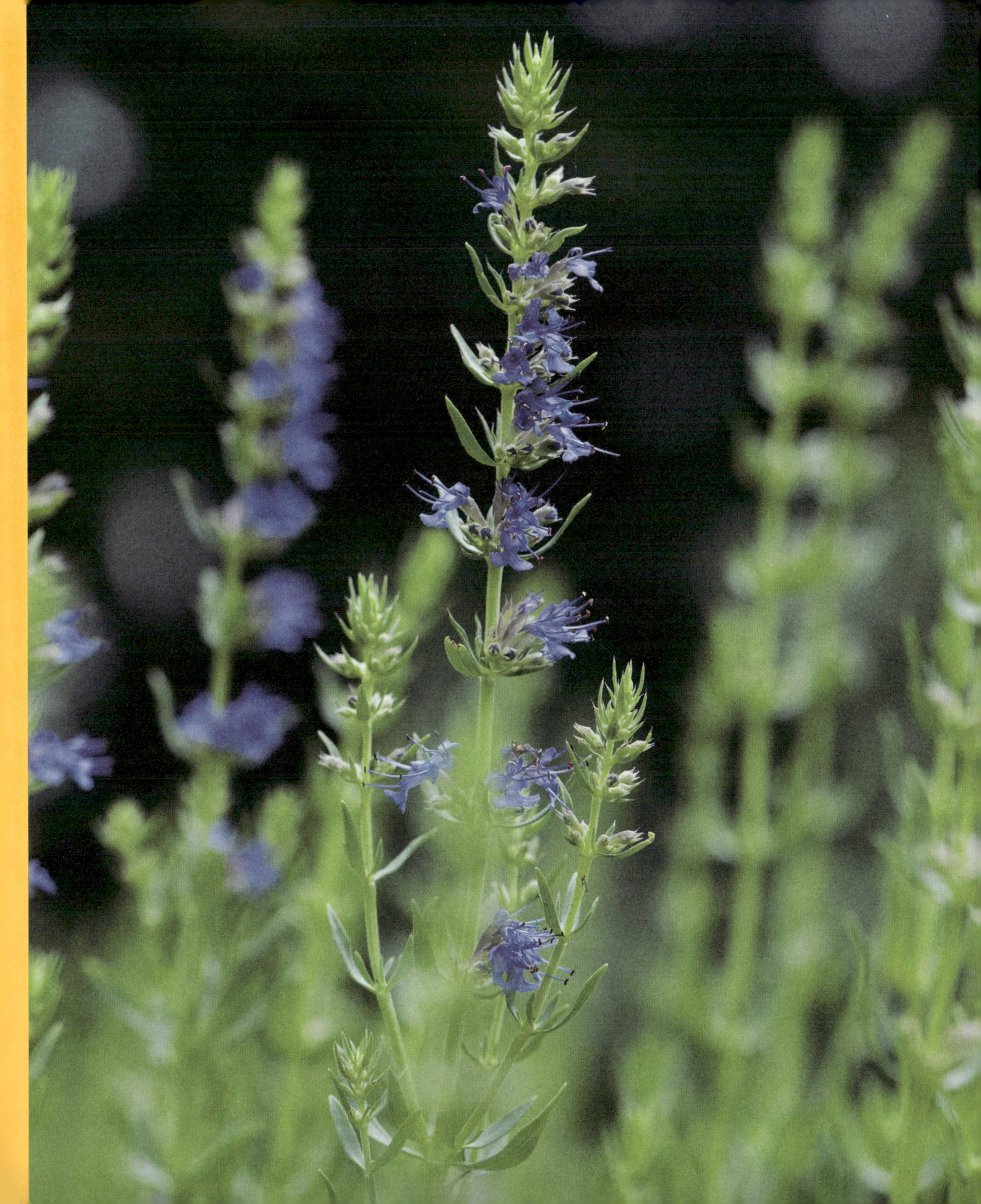

DAS **WUNDERKRAUT** DES **MOSES**

**Ich habe mich auf die Suche gemacht, um den Menschen
oder den Archetyp zu finden, der zum Ysop passt, und war ganz erstaunt,
dass die Lebenserfahrungen des Moses ganz genau zu dieser Pflanze passen.**

ICH BIN ÜBERZEUGT, dass Moses tatsächlich diese Pflanze gekannt und benützt hat. Aber dazu kommen wir im Laufe der Geschichte.

Es geht hier nur am Rande um die historische oder geschichtliche Person des Moses, von dem manche Wissenschaftler meinen, dass er gar nicht gelebt hat. Es geht vielmehr um die Geschichte eines Archetyps, einer menschlichen Urgestalt, in der wir uns selbst immer wiederfinden können.

Manche sagen, es gehe um einen Heldenmythos, einen Revolutionär, einen Reformer, einen Befreier oder um einen spirituellen Lehrer. In diesem Bild können sich viele Menschen finden, denn in irgendeiner Weise trifft diese Geschichte auf fast alle zu. Jeder muss solche Entwicklungs- und Reifungsschritte machen. Sie gehören zu den großen Herausforde-

rungen des Lebens. Wir alle sind herausgefordert, um für unser eigenes Leben dynamische Klarheit zu finden. Dass wir dabei Vorbilder, Helfer und Hebammen, Geburtshelferinnen brauchen, die uns diesen Weg ins Leben ermöglichen, ist vielen klar. Wenige aber wissen, dass uns auch Heilpflanzen eine wichtige Hilfe auf diesem Weg sein können.

Von Anfang an war das Leben des Moses mit großen Herausforderungen und Schwierigkeiten verbunden. Den Erzählungen nach sei er nach seiner Geburt am Ufer des Nils ausgesetzt worden, weil der Pharao befohlen hatte, alle männlichen Kinder der Israeliten in Ägypten zu töten. Das Volk Israel war in Ägypten unterdrückt. Mit einem Trick oder einer List haben Moses' leibliche Mutter und seine Schwester das Kind in einem Körbchen am Nil verborgen. Die Tochter des

Pharaos hat ihn als ihren eigenen Sohn angenommen.

Hier beginnt die Geschichte eines Heldenkindes, eines Königskindes, wie sie in antiken Geschichten oft beschrieben ist. Moses überlebt als Adoptivsohn des Pharaos. Als solcher wurde er am königlichen Hof in Ägypten erzogen und erhielt sicher eine hervorragende Ausbildung.

Das Leben Moses' ist voll Licht- und Schattenseiten. Er soll einen ägyptischen Aufseher, der einen seiner Brüder, einen Hebräer, erschlagen hat, getötet haben. Deshalb musste er in die Wüste fliehen und hielt sich 40 Jahre lang als Hirte und Nomade bei einem Priester in Midian auf, dessen Tochter er heiratete. Ein Berufungserlebnis, eine Gotteserfahrung – er sah Gott in einem brennenden Dornbusch –, wird dort erzählt.

Moses kehrte nach Ägypten zurück und zettelte einen Aufstand, den Exodus des Volkes Israel, an. Der König wollte das Volk nicht ziehen lassen, aber durch die von Gott gesandten Plagen ließ der Pharao letztendlich das Volk Gottes außer Landes gehen. Im Buch Exodus wird der Auszug der Israeliten aus Ägypten geschildert und hier kommt es zu einer kleinen merkwürdigen Anmerkung.

Die Beschreibung des Auszugs aus Ägypten in der Bibel ist sehr dramatisch und genau. Merkwürdig ist, dass das aufbrechende Volk sich in einer Nacht auf diese große Wanderung vorbereitete. Dabei sollen sie neben dem Paschalamm ungesäuertes Brot und Bitterkräuter gegessen haben. Dieser Hinweis ließ mich auf die Suche gehen nach einer Pflanze, die Menschen hilft, aus dem Gewohnten aufzubrechen, neue Ideen zu haben und Visionen zu entwickeln. Welche Stärkung brauchten Moses und das Volk Israel damals, um sich auf den Weg zu machen? Es war notwendig, vom Alten Abschied zu nehmen. Später gab es eine ganze Menge Schwierigkeiten des Volkes mit Moses, weil es bedauerte, aus Ägypten weggegangen zu sein. Es war also nötig, die eigenen Gedanken, die eigenen Gefühle und Emotionen wahrzunehmen und Kraft zu finden für einen neuen Weg. Es war erforderlich, neue Einsichten zu haben und zu finden.

Menschen, die einen solchen Weg gehen, brauchen ein belebendes Kraut, das ihnen nicht nur Konzentration, sondern auch Einsicht und Weisheit schenkt. All dies wird von YSOP behauptet. So nehme ich also an, dass auf jeden Fall unter den Bitterkräutern, die Moses und die Israeliten vor dem Auszug aus Ägypten verzehrt haben, YSOP war, um sich zu stärken. Interessanterweise wird YSOP empfohlen bei Muskelschmerzen nach langen Wanderungen oder bei Gelenkschmerzen, bei Rheuma und bei Arthritis.

Zudem wurde in der Tradition **YSOP** nicht nur zur Reinigung der Gedanken und der Gefühle verwendet, sondern auch zur Reinigung des Tempels, des Heiligtums oder des menschlichen Körpers. Bis ins Mittelalter hinein soll man sogar Leprakranke mit **YSOP** gewaschen haben und es wurde oft von Heilungen berichtet. Die Kraft der Bitterkräuter gibt nicht nur Klarheit für den Weg, sondern ermutigt und verleiht Durchhaltevermögen.

So zog das Volk der Israeliten unter der Führung Moses' in die Wüste und suchte einen neuen Weg. Sie hatten große Hindernisse zu überwinden, aber es scheint eine Kraft gegeben zu haben, die sie gestärkt hat. Es ist dies die innere Kraft, einen Weg zu finden, die dem **YSOP** eigen ist. Zum einen führt uns diese Kraft nach innen, in unsere eigene Mitte, zu unserer eigenen Herzenserkenntnis, zum anderen geleitet uns jene Kraft nach außen, um kraftvoll einen neuen Anfang zu machen.

Als das Volk durch die Wüste zog – wir dürfen uns dies als eine Wanderung im Kreis oder in einer Spirale vorstellen –, kam es immer wieder zu Schwierigkeiten. Das Volk murrte gegen Gott und Moses.

Es wurde dem inneren Weg untreu, was zu großen Auseinandersetzungen führte. Moses erbat von Gott Hilfe und eine der wichtigsten Hilfen war die Sendung des Mannas in der Wüste und die Sendung der Wachteln (Exodus 16).

Später einmal hat Hildegard von Bingen **YSOP** empfohlen zum Würzen aller Speisen, besonders gekocht und pulverisiert sei er nützlich. Dann machte sie eine Bemerkung: „Wenn die Leber in Folge von Traurigkeit den Menschen krank macht, dann soll er junge Hühner in **YSOP** kochen und er esse oft davon, sowohl vom **YSOP** als auch von den jungen Hühnern." Mir kommt es so vor, als ob Hildegard von Bingen damals eine Ahnung bekommen hätte, dass das Volk Gottes in der Zeit der Wüstenwanderung die Wachteln in **YSOP** gekocht hat und damit wieder zur Kraft fand.

Der Weg durch die Wüste, den jeder Mensch gehen muss, ist nie gerade und immer mit großen Hindernissen verbunden. Wenn man zu schnell und geradeaus geht, findet man selten das Ziel. Nur dann, wenn wir immer wieder fähig werden, in unsere eigene Mitte, das heißt in die Mitte einer großen Spiralbewegung zu gehen und von innen heraus mit neuer Kraft einen Weg anzugehen, gelangen wir ans Ziel.

Interessant ist auch eine Schilderung, dass nach der Errichtung des Goldenen Kalbes Moses' Schwester Mirjam an Aussatz erkrankt sei. Dies erinnert daran, dass man die Heilung von Hauterkrankungen durch ein Ysopbad zu heilen versuchte. Nach Deuteronomium 34 sei Moses mit 120 Jahren auf dem Berg Nebo im Ostjordanland gestorben, nachdem er von diesem Berg aus das Land jenseits des Jordans erblickt hatte. Das Land selbst aber durfte er nicht betreten.

Es gibt sogar eine Tradition, die besagt, dass Moses als Märtyrer gestorben sei und dass er als Schuldopfer für die Sünden seines Volkes getötet wurde. Alle diese Bilder führen direkt zu einem anderen Bild, in dem uns der YSOP wieder begegnet. Es ist das Bild des Todes von Jesus Christus.

Im Johannesevangelium wird geschildert, dass Jesus am Kreuz mit einem Schwamm Essig auf einem Ysopstängel gestärkt wird für seine letzte Reise. Jesus selbst, den wir auch als Archetypen des Helden sehen können, wird wieder gestärkt mit dem YSOP. Im Psalm 51,9 heißt es: „Besprenge mich mit YSOP, dann werde ich rein und weißer als Schnee."

Das Geheimnis des Moses und seine Botschaft aber lehren uns, dass wir den Weg der Reifung, der Entwicklung, der Selbsterfahrung, der Verantwortung für andere und der Gotteserkenntnis gehen müssen. Auf diesem Weg ist es nicht nur notwendig, beherzt und energisch zu handeln, sondern immer wieder mit neuer Kraft aufzustehen, die eigene Mitte zu suchen und kraftvoll Verantwortung zu übernehmen. Wenn ein Mensch einen solchen inneren Lebensauftrag hört und annehmen muss, braucht er sehr viel Kraft und Stärke. Es ist unumgänglich, immer wieder aus den gewohnten Geleisen auszubrechen und sich erneut der Spannung zwischen Freude und Mühsal, zwischen Trauer und Hoffnung zu stellen, immer um einen unerreichbaren kraftvollen Mittelpunkt, den manche Menschen Gott nennen.

Mein Symbolbild des YSOPS, die Spirale, ist das Symbol eines solchen Lebensweges. Der Weg beginnt stets in jedem Augenblick neu. Um die Kraft zur Umkehr immer wieder zu haben, brauchen wir geistliche und spirituelle, aber auch sehr praktische Impulse. Der YSOP selbst scheint die Kraft zu haben, den Stillstand aufzuheben. Er würzt nicht nur Speisen, sondern auch das Leben.

Vielleicht kann es sein, dass Moses im brennenden Dornbusch so eine brennende Spirale, eine immer wiederkehrende neue Bewegung gesehen hat. ♣

YSOP gedeiht fast überall. Er stellt keine besonderen Ansprüche an den Boden, er sollte aber durchlässig und nicht zu nass sein. Kalkhaltige Böden in sonniger Lage eignen sich besonders gut. Die jungen Blätter und Triebspitzen können laufend geerntet werden. Die Haupternte erfolgt kurz vor und mit Beginn der Blüte. Bei günstigem Witterungsverlauf kann eine zweite Ernte im Herbst erfolgen. **YSOP** lässt sich durch Trocknen konservieren, jedoch verliert er dabei einen Teil seiner Würzkraft. Er wird zum Würzen von Salaten, Soßen, Suppen, Braten, Kartoffel-, Sellerie- und Fleischsalaten verwendet.

Gut schmeckt er auch zu rohen Tomaten und Topfen, in Leberknödeln, Ragout und Rouladen. Außerdem sollte man nicht übersehen, dass **YSOP** als Likör angesetzt werden kann. Wichtig ist dabei zu beachten, dass **YSOP** nie mitgekocht wird, sonst büßt er sein Aroma ein. Er wurde in vielen Bereichen eingesetzt, sowohl im Hals-, Nasen- und Lungen- als auch im Verdauungsbereich.

YSOPTEE wird folgendermaßen zubereitet: Einen Teelöffel des getrockneten Krautes übergießt man mit kochendem Wasser. Manche verwenden den **YSOP** in Essig eingelegt und erhitzt als Mundspülwasser bei Zahnschmerzen. Er wirkt auf jeden Fall appetitanregend. Es gibt einen appetitanregenden Ysoptrunk, für den man folgende Zutaten braucht: 1 Liter hochprozentiger Alkohol, 10 g blühende Triebspitzen des **YSOPS**, 10 g Basilikum, 10 g Pfefferminzblätter, 20 g Wermutblätter und 20 g Salbei. Die Kräuter werden zerkleinert und im Alkohol in einem verschlossenen Gefäß an einem warmen Platz drei Wochen lang aufbewahrt. Anschließend wird das Ganze filtriert und abgepresst in eine Flasche gefüllt. Bei Bedarf nimmt man gegen Nervosität und Schlaflosigkeit jeweils 20 Tropfen auf Zucker zu sich.

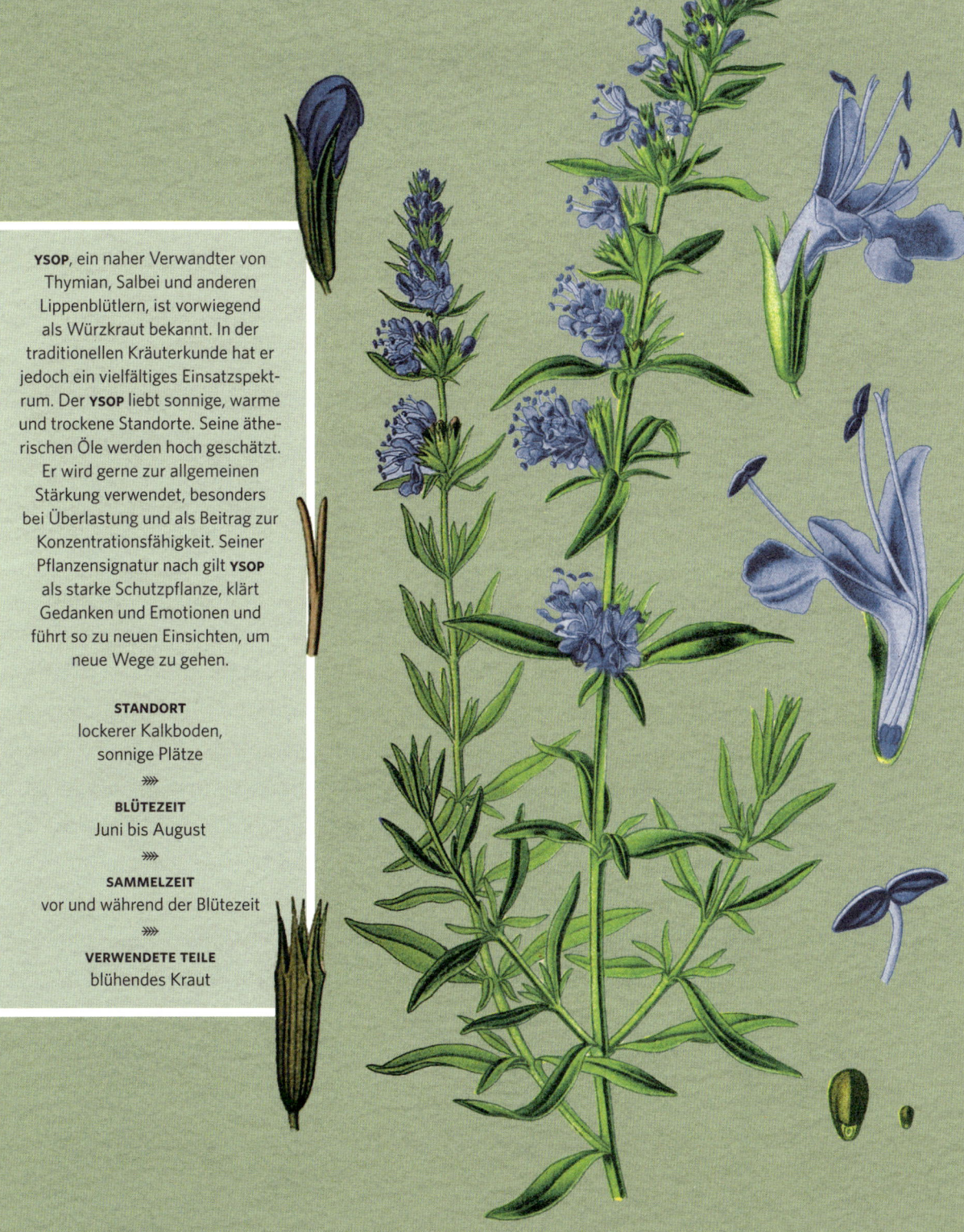

YSOP, ein naher Verwandter von Thymian, Salbei und anderen Lippenblütlern, ist vorwiegend als Würzkraut bekannt. In der traditionellen Kräuterkunde hat er jedoch ein vielfältiges Einsatzspektrum. Der **YSOP** liebt sonnige, warme und trockene Standorte. Seine ätherischen Öle werden hoch geschätzt. Er wird gerne zur allgemeinen Stärkung verwendet, besonders bei Überlastung und als Beitrag zur Konzentrationsfähigkeit. Seiner Pflanzensignatur nach gilt **YSOP** als starke Schutzpflanze, klärt Gedanken und Emotionen und führt so zu neuen Einsichten, um neue Wege zu gehen.

STANDORT
lockerer Kalkboden,
sonnige Plätze

⇒

BLÜTEZEIT
Juni bis August

⇒

SAMMELZEIT
vor und während der Blütezeit

⇒

VERWENDETE TEILE
blühendes Kraut

ZINNKRAUT
REINIGUNG UND STÄRKUNG

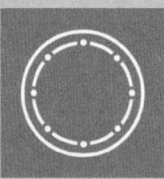

Zu den merkwürdigsten und zwielichtigsten Phänomenen der Volksheilkunde gehört sicher die Praxis des „Wendens" und des „Aunbraucherns", die von den Wendern und Wenderinnen beziehungsweise von den Aunbrauchern ausgeübt wurde.

Es war die oft magische Heilkunst, die die Betroffenen in die Nähe von Hexen oder Zauberern mit all den Folgen übler Nachrede und Verfolgung brachte. Gleichzeitig waren sie sehr angesehen und gesucht, denn ihnen wurde vor allem die Fähigkeit nachgesagt, Unheil zu wenden, innerliche und äußerliche Blutflüsse zu stillen, Brüche bei Mensch und Tier zu heilen sowie hartnäckige, als unheilbar geltende Hautleiden zu lindern. Wenig gesicherte Quellen gibt es über diese Menschen und ihre merkwürdigen Fähigkeiten. In den Salzburger Bergen durfte ich noch vor 30 Jahren so einen Wender kennenlernen, einen bescheidenen, alten Bauernknecht, der nie für seine Dienste mehr nahm als Naturalien oder ein geringes Entgelt. Er sagte: „Umsonst hab ich es bekommen. Und umsonst werd ich das weitergeben." Ich fragte ihn, ob es magische Fähigkeiten seien oder ein geheimes Wissen, mit denen er heilt. Er antwortete mir sinngemäß: „Ich mach net mehr als wie a Doktor. Der heilt ja a net nur mit der Medizin, sondern weil er zuhört und begreift, was dem Menschen nottut. Und dann legt er dir seine Hand auf den Arm oder auf den Kopf und sagt: ‚Des wird scho wieder', und

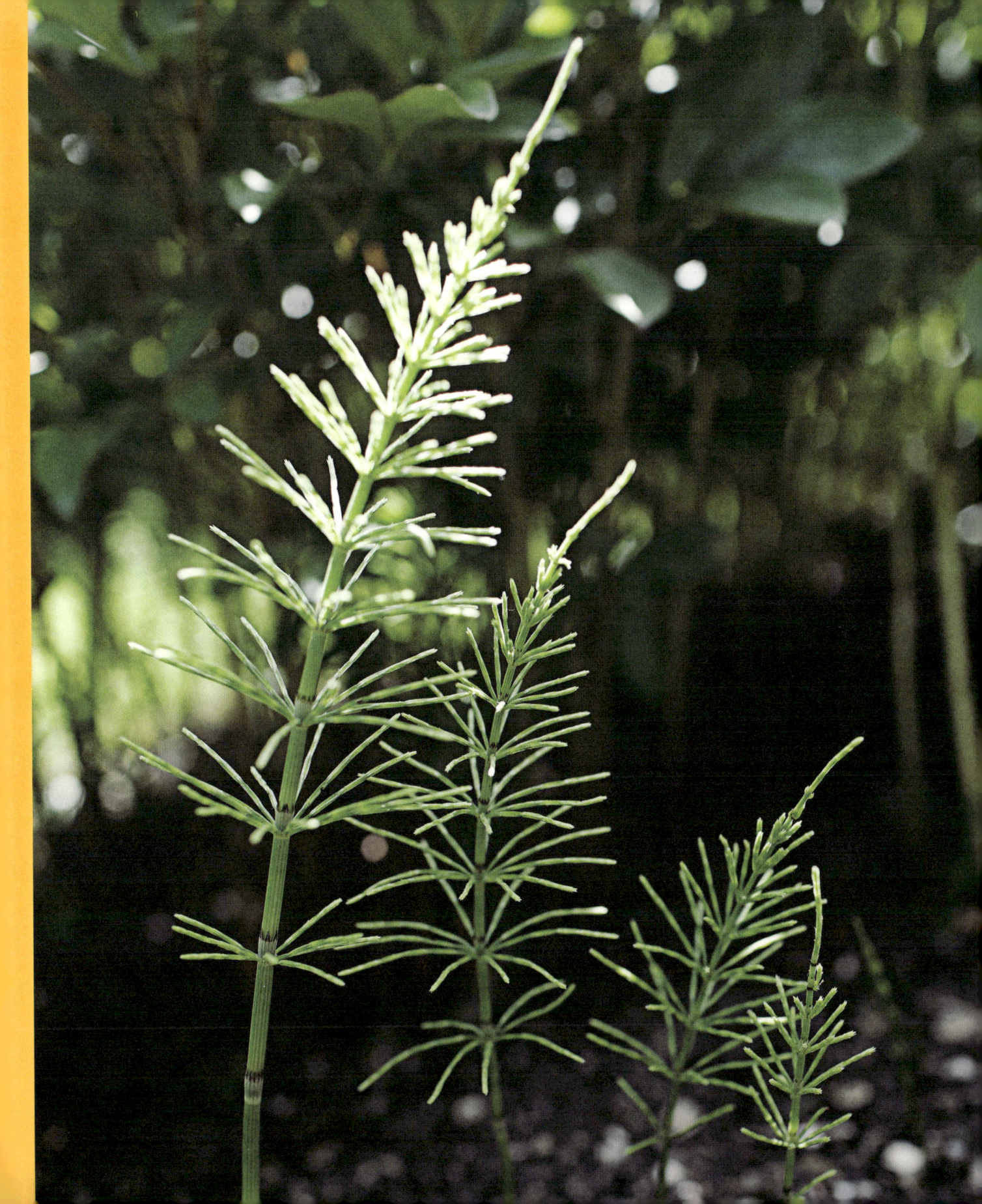

dann glaubst dran und es wird wieder. Vielleicht gibt er dir no a Medizin." Ich fragte nach: „Aber du bist bekannt, dass du sogar Blut stillen kannst. Was tust du da?" Er antwortete: „Des wichtigste Kräutl dabei ist das **ZINNKRAUT**. Das stillt jeden Blutfluss, stärkt die Knochen und die Muskeln, reinigt die Haut und hilft sogar, wenn dir die Haar und Fingernägel brechen. Merk dir's gut, des Zinnkräutl. So klein wie es ist, so stark is es auch, denn es war einmal ein ganz mächtiger Baum. Und wachsen tut es überall. Aber die Leut glauben net, dass es hilft, weil s' nix wissen. Sie moanen nur, es ist a Hexerei." Dann legte er mir die Hand auf den Arm und meinte noch: „Aber jetzt woast es und jetzt musst was Guats damit toa." ♣

OTTO, DER **ZINNSOLDAT**

Wisst ihr, wie peinlich es ist, wenn man pinkeln will und gar nicht pinkeln kann? Darüber redet man normalerweise nicht, denn es ist kein gutes Gefühl, das sich mit dieser Erfahrung verbindet.

GENAUSO PEINLICH IST ES, wenn man nachts ins Bett pinkelt. Es ist ganz gleich, ob man ein Kind ist oder schon erwachsen.

So ging es auch dem kleinen Otto. Ich weiß nicht einmal, wie alt er war. Vielleicht war er vier, vielleicht war er 14, 24 oder 44 Jahre alt. Er war ein kleiner, ganz schüchterner Mann. Am meisten aber litt er darunter, dass er nicht pinkeln konnte, wenn er pinkeln wollte, und noch dazu auch nachts ins Bett pinkelte.

Dazu hatte er auch mit anderen großen Schwierigkeiten zu kämpfen. Wenn er sich verletzt hatte, dann heilten die Wunden nur sehr schwer. Außerdem taten ihm oft alle Glieder weh, vor allem die Wirbelsäule und die Knochen. Seine Haut war ganz unrein. Die Nägel und die Haare waren brüchig. Er war wirklich ein Armer. Aus diesen Gründen war er auch sehr schüchtern. Oft lag er im Bett und wusste sich gar nicht mehr zu helfen.

Eines Nachts war es wieder so, er lag in seinem Bett und hatte Angst einzuschlafen, um nicht wieder ins Bett zu machen. Er konnte über all diese Dinge gar nicht reden, weil er sich schämte. Da sprang plötzlich von einem Regal über seinem Bett einer seiner liebsten Zinnsoldaten auf seine Bettdecke. Er war so verblüfft, weil er das ja gar nicht erwartet hatte, dass ein Zinnsoldat einfach auf die Bettdecke springen konnte.

„Ich bin Otto, der Zinnsoldat", sagte er, „und ich kann es nicht mehr mitansehen, wie schlecht es dir geht."

Otto war völlig verblüfft: „Du heißt auch Otto?"

„Ja, ich bin Otto, der Zinnsoldat, und weil du immer so gut mit mir gewesen bist, wenn wir gemeinsam gekämpft haben, habe ich mich entschlossen, für dich zu kämpfen und dir einen Weg zu zeigen, wie du gesund werden kannst."

Otto wurde rot über beide Ohren. Es schien so, als ob Otto, der Zinnsoldat, alles wusste. Er wusste auch, dass er häufig nicht pinkeln konnte, obwohl er wollte. Er wusste auch, dass er oft krank war und nur sehr schwer gesund wurde, wenn er sich verletzt hatte.

Aber Otto ließ sich nicht beirren. „Du stehst jetzt auf und du bekommst jetzt von mir eine neue Ritterrüstung."

Gehorsam stand Otto auf und als er neben dem Bett stand, bemerkte er, dass

Da waren sie plötzlich auch nicht mehr auf dem Bettvorleger, sondern sie ritten durch eine große, weite Ebene. Mit Erstaunen sah Otto plötzlich Dinosaurier vor sich. Sie waren riesig. Dann kamen sie in einen tiefen Urwald. Es waren Bäume, die Otto so nicht kannte, riesige Farne wie im Garten der Großmutter und Pflanzen, deren Formen er noch nie gesehen hatte. Sie ritten eine Zeit lang

„DU MUSST VON DIESEM BAUM ESSEN. ER WIRD DICH STÄRKEN. ER WIRD ALLE DEINE KRANKHEITEN HEILEN. DU BRAUCHST IHN FÜR ALLES, WAS DIR WEHTUT."

Otto, der Zinnsoldat, genauso groß war wie er, oder dass er so klein war wie der Zinnsoldat. Otto, der Zinnsoldat, sagte: „Ich habe die Pferde gesattelt und wir reiten in den tiefsten und ältesten Urwald, den es gibt." Wie im Traum bestieg Otto das Pferd, obwohl er sich schon ein wenig fürchtete, weil er noch nie auf einem Pferd gesessen hatte.

und dann kamen sie zu einem Wald mit mächtig großen Bäumen. Da erinnerte sich Otto, dass er so einen Baum schon einmal im Garten der Großmutter gesehen hatte. Nur war der ganz klein. Es war ein Schachtelhalmbaum. Aber dieser war riesengroß. Vor Hunderttausenden von Jahren waren diese Bäume so. Und jetzt gingen sie auf so einen Baum zu.

Otto, der Zinnsoldat, sagte: „Du musst von diesem Baum essen. Er wird dich stärken. Er wird alle deine Krankheiten heilen. Du brauchst ihn für alles, was dir wehtut. Wenn du in diesem Schachtelhalmaufguss badest, wird deine Haut straff und rein. Die Wunden werden heilen, die Haut wird rosig und lebendig sein. In diesem Baum ist nämlich die Kraft der Erde. Seine Wurzeln reichen bis tief in den Erdmittelpunkt hinein und aus diesem heraus holen sie die Kraft der Kieselsteine. Ihre Kraft kann helfen, dass du ganz gesund wirst."

Als Otto sich umsah, stand er wirklich in einem Wald von Schachtelhalmen. Mit seinem Schwert fällte er einen dieser Bäume, hieb die Blätter ab und nahm sie auf sein Pferd. Dann ritten sie zurück.

Als er wieder an seinem Bettrand saß, war er verblüfft, dass Otto, der Zinnsoldat, wieder auf seinem Spielregal stand. Er hatte sich nicht verändert. Nur anstatt des Schwertes trug er jetzt in der Hand einen Zweig des Schachtelhalms. Da fiel Otto ein, dass der Schachtelhalm ja eigentlich ZINNKRAUT hieß und dass dieses vielleicht das Heilmittel war, mit dem er geheilt werden konnte.

Sofort machte er sich auf den Weg zur Küche und kochte einen großen Topf mit Zinnkrauttee. Einen Teil nahm er, goss ihn in die Badewanne und genoss ein wohltuendes, beruhigendes Bad. Als er aus der Badewanne stieg, hatte er plötzlich das Bedürfnis, auch noch den Rest des Zinnkrauttees zu trinken und siehe da, innerhalb kürzester Zeit bekam er einen so großen Druck auf die Blase, dass er sich beeilen musste, zur Toilette zu kommen. Jetzt war es das erste Mal, dass er befreit pinkeln konnte.

Otto hat nie jemandem von der Geschichte mit Otto, dem Zinnsoldaten, erzählt. Er hat sich ein wenig davor geschämt. Mir hat er aber die ganze Geschichte ausführlich berichtet, dass er das ZINNKRAUT als sein großes Heilmittel gefunden hatte. Er wurde sehr glücklich, weil er auch anderen Menschen mit dem ZINNKRAUT helfen konnte. ♣

ZINNKRAUT kann man an Wiesenrändern und Böschungen finden. Das wichtigste Erkennungszeichen ist, dass das unterste Glied der Seitenäste deutlich länger ist als die oberen. Die Pflanze enthält große Mengen an Wirkstoffen, vor allem Kieselsäuren, die das Bindegewebe stärken können und Irritationen der Haut lindern. Sie verbessert die Elastizität der Haut und soll beim Aufbau der Knochen hilfreich sein. Deshalb wird ein Sitzbad aus **ZINNKRAUT** bei Hautirritationen sehr empfohlen. Dafür werden drei Handvoll **ZINNKRAUT** in zwei Litern Wasser ausgekocht und als Badezusatz in der Badewanne verwendet.

Vorsicht ist allerdings beim Sammeln des **ZINNKRAUTS** empfohlen, damit man es nicht mit dem giftigen Sumpfschachtelhalm verwechselt.

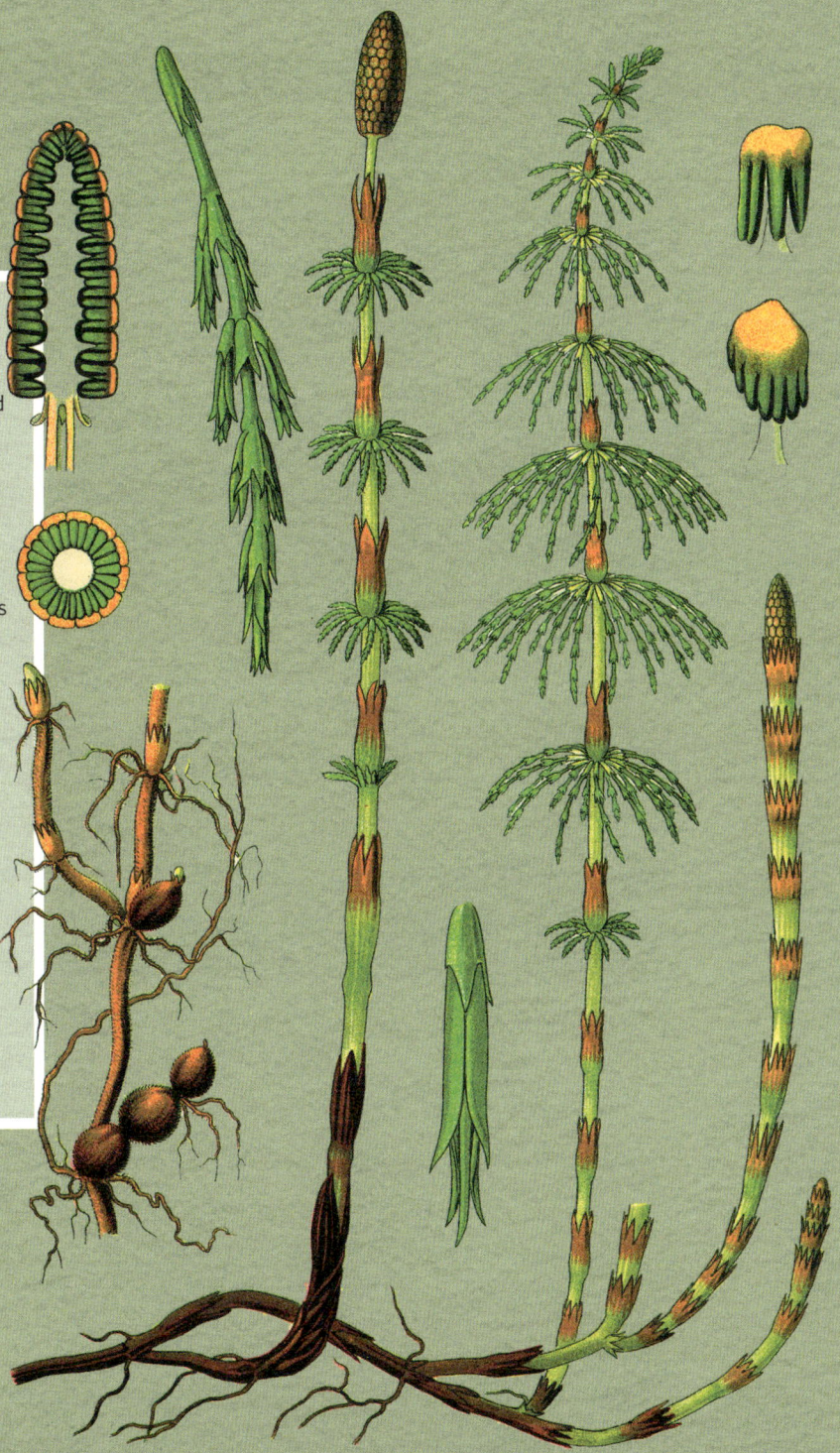

Das **ZINNKRAUT**, auch unter dem Namen Ackerschachtelhalm bekannt, nutzte man bereits in der Antike. Unter anderem aufgrund seines Gehaltes an Kieselsäure, entfaltet es seine stärkenden Eigenschaften auf alles in unserem Körper, was strukturiert. Es festigt und verleiht Spannkraft. Seiner Pflanzensignatur nach steht das **ZINNKRAUT** für die Strukturierung des Lebens. Es unterstützt die Klarheit der Gedanken, Ordnungssinn und Organisationstalent, gleichzeitig werden Offenheit und Flexibilität gefördert.

STANDORT
feuchter Lehmboden,
Sonne bis Halbschatten

⟫

SAMMELZEIT
Frühjahr bis Herbst;
nur junges Kraut

⟫

VERWENDETE TEILE
das ganze Kraut

ZISTROSE
BALSAM FÜR LEIB UND SEELE

Vor ein paar Jahren habe ich mich in die Einsamkeit einer kroatischen Insel zurückgezogen, um Leib und Seele zu regenerieren. In den ersten Tagen wurden mir viele Fragen und Probleme bewusst und so stolperte ich rat- und orientierungslos über das felsige Eiland.

Dabei begleitete mich im dornigen Gestrüpp der Pflanzen immer wieder eine wunderbare Rose. Um sie mir näher anzusehen, stieg ich über die Felssteine, stolperte und fiel buchstäblich in die Dornen. Die haben mich dann auch noch verletzt und so lag ich mitten unter den Pflanzen. Gebrochen hatte ich mir nichts, aber die Wunde am Bein musste versorgt werden. Nur womit? Da sah ich vor mir eine dieser wunderbaren Rosen und dachte mir, wenn ich schon durch sie verwundet worden bin, dann soll sie mich auch heilen. Ich nahm zwei von den Blüten und band sie mir mit meinem T-Shirt auf die Wunde. Dann blieb ich auf einem Grasfleck liegen und schlief ein. Als ich nach längerer Zeit erwachte, war ich erstaunt, dass die Wunde nicht schmerzte und das Blut gestillt war. Ich machte mich auf den Heimweg und erzählte meinen Brüdern im nahen Kloster, was geschehen war. Sie kannten die Pflanze. Es war eine **ZISTROSE**, von deren Heilkraft ich schon so oft gehört und die mir jetzt so praktisch geholfen hatte. Seitdem liebe ich diese Pflanze über alles, weil mir dann auch noch durch das Studium eine Vielzahl von heilsamen Wirkungen bewusst wurde. Seit dieser Zeit gehört sie zu den Heilschätzen unseres Klosters. ♣

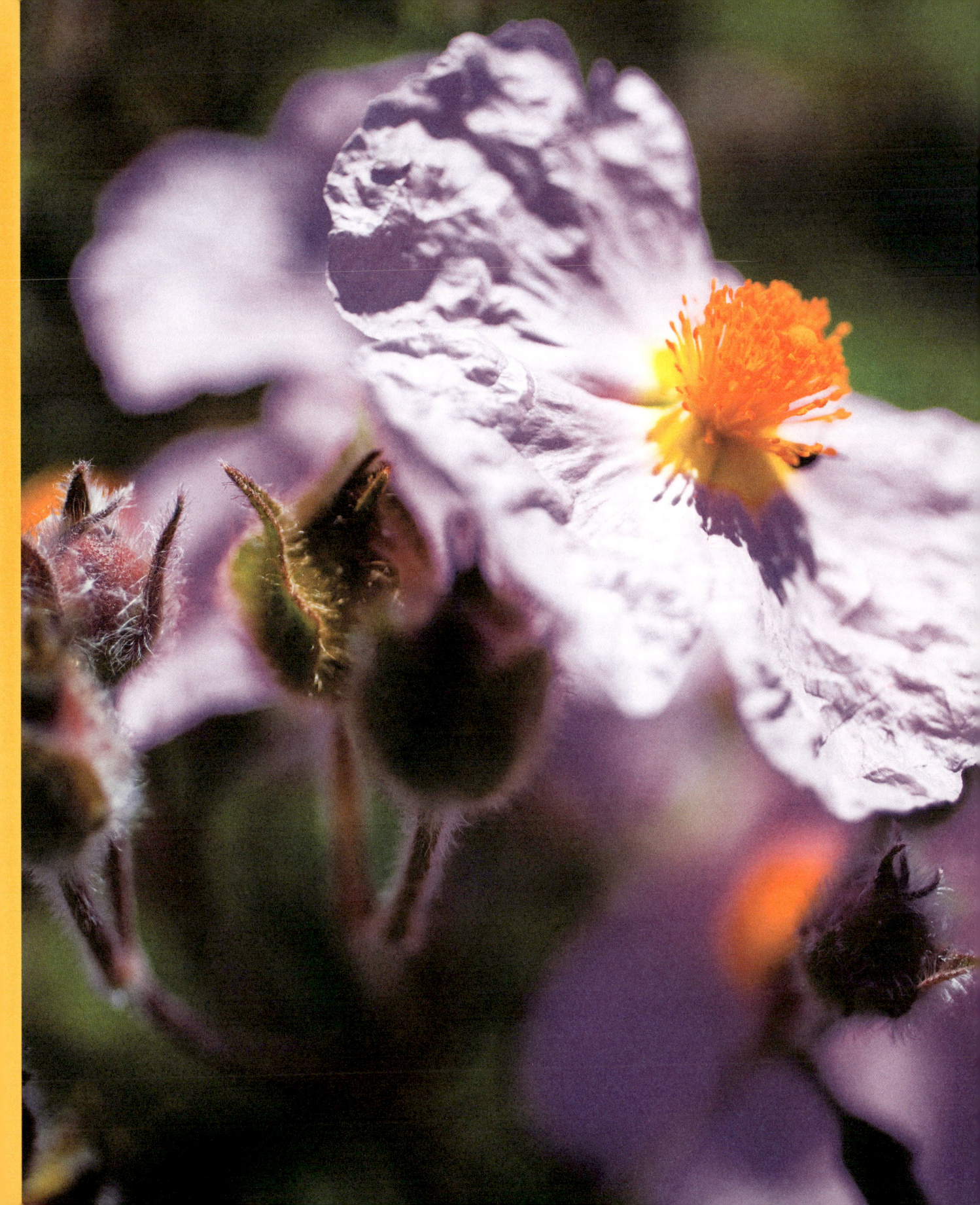

DER **WEG** ZUM **URSPRUNG**

Araija, der Hirtenjunge lag im Schatten einer Zypresse und mit ihm die Ziegen, die er weidete. Viele Gedanken gingen ihm durch den Kopf, aber er konnte sie nicht ordnen. Oft fragte er die anderen Hirten, wer sein Vater oder seine Mutter sei.

ABER SIE ERZÄHLTEN IMMER nur diese merkwürdige Geschichte, dass sie ihn in einer Höhle gefunden hätten zusammen mit Ruscha, der schönsten aller weißen Ziegen. Die Hirten sagten, Ruscha hätte ihn wie eine Amme gesäugt und ihm so das Leben gerettet. Aber woher er komme, wussten sie nicht. Das Rätsel konnte niemand lösen.

Ruscha lag neben ihm. Sie war wirklich seine schönste und liebste aller Ziegen und wich nicht von seiner Seite. Jedes Jahr gebar sie mindestens zwei Kitze und da die Hirten sagten, dass es Araijas Ziegen wären, besaß er jetzt schon eine kleine Herde, sodass er zwar nicht viel zum Leben hatte, aber doch alles, was er brauchte. Ruscha leckte seine Hände und Arme und er dankte es ihr und kraulte sie am Kopf.

„Ach, Ruscha, wenn du mir sagen könntest, woher ich komme und wohin ich gehen soll, könntest du mich glücklich machen", sagte Araija.

Da begann Ruscha plötzlich zu reden, genauso wie er mit Ruscha redete. „Hör zu, Araija, du bist nicht als Hirte geboren, sondern du bist ein Prinz, der Sohn einer Königin. Dein Vater wurde vom Zauberer Curkentoye vergiftet, denn der Zauberer wollte deine Mutter heiraten und selbst König werden. Aber deine Mutter lehnte das ab und er entführte dich, warf dich in eine Höhle, damit du dort sterben solltest, denn verzaubern oder töten konnte er dich nicht. Dein Herz war ganz rein. Ich war deine Amme und wollte dich immer finden, aber der Zauberer verzauberte mich in eine Ziege. Doch Ziegen sind klug und riechen die Spuren, nicht nur von Wasser und Tieren, sondern auch von Menschen. So fand ich dich in der Höhle und nährte dich mit meiner Milch. So bist du nicht verhungert und ich bin bei dir geblieben. Der Zauberer aber vergiftete sich selbst an einem Giftbecher, den er für andere bereitet hatte."

Araija hatte atemlos zugehört. „Was ist mit meiner Mutter?", rief er.

„Aus Schmerz über deinen Verlust wurde sie selbst sehr krank. In den letzten sieben Jahren wurde sie immer schwächer und deshalb sieht sie jetzt aus wie eine alte Frau. Doch sie ist eine gute Königin geblieben. Die wilden Tauben, die mich immer wieder besuchen, erzählen mir von ihr."

„Ich will zu ihr!", rief Araija.

Ruscha sagte ihm: „Niemand wird dir glauben und außerdem muss ihr geholfen werden, sonst stirbt sie an Kummer und Krankheit."

Bestürzt fragte Araija: „Ruscha, weißt du keinen Rat?"

„Ich weiß, wie man ihr helfen kann. Es gibt eine Heilpflanze, durch die wir alle oft gehen, wenn wir weiden. Es ist die ZISTROSE. Ihre Blätter sind Heilmittel, vor allem aber das Harz an den Blättern ist ein wunderbarer Balsam. Deshalb sehen wir immer so gut aus, weil wir Zistrosenblätter und den Balsam fressen."

„Ist es das Harz, das da stets an eurem Fell klebt und das ich dann aus eurem Fell kämmen muss oder das ihr selbst abschleckt?"

„Genau das ist es", antwortete Ruscha. „Treibe alle Ziegen immer wieder durch die Zistrosenhecken und sammle das Harz. Schneide die langen, mit Harz beklebten Haare ab und koche sie im Wasser, dann kannst du dieses kostbare Heilmittel gewinnen. Ich habe gehört, dass drei Tage vor dem Sommervollmond im Thronsaal der Königin eine Versammlung der Heiler und Ärzte stattfinden soll, um ein Heilmittel für sie zu finden."

ES GIBT EINE HEILPFLANZE, DURCH DIE WIR ALLE OFT GEHEN, WENN WIR WEIDEN. ES IST DIE ZISTROSE. IHRE BLÄTTER SIND HEILMITTEL, VOR ALLEM ABER DAS HARZ AN DEN BLÄTTERN IST EIN WUNDERBARER BALSAM.

In den folgenden Tagen arbeiteten die Ziegen und liefen immer wieder durch die Zistrosenhecken. Araija kämmte und kochte Tag und Nacht und bald hatten sie nach zehn Tagen eine große Flasche Zistrosenbalsam gesammelt.

Ruscha hat es von den Tauben gehört, dass die Herolde des Reiches überall ausgeschwärmt waren, um alle Ärzte und Heiler in den Thronsaal der Königin zu rufen, damit sie ein Heilmittel für sie finden, denn es stehe sehr schlecht um sie. „Wir beide werden dort hingehen und ihr den Balsam bringen", sagte sie.

Drei Tage vor dem Vollmond machten sich Araija und Ruscha auf die Reise und kamen gerade noch rechtzeitig an, bevor das große Tor des Thronsaales geschlossen wurde.

Es war eine bunte Versammlung, die sich eingefunden hatte. Kräutermännlein und -weiblein mit kleinen, bunten Kräuterkörben und Sträußen, Zwergenärzte waren gekommen mit langen Bärten und heilenden Steinen aus den Tiefen der Erde. Feuerspuckende Drachen wollten das Fieber der Königin mit Hitze heilen. Die Quellen- und Meeresgeister, die im heilsamen Wasser lebten, hatten von diesen Wässern gebracht. Moorkröten waren herbeigeeilt, um ihr Moorbäder zu empfehlen. Sogar die unsicht-

baren Windgeister wollten den Atem der Königin erleichtern. Zwei Äskulapnattern wollten helfen und viele andere auch. Sie liebten ihre Königin und hatten Mitleid mit ihr, aber alle Mittel waren erfolglos angewendet worden. So warteten alle ratlos und traurig.

Da betraten Araija und Ruscha, die weiße Ziege, den Thronsaal. Noch nie waren die beiden in einer solchen Versammlung gesehen worden. Die Heiler und Ärzte bildeten eine Gasse und so schritten die beiden direkt auf den Thron zu, auf dem die kranke Königin kauerte. Sie verneigten sich und Ruscha begann zu reden: „Meine Königin, ich bin Ruscha, die Amme deines Sohnes, den der Zauberer Curkentoye entführt hat. Mich hat er in eine Ziege verwandelt, doch nach sieben Jahren ist der Zauber gewichen, sodass ich endlich reden konnte. Ich habe dir deinen Sohn zurückgebracht. Hier ist Araija, der dir ein Heilmittel bringt, das dich wieder gesund machen wird."

Es war ganz still im Saal. Da trat der Großwesir, schon ein alter Mann, vor und fragte: „Wer sagt uns, dass das die Wahrheit ist? Es kann eine erfundene Geschichte sein und der Balsam nur Gift. Hast du einen Beweis, dass es wirklich so war, wie du gesagt hast?"

Da öffnete die Ziege mit ihrem Maul das Hemd von Araija und sagte: „Der kleine Prinz hatte bei seiner Geburt ein mondförmiges Muttermal auf seiner linken Schulter. Du selbst hast es gesehen. Seht her, er hat es immer noch."

Ein Schrei der Freude ging durch die Menge. „Er hat das Muttermal des Prinzen. Er ist der Prinz!"

Araija lief die Stufen zum Thron hinauf. Die Königin, die schon sehr geschwächt war, öffnete die Augen und als sie Araija mit seinem Muttermal an der linken Schulter sah, breitete sie die Arme aus, zog ihn an ihr Herz und küsste ihn auf das Muttermal. „Mein Sohn, mein Kind", flüsterte sie.

„Mutter, trinke den Balsam und werde gesund."

Schon nach dem ersten Schluck aus der Flasche färbten sich die Wangen der Königin rosarot wie die Blüten der ZIST-ROSE und alle wussten, dass die Königin wieder gesund werden wird.

Großer Jubel brach aus im Thronsaal und im ganzen Reich. Viele wollten sofort Araija zum Prinzregenten machen. Der aber bat um Ruhe und erzählte seine Geschichte und die Geschichte von Ruscha und der ZISTROSE. „Jetzt will ich, dass wir im ganzen Land Zistrosenhecken pflegen und mithilfe von Ruscha und ihren Ziegen den Balsam der ZISTROSEN ernten und daraus kostbaren Balsam gewinnen, den wir Labdanum nennen werden."

Labdanum wurde das kostbare Heil- und Schönheitsmittel des Morgen- und des Abendlandes. Es brachte nicht nur Gesundheit und Schönheit für Mensch und Tier, sondern auch Wohlstand und Reichtum für das Land.

Ruscha, die Ziegenamme, musste noch sieben Jahre als Ziege im Palast leben, dann aber wich von ihr der Zauber und sie wurde wieder ein Mensch. Und sie alle lebten glücklich und zufrieden bis an ihr Ende. ♣

ANWENDUNG

Die **ZISTROSE** ist vor allem in den Mittelmeerländern seit jeher als Heilpflanze bei den verschiedensten Beschwerden bekannt. In dem warmen Klima gedeiht der wärmeliebende Strauch ganz hervorragend. Der Zistrosentee wird dort auch Zystustee genannt. Man verwendet ihn bei verschiedenen Hautproblemen wie Akne oder Neurodermitis. Für den Zistrosentee braucht man sowohl die Blätter als auch die Zweige. Zwei bis drei Esslöffel Zistrosentee werden dazu mit einem Liter Wasser übergossen. Das Ganze sollte fünf Minuten lang ziehen. Der Tee kommt bei Zahnfleischentzündungen oder zur Infektionsvorbeugung in Anwendung: Dreimal täglich den Tee trinken oder gurgeln. Um das Immunsystem zu entgiften und zu stärken, kann man den Zistrosentee über den ganzen Tag verteilt trinken.

Dazu bringt man etwa 10 g des Tees zusammen mit einem Liter Wasser zum Kochen und lässt das Ganze etwa fünf Minuten lang langsam köcheln. Der Zistrosentee wird auch für Umschläge auf der Haut verwendet.

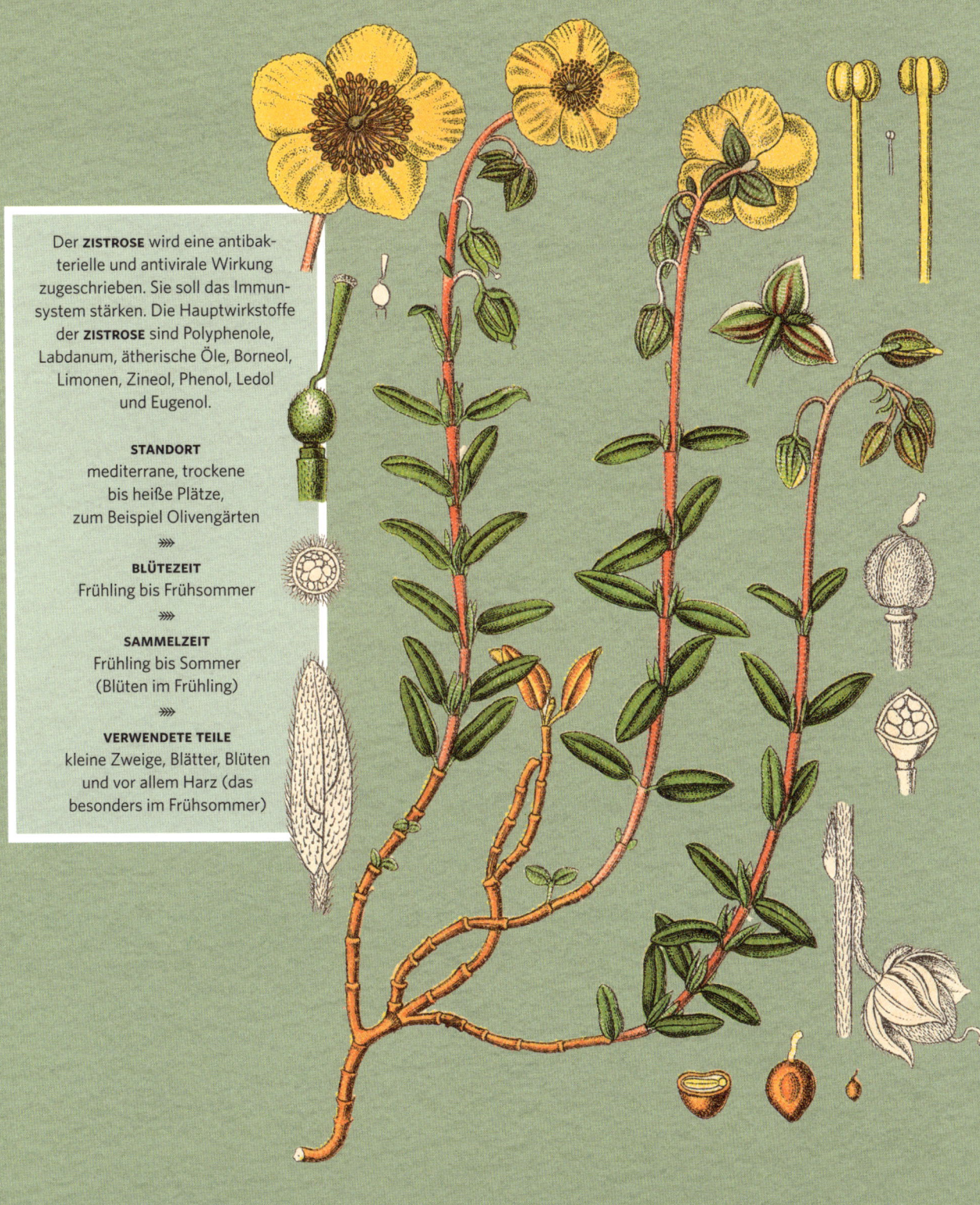

Der **ZISTROSE** wird eine antibak-
terielle und antivirale Wirkung
zugeschrieben. Sie soll das Immunsystem stärken. Die Hauptwirkstoffe
der **ZISTROSE** sind Polyphenole,
Labdanum, ätherische Öle, Borneol,
Limonen, Zineol, Phenol, Ledol
und Eugenol.

STANDORT
mediterrane, trockene
bis heiße Plätze,
zum Beispiel Olivengärten
⫸
BLÜTEZEIT
Frühling bis Frühsommer
⫸
SAMMELZEIT
Frühling bis Sommer
(Blüten im Frühling)
⫸
VERWENDETE TEILE
kleine Zweige, Blätter, Blüten
und vor allem Harz (das
besonders im Frühsommer)

HEILPFLANZEN SIND MEHR ALS NUR EINE ANSAMMLUNG VON WIRKSTOFFEN

Über die Anwendung und Wirkung von Heilpflanzen wird viel diskutiert. Die Wirkungen einiger Heilkräuter sind mittlerweile unbestritten. Das können nicht nur „Placebo-Effekte" sein und deshalb oberflächlich abgetan werden.

TROTZDEM IST EINE KRITISCHE REFLEXION über die Anwendung von Heilkräutern notwendig, um eine Grenze zwischen Heilkunde und Scharlatanerie zu ziehen

Aber es ist unbestritten, dass Heilpflanzen derzeit eine Renaissance erleben und das Interesse an den Kenntnissen daran wächst. Die Rückkehr zu einem alten Wissen wird als Fortschritt gesehen. Menschen sind wieder überzeugt von der Wirkung der Heilkräuter, nicht nur, weil sie guttun, sondern weil sie – sachgemäß angewandt – tatsächlich Linderung und Heilung verschaffen und helfen.

Im Alltag begegnen uns wieder mehr praktische Anwender von Heilpflanzen und Kräutern. Die Restaurantköchin, die frische, selbst gezogene Kräuter kompetent in ihrer Küche einsetzt, hat große Erfolge. Seminare und Vorträge über Heilkräuter finden Interesse.

Seit meiner Kindheit beschäftige ich mich mit Heilkräutern und erfahre dabei immer mehr über ihr Potenzial, ihre Wirkungsweisen, ihre Verarbeitung und die Einsatzmöglichkeiten. Außer den biologischen und pharmakologischen Erkenntnissen gibt es aber auch noch eine andere Dimension im Umgang und in der Anwendung mit Heilkräutern. Ich möchte sie die spirituelle Dimension nennen, denn sie setzt Menschen und Pflanzen wieder in Beziehung zueinander. Dabei geht es mir neben den „medizinischen" Wirkungen vor allem darum, dass Heilpflanzen helfen können, Balance an Leib und Seele zu finden oder wiederherzustellen.

1. GIPFELERLEBNISSE MIT HEILKRÄUTERN

Zu einem Gipfelerlebnis brauche ich nicht unbedingt einen Berg zu besteigen. Ein Gipfelerlebnis ist eine einmalige, prägende, tief bewegende, verändernde und heilende Erfahrung im Leben, die bleibend ist. Ich sehe, spüre, höre, schmecke, rieche, taste etwas und erkenne, dass es mehr ist als das äußere Bild, als die reine physische und psychische Erfahrung. Dazu kommt aber auch immer die Erfahrung des Defizits, des Schmerzes, der Krankheit, der Unvollkommenheit sowie der Sehnsucht nach dem Ganz- und Heilwerden. Gelingt es, mit kompetenter Beratung zu einer hilfreichen Erkenntnis und Anwendung von Heilkräutern zu gelangen, dann spreche ich von einem Gipfelerlebnis.

2. LERNEN DER WAHRNEHMUNG

Um verantwortlich und gut mit Heilkräutern umzugehen, ist es notwendig, die eigene Wahrnehmung zu schulen. Das erste Wort der Regel des heiligen Benedikt lautet: „Ausculta" – „Höre". Die Wahrnehmung, das Hören ist die Grundlage jeder Beziehung und allen Lernens. Lernen kann ich dann, wenn ich das, was ist, ohne Beschönigung oder Dramatisierung wahrnehme und annehme. Dies hat viel mit innerer und äußerer Freiheit zu tun. Ich werde auf diesem Weg meine eigenen Vorurteile bedenken müssen, meine Vorerfahrungen beachten, aber auch eingefahrene Gleise verlassen, um neue Erkenntnisse zuzulassen. Dazu braucht es eine innere Achtsamkeit und Wertschätzung. Der kritische Verstand, die echte Suche nach Wahrhaftigkeit dürfen nie fehlen.

3. DIE ACHTUNG VOR WISSEN UND INTUITION

Wer mit Heilkräutern umgehen möchte, braucht Achtung und Wertschätzung des alten Wissens über Pflanzen genauso wie die besten Erkenntnisse der Biologie, der Pharmakologie und der Medizin.

Grundlage ist aber immer die Ehrfurcht vor der Pflanze, die ein lebendiges Wesen darstellt. Pflanzen sind unsere Schwestern und Brüder in der Schöpfung mit einer unendlichen Vielzahl von Wirkstoffen und Wirkungsweisen. Eine Pflanze ist ein wunderbarer Kosmos, eingebunden in den Kosmos der Erde und des Weltalls. Ich und mit mir alle Wesen stehen mit der Pflanze in Beziehung. Das muss ich nicht nur erkennen, sondern wertschätzend annehmen und lieben. Das fundierte intellektuelle Wissen und die Analyse allein reichen nicht aus.

Erkennen einer Pflanze und ihrer Wirkungsweise heißt, mit ihr vertraut zu sein und eine Beziehung zu ihr haben. Das kann ich nur, wenn ich diese Pflanze als lebendiges Wesen der Schöpfung wertschätze. Die Wertschätzung zeigt sich in der Zuneigung und auch in der Verneigung vor dem Leben. Die Mönche sprechen von Demut, vielleicht sogar von Liebe. „Liebe ist ein bewusst gelebtes Ja zur Zugehörigkeit" (Bruder David Steindl-Rast). Denn die Heilpflanzen sagen auch bewusst Ja zur Zugehörigkeit zu den Menschen.

Wenn wir Heilpflanzen gebrauchen ohne Wertschätzung und Demut, werden sie sich bald aus dem Staub machen. Sie haben begrenzte Wirkung und werden einseitig als Reservoir für Inhalts- und Geschmacksstoffe benützt, vielleicht sogar missbraucht. Genauso wenig wie wir einem Menschen gerecht werden, wenn wir ihn nur nach seiner Funktion, nach seiner Arbeitsleistung, seinem Bankkonto, seinem Auto oder den Äußerlichkeiten bewerten oder „Wert" schätzen, genauso wenig werden wir einer Pflanze gerecht, wenn wir nur Inhaltsstoffe analysieren, Geschmacksstoffe isolieren und sie eben herzlos und rezeptartig gebrauchen. Wie dies für eine einzelne Pflanze gilt, so gilt das auch für den Garten, in dem Heilpflanzen wachsen. Der Garten selbst ist ein kleiner Kosmos, die Mönche sagen: ein Abbild des Paradieses, oder einfacher gesagt: ein Abbild des guten Lebens.

Die Wirkungsweisen der Heilpflanzen werden verstärkt, wenn wir ihr Wesen, ihr Bild, ihre Signatur, ihre innere Bestimmung erkennen und uns von ihnen erkennen lassen. Wir werden dabei auch an bestimmte Grenzen stoßen, weil wir nicht mehr mit allem vertraut sind.

4. BITTERSTOFFE UND DIE TIEFE IHRER WIRKUNG

Am wenigsten vertraut bei den Pflanzen sind uns die Bitterstoffe. Wir haben uns in unserem Geschmack an Schärfe, an Süße, an Saures und Salziges gewöhnt. Ungewohnt ist für die meisten Menschen der Geschmack der Bitterstoffe. Die wenigsten wissen, dass diese für unser Leben ungemein wichtig sind. Ohne im Detail auf die Wirkung der Bitterstoffe einzugehen, sollten wir aber immer beim Gebrauch der Pflanzen wissen, dass ihre Bitterstoffe mehrfach wirken können. Zunächst über die Zunge, den Gaumen, der eine direkte Verbindung zu unserem Gehirn hat, dann im Magen und schließlich auch noch im Darm. Die Bitterstoffe geben unserem Leben

Geschmack und auch gehaltvolle Tiefe. Wir wissen es vom Wein, dass er ohne Bitter- oder Gerbstoffe keine Tiefe entfaltet. Deshalb ist es gut zu wissen, dass die Bitterstoffe in den Heilpflanzen uns eine ganz große körperliche und seelische Kraft schenken können. Auch dafür sollten wir dankbar sein.

5. BEZIEHUNG ALS PRINZIP EINER SINNVOLLEN ANWENDUNG VON HEILPFLANZEN

Physische oder psychische Krankheit lässt sich in den meisten Fällen als eine Beziehungsstörung definieren, zu mir selbst, zu anderen, zu Dingen, zur Schöpfung oder auch zu Gott. Immer dort, wo Beziehungen zerbrechen und gestört sind, erhöht sich die Wahrscheinlichkeit einer physischen oder psychischen Erkrankung. Dies gilt für jedes Alter, besonders aber für Kinder und Menschen in belastenden Lebenssituationen. Ein klassisches Beispiel für eine solche Beziehungsstörung ist Burn-out, hinter dem sich eine Vielzahl von Erkrankungen verbergen kann.

Immer wenn Beziehungen gelingen, geheilt werden, neu möglich werden, wird nicht nur der einzelne Mensch gesund, sondern es heilt auch sein ganzes Beziehungssystem.

Heilpflanzen und Heilkräuter sind Beziehungswesen und Beziehungsstifter von ihrem ursprünglichsten Wesen her. Sie leben selbst in ihrer Genese und in ihrem Wachstum aus der intensiven Beziehung zum Kosmos und den Urelementen Wasser, Feuer, Luft und Erde.

So werden sie zu Brückenbauern zwischen Himmel und Erde, zwischen Immanenz und Transzendenz. Offenkundig wird diese Beziehung stiftende Funktion der Pflanzen zum Beispiel an einem Lindenbaum, der in Blüte steht. Wenn wir ihn sehen, riechen, schmecken und hören, dann wird uns dies praktisch vor Augen geführt. Ein solcher Baum ist Lebensraum für unzählige Lebewesen. An schönen Sommertagen bevölkern ihn Tausende von Bienen. Diese Bäume sind wirklich beziehungsfähig und Beziehung stiftend, nicht nur für Insekten und Tiere, sondern auch für Menschen. Unter den Dorflinden spielte sich das Leben der Menschen ab. Dort war der Ort der Feste, des Tanzes und der Freude, genauso wie der Trauer und der Verabschiedung der Toten. Die buddhistische Tradition sagt, dass Buddha unter einem Bodhibaum Erleuchtung fand. Dort lehrte er den achtfachen Pfad zum spirituellen Leben und den Weg des Mitleids für alle Kreatur. In unserer westlichen Tradition spielt die Linde eine ähnliche Rolle und wurde für mich der Baum der Erleuchtung. Solche Erkenntnisse sind Jahrtausende alt und wurden beachtet, noch lange bevor die Inhaltsstoffe des Lindenbaums geschätzt und angenommen wurden.

6. BILDER UND GESCHICHTEN KÖNNEN HEILEN

Eine Pflanze ist ein Lebewesen und in ihm liegen ein Bild und eine Wirklichkeit, die wirksam sind. In den ältesten Höhlenzeichnungen finden wir das Leben in Menschen-, Tier- und Pflanzenbildern ausgedrückt. Sie waren nicht nur Dekoration, sondern Menschen haben auch der Wirkung dieser Bilder vertraut. Man mag dies als magisches Denken bezeichnen. Wir selbst wissen aber, dass Bilder eben eine ganz entscheidende, physische und psychische Wirkung auf uns haben.

Seit mehr als 5000 Jahren wurde versucht, das Bild der Pflanze in der Signaturenlehre zu erfassen und ihre Wirkungsweise zu erkennen. Die prominentesten Vertreter waren in der Antike Dioskurides, dann viel später Hildegard von Bingen und Paracelsus. Der Signaturenlehre, dem Erkennen der Wirkung der Pflanze an ihrem Bild, wurde auch viel Unklarheit und Verwirrung, vor allem durch unzulässige Vereinfachung, nachgesagt. Aber die Bilder von Pflanzen sind in sich auch wirksam. Sie brauchen nur das Bild einer gut zubereiteten Speise auf einer Speisekarte zu sehen, dann wissen Sie, dass dieses Bild eine Reaktion unseres Körpers und unserer Seele auslöst. Aus diesem Grund sind zu den Heilpflanzen Kräutermandalas entstanden, die eine erstaunliche Wirksamkeit zeigen – ihnen habe ich ein eigenes Buch gewidmet. Menschen erkennen in diesen Pflanzenbildern die Wirkung der Pflanzen. Um zu diesen Erkenntnissen zu gelangen, braucht es eine große Sensibilität und inneres Wissen. Man sollte aber unbedingt vermeiden, nur der Intuition zu vertrauen, sondern immer auch die Pflanze und ihre Wirkungsweise anhand der Erkenntnisse der Biologie und der Pharmakologie überprüfen. Ich wünsche Ihnen viele gute Erfahrungen und Freude mit all den herrlichen Kräuterschätzen. ♣

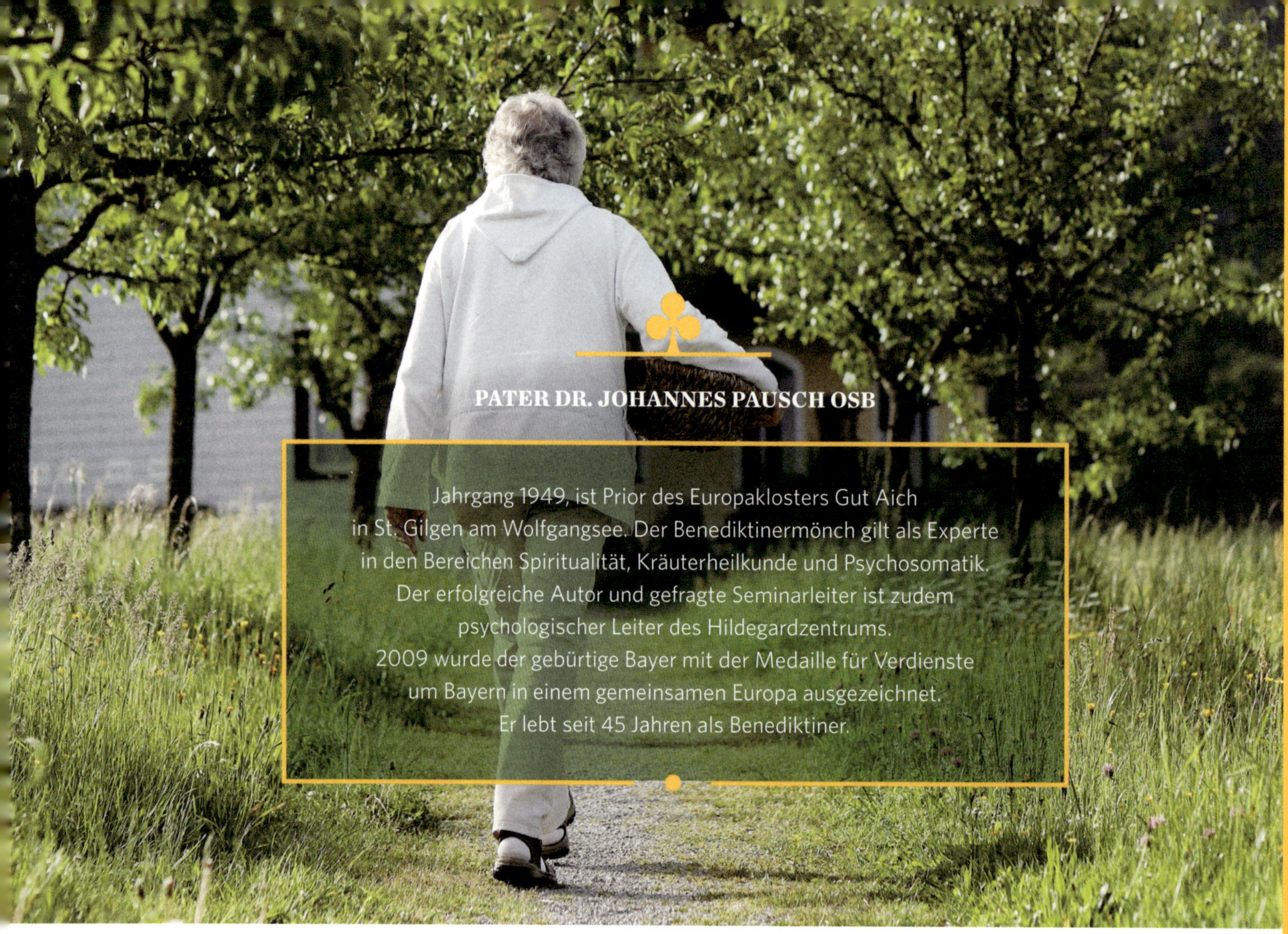

PATER DR. JOHANNES PAUSCH OSB

Jahrgang 1949, ist Prior des Europaklosters Gut Aich
in St. Gilgen am Wolfgangsee. Der Benediktinermönch gilt als Experte
in den Bereichen Spiritualität, Kräuterheilkunde und Psychosomatik.
Der erfolgreiche Autor und gefragte Seminarleiter ist zudem
psychologischer Leiter des Hildegardzentrums.
2009 wurde der gebürtige Bayer mit der Medaille für Verdienste
um Bayern in einem gemeinsamen Europa ausgezeichnet.
Er lebt seit 45 Jahren als Benediktiner.

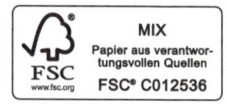

**Sämtliche Angaben in diesem Werk erfolgen trotz sorgfältiger Bearbeitung ohne Gewähr.
Eine Haftung der Autoren bzw. Herausgeber und des Verlages ist ausgeschlossen.**

© 2016 Servus bei Benevento Publishing, eine Marke der Red Bull Media House GmbH, Wals bei Salzburg · Alle Rechte vorbehalten, insbesondere das des öffentlichen Vortrags, der Übertragung durch Rundfunk und Fernsehen sowie der Übersetzung, auch einzelner Teile. Kein Teil des Werkes darf in irgendeiner Form (durch Fotografie, Mikrofilm oder andere Verfahren) ohne schriftliche Genehmigung des Verlages reproduziert oder unter Verwendung elektronischer Systeme verarbeitet, vervielfältigt oder verbreitet werden. · Titelsatz aus Whitney, Satz aus Chronicle Text. · Medieninhaber, Verleger und Herausgeber: Red Bull Media House GmbH · Oberst-Lepperdinger-Straße 11–15, 5071 Wals bei Salzburg, Österreich · Lektorat: Arnold Klaffenböck · Gestaltung und Satz: graficde'sign. pürstinger, Alex Stieg · Bilder: Cover: Markus Bassler; Innenteil/Fotos: S. 6, 11, 17, 51, 67, 75, 99, 110, 117, 135, 213 und 232 Markus Bassler; S. 19 mauritius images/Tschanz-Hofmann; S. 25 David & Micha Sheldon/F1Online/picture-desk.com; S. 33 mauritius images/Flowerphotos/Carol Sharp; S. 38 mauritius images/Westend61/Gaby Wojciech; S. 45 iStockphoto.com/nancykennedy; S. 59 Steffen Hauser/botanikfoto; S. 83 mauritius images/imageBroker/Markus Keller; S. 91 Science Photo Library/picturedesk.com; S. 105 Petr Gross FoodCollection/picturedesk.com; S. 127 GAP Photos Ltd; S. 145 kimmik/Shutterstock; S. 153 mauritius images/Premium Stock Photography GmbH/Alamy; S. 161 Isopix/picturedesk.com; S. 171 mauritius images/Brigitte Protzel; S. 179 iStockphoto.com/Mantonature; S. 185 Franz Waldhäusl/picturedesk.com; S. 193 GAP Photos/Martin Staffler; S. 199 SloOna/Shutterstock; S. 205 mauriti-us images/Premium Stock Photography GmbH/Alamy; S. 221 mauritius images/Carlos Sánchez Pereyra; Innenteil/Illustrationen: S. 49 und 133 Franz Eugen Köhler (1887)/Köhlers Medizinal-Pflanzen in naturgetreuen Abbildungen und kurz erläuterndem Texte: Atlas zur Pharmacopoea germanica/Gera-Untermhaus; S. 81, 125 und 227 Johann Georg Sturm (1796)/Deutschlands Flora in Abbildungen. Mit Tafeln von Jacob Sturm/www.BioLib.de; S. 109 Florilegius/Getty Images; S. 191 DEA/G. CIGOLINI/De Agostini/Getty Images; alle übrigen Illustrationen von Otto Wilhelm Thomé/Flora von Deutschland, Österreich und der Schweiz/www.BioLib.de · Druck und Bindung: Druckerei Theiss

Printed in Austria
ISBN: 978-3-7104-0082-7
1 2 3 4 5 6 7 8 / 19 18 17 16